全国中医药行业高等职业教育“十四五”规划教材
全国高等医药职业院校规划教材（第六版）

生理学

（第三版）

（供中医学、针灸推拿、中医骨伤、中药学、
康复治疗技术、临床医学、护理等专业用）

主　编　李开明　李新爱

全国百佳图书出版单位
中国中医药出版社
·北　京·

图书在版编目（CIP）数据

生理学 / 李开明，李新爱主编 . -- 3 版 . -- 北京：中国中医药出版社，2025. 3. -- (全国中医药行业高等职业教育“十四五”规划教材).

ISBN 978-7-5132-9385-3

Ⅰ. R33

中国国家版本馆 CIP 数据核字第 2025902G06 号

融合教材服务说明

全国中医药行业职业教育“十四五”规划教材为新形态融合教材，各教材配套数字教材和相关数字化教学资源（PPT 课件、视频、复习思考题答案等）仅在全国中医药行业教育云平台“医开讲”发布。

资源访问说明

到“医开讲”网站（jh.e-lesson.cn）或扫描教材内任意二维码注册登录后，输入封底“激活码”进行账号绑定后即可访问相关数字化资源（注意：激活码只可绑定一个账号，为避免不必要的损失，请您刮开序列号立即进行账号绑定激活）。

联系我们

如您在使用数字资源的过程中遇到问题，请扫描右侧二维码联系我们。

中国中医药出版社出版

北京经济技术开发区科创十三街 31 号院二区 8 号楼

邮政编码　100176

传真　010-64405721

保定市西城胶印有限公司印刷

各地新华书店经销

开本 850×1168　1/16　印张 16　字数 430 千字

2025 年 3 月第 3 版　2025 年 3 月第 1 次印刷

书号　ISBN 978 – 7 – 5132 – 9385 – 3

定价　58.00 元

网址　www.cptcm.com

服务热线　010-64405510

购书热线　010-89535836

维权打假　010-64405753

微信服务号　zgzyycbs

微商城网址　https://kdt.im/LIdUGr

官方微博　http://e.weibo.com/cptcm

天猫旗舰店网址　https://zgzyycbs.tmall.com

如有印装质量问题请与本社出版部联系（010-64405510）

全国中医药行业高等职业教育“十四五”规划教材
全国高等医药职业院校规划教材（第六版）

《生理学》编委会

主　编

李开明（保山中医药高等专科学校）　　李新爱（济南护理职业学院）

副主编

刘　娜（沧州医学高等专科学校）　　付海荣（重庆三峡医药高等专科学校）
张维维（四川中医药高等专科学校）　　陈　文（菏泽医学专科学校）
邱爱珠（湖南中医药高等专科学校）　　韩　雪（保山中医药高等专科学校）
孙秀玲（山东中医药高等专科学校）

编　委（以姓氏笔画为序）

王斯琦（曲靖医学高等专科学校）　　刘泽洪（重庆医药高等专科学校）
许秀娟（江西医学高等专科学校）　　何荣建（昆明卫生职业学院）
宋云梅（南阳医学高等专科学校）　　张艳杰（包头医学院）
林敏琳（广东江门中医药职业学院）　　段二丹（保山中医药高等专科学校）
黄德伦（广西中医药大学）

学术秘书

梁彩艳（保山中医药高等专科学校）　　贺　倩（济南护理职业学院）

全国中医药行业高等职业教育“十四五”规划教材
全国高等医药职业院校规划教材（第六版）

《生理学》
融合出版数字化资源编创委员会

主　编

李开明（保山中医药高等专科学校）　李新爱（济南护理职业学院）

副主编

刘　娜（沧州医学高等专科学校）　付海荣（重庆三峡医药高等专科学校）
张维维（四川中医药高等专科学校）　陈　文（菏泽医学专科学校）
邱爱珠（湖南中医药高等专科学校）　赵健荣（保山中医药高等专科学校）
孙秀玲（山东中医药高等专科学校）

编　委（以姓氏笔画为序）

王斯琦（曲靖医学高等专科学校）　刘泽洪（重庆医药高等专科学校）
许秀娟（江西医学高等专科学校）　何荣建（昆明卫生职业学院）
宋云梅（南阳医学高等专科学校）　张艳杰（包头医学院）
林敏琳（广东江门中医药职业学院）　段二丹（保山中医药高等专科学校）
黄德伦（广西中医药大学）

学术秘书

梁彩艳（保山中医药高等专科学校）　贺　倩（济南护理职业学院）

前 言

“全国中医药行业高等职业教育‘十四五’规划教材”是为贯彻党的二十大精神和习近平总书记关于职业教育工作和教材工作的重要指示批示精神，落实《中医药发展战略规划纲要（2016—2030年）》（以下简称《纲要》）等文件精神，在国家中医药管理局领导和全国中医药职业教育教学指导委员会指导下统一规划建设的，旨在提升中医药职业教育对全民健康和地方经济的贡献度，提高职业技术院校学生的实践操作能力，实现职业教育与产业需求、岗位胜任能力严密对接，突出新时代中医药职业教育的特色。鉴于由中医药行业主管部门主持编写的“全国高等医药职业院校规划教材”（三版以前称“统编教材”）在2006年后已陆续出版第三版、第四版、第五版，故本套“十四五”行业规划教材为第六版。

中国中医药出版社是全国中医药行业规划教材唯一出版基地，为国家中医、中西医结合执业（助理）医师资格考试大纲和细则、实践技能指导用书，全国中医药专业技术资格考试大纲和细则唯一授权出版单位，与国家中医药管理局中医师资格认证中心建立了良好的战略伙伴关系。

本套教材由50余所开展中医药高等职业教育的院校及相关医院、医药企业等单位，按照教育部公布的《高等职业学校专业教学标准》内容，并结合全国中医药行业高等职业教育“十三五”规划教材建设实际联合组织编写。本套教材供中医学、中药学、针灸推拿、中医骨伤、中医康复技术、中医养生保健、护理、康复治疗技术8个专业使用。

本套教材具有以下特点：

1. 坚持立德树人，融入课程思政内容和党的二十大精神。把立德树人贯穿教材建设全过程、各方面，体现课程思政建设新要求，发挥中医药文化的育人优势，推进课程思政与中医药人文的融合，大力培育和践行社会主义核心价值观，健全德技并修、工学结合的育人机制，努力培养德智体美劳全面发展的社会主义建设者和接班人。

2. 加强教材编写顶层设计，科学构建教材的主体框架，打造职业行动能力导向明确的金教材。教材编写落实“三个面向”，始终围绕中医药职业教育技术技能型、应用型中医药人才培养目标，以学生为中心，以岗位胜任力、产业需求为导向，内容设计符合职业院校学生认知特点和职业教育教学实际，体现了先进的职业教育理念，贴近学生、贴近岗位、贴近社会，注重科学性、先进性、针对性、适用性、实用性。

3. 突出理论与实践相结合，强调动手能力、实践能力的培养。鼓励专业课程教材融入中医药特色产业发展的新技术、新工艺、新规范、新标准，满足学生适应项目学习、案例学习、模块化学习等不同学习方式的要求，注重以典型工作任务、案例等为载体组织教学单元，有效地激发学生的学习兴趣和创新潜能。同时，编写队伍积极吸纳了职业教育“双师型”教师。

4. 强调质量意识，打造精品示范教材。将质量意识、精品意识贯穿教材编写全过程。教材围绕“十三五”行业规划教材评价调查报告中指出的问题，以问题为导向，有针对性地对上一版教材内容进行修订完善，力求打造适应中医药职业教育人才培养需求的精品示范教材。

5. 加强教材数字化建设。适应新形态教材建设需求，打造精品融合教材，探索新型数字教材。将新技术融入教材建设，丰富数字化教学资源，满足中医药职业教育教学需求。

6. 与考试接轨。编写内容科学、规范，突出职业教育技术技能人才培养目标，与执业助理医师、药师、护士等执业资格考试大纲一致，与考试接轨，提高学生的执业考试通过率。

本套教材的建设，得到国家中医药管理局领导的指导与大力支持，凝聚了全国中医药行业职业教育工作者的集体智慧，体现了全国中医药行业齐心协力、求真务实的工作作风，代表了全国中医药行业为“十四五”期间中医药事业发展和人才培养所做的共同努力，谨此向有关单位和个人致以衷心的感谢。希望本套教材的出版，能够对全国中医药行业职业教育教学发展和中医药人才培养产生积极的推动作用。需要说明的是，尽管所有组织者与编写者竭尽心智，精益求精，本套教材仍有一定的提升空间，敬请各教学单位、教学人员及广大学生多提宝贵意见和建议，以便修订时进一步提高。

国家中医药管理局教材办公室

全国中医药职业教育教学指导委员会

2024 年 12 月

编写说明

随着中医药行业的快速发展和高等职业教育的深入改革，医学高等职业教育对中医药专业教材的需求日益提高。为了适应新时代中医药人才培养的需要，推动中医药教育与临床实践的紧密结合，根据第三轮全国中医药行业高等职业教育规划教材编写的总体要求和思路，以党的二十大精神和习近平新时代中国特色社会主义思想为引领，我们精心组织医药高等专科学校长期从事生理学教学和科研的一线教师，编写了适用于高等卫生职业教育三年制中医学、针灸推拿、中医骨伤、中药学、康复治疗技术、临床医学和护理等相关专业的全国中医药行业高等职业教育“十四五”规划教材《生理学》。

本教材采用模块化设计，每章以案例为切入点，让学生带着问题学习理论知识、体会理论与实践的联系与区别；正文中穿插知识拓展和课堂互动，并融入体现中医药特色的课程思政，强化中医经典地位；章末设复习思考题，帮助学生巩固所学知识并提高解决问题的能力。思维导图、微视频和题库建设等重点打造的数字资源是本教材的特色，充分体现了教材的科学性和实用性特点，满足与中医执业助理医师资格考试接轨的需求。

本教材的编写，旨在提供一本内容科学、结构合理、具备“三基”“六性”、满足中医药行业需求和符合职业教育“金教材”要求的生理学教材，同时融入中医药特色，培养学生的中医思维方式和临床实践能力，最终实现培养人民健康“守门员”的立德树人的目标。

本教材的具体编写分工：第一章由李新爱、贺倩编写，第二章由刘娜、张艳杰编写，第三章由付海荣编写，第四章由张维维、刘泽洪编写，第五章由陈文、宋云梅编写，第六章由孙秀玲编写，第七章由邱爱珠编写，第八章由李开明、王斯琦编写，第九章由林敏琳编写，第十章由韩雪、黄德伦、段二丹（数字资源）编写，第十一章由何荣建编写，第十二章由许秀娟编写，实验指导由梁彩艳、赵健荣编写。本次编写参考了大量资料，得到了参编院校及中国中医药出版社的大力支持，在此表示诚挚的谢意！

由于时间紧迫，加之编写水平有限，教材中难免有疏漏和不妥之处，恳请广大师生提出宝贵意见，以期再版时修订完善！

《生理学》编委会

2025年1月

目 录

扫一扫，查看本教材全部配套数字资源

扫一扫，查阅本章 PPT、视频等数字资源

第一章　绪　论

【学习目标】

1. 掌握：内环境、稳态的概念及生理意义；人体生理功能调节的方式及特点。
2. 熟悉：生命活动的基本特征；正反馈、负反馈的概念及意义。
3. 了解：生理学的研究任务、研究方法及研究水平。

第一节　生理学的研究任务、研究方法和研究水平

案例导入

患者，男，14 岁，口干多饮 1 个月，伴恶心、呕吐 2 天，于 2024 年 7 月 1 日入院。患者形体肥胖，体重 80kg，无糖尿病家族史，父母体健。入院急查尿常规：酮体（++）、蛋白质（+++）、葡萄糖（+++）；急诊生化：血糖 34.06mmol/L、血钾 6.7mmol/L；血气分析：pH 7.23、PCO_2 18mmHg。西医诊断：1 型糖尿病合并酮症酸中毒。舌红，苔黄厚，脉滑数。中医诊断：消渴（痰热瘀阻证）。经过积极抢救后，病情明显好转。

问题与思考：

1. 稳态的意义是什么？
2. 通过查阅资料，了解血浆 pH 值、血糖浓度、血钾的正常范围。
3. 通过案例分析，理解稳态与阴阳平衡之间的关系。

一、生理学的研究任务

生理学（physiology）是生物科学的一个分支，是研究生物体正常功能活动规律的科学。生物体是自然界一切有生命的物体的总称，简称机体，包括动物、植物、微生物等，因此，生理学分为动物生理学、植物生理学、人体生理学等。本书介绍的是人体生理学，是一门重要的医学基础课程，其主要任务是研究正常人体及其各组成部分的生命现象、活动规律及产生机制，并阐明机体各组成部分的功能活动是如何相互协调、相互制约并做出调节，以适应内、外环境变化，维持正常生命活动。

二、生理学的研究方法和水平

（一）生理学的研究方法

生理学是一门实验性科学，生理学知识来源于临床实践与实验研究。现代生理学知识的获

得，主要来源于实验研究。

根据实验对象不同，生理学实验分为动物实验和人体实验。动物实验分为急性实验和慢性实验两大类。急性实验是在动物麻醉状态下，通过手术暴露要观察的器官组织进行研究，周期较短，实验后动物无法存活，需及时处死。直接在动物身上进行的观察实验，称为急性在体实验；若将某一器官、组织或细胞从动物体内取出，在人工条件下进行观察，则称为急性离体实验。慢性实验是在动物清醒状态下进行的，通常为达到特定的实验目的需要事先对动物进行必要的处理（包括手术等），待其康复后进行实验，整个周期较长并可反复进行。以动物为实验对象研究人体生理功能有一定的局限性，因此，生理学研究仍需以人体作为研究对象，但是由于人体实验受到伦理道德的限制，目前人体生理学实验主要以实验室观察和调查研究为主。随着科学技术的发展，近年来出现了采用遥控、遥测和体表无创检测技术进行功能研究的方法，使生理学的研究不断深入和发展。

（二）生理学的研究水平

由于人体的功能十分复杂，需要从不同层次进行研究。通常将生理学的研究分为三个水平，即细胞和分子水平、器官和系统水平及整体水平。

对人体生理功能的研究，首先是在器官和系统水平上进行的，在这一层次上获得的知识构成了当今生理学的基本内容。由于人体各个器官的功能是由所含细胞的特性决定的，而后者又取决于细胞所含物质分子的组成及其理化特性，因此，要揭开人体生理功能的奥秘，就必须深入研究到细胞和分子水平。同时，要认识到，人体是完整的统一体，从器官、系统及细胞和分子水平对人体功能的认识，最终都要在整体水平上加以综合并得到验证。

1. 细胞和分子水平 细胞是构成人体结构和功能的基本单位。体内各个器官、系统的功能都是由细胞的特性决定的。而细胞的生理特性是由构成细胞的各个分子，特别是大分子的理化特性决定的。在细胞或分子水平上研究生命过程及规律的生理学，称为细胞生理学或普通生理学。当今生命科学研究的基因工程和蛋白质工程等热门课题都属于这一水平的研究。

2. 器官和系统水平 器官和系统水平的研究主要针对某一器官或系统的功能活动进行观察，分析其活动规律和产生机制，以及其在整体活动中的地位与作用。如将实验动物的心脏完整取出后，进行离体观察，研究药物、离子对心脏生理功能的影响，都属于器官和系统水平的研究。

3. 整体水平 整体水平的研究是以完整机体为研究对象，研究各器官、系统之间的相互联系和相互影响，以及环境因素对机体功能活动的影响和机体做出的各种规律性反应等。机体的各种功能活动相互协调，从而使机体形成一个完整的密不可分的整体。

上述三个水平的研究不是孤立的，而是相互联系、相互补充的。因此，学习生理学时，要用发展的、辩证的观点认识生命活动规律。

第二节　生命活动的基本特征

生命现象多种多样，生物学家通过研究发现生命活动的基本特征主要有新陈代谢、兴奋性、适应性、生殖。

一、新陈代谢

新陈代谢（metabolism）指机体与环境之间不断进行物质和能量交换，以实现自我更新的过程。新陈代谢包括合成代谢和分解代谢两个方面。合成代谢指机体不断地从外界摄取营养物质，合成自身的物质，以实现生长、发育、更新、修复，并储存能量的过程，又称同化作用；分解代谢指机体不断将自身物质分解，并把代谢产物排出体外，释放能量的过程，又称异化作用。在物质代谢过程中，同时伴随能量代谢。新陈代谢是机体整个生命活动中最基本的特征，一旦停止，生命活动也随之终止。

二、兴奋性

当机体所处的内、外环境发生变化时，其功能活动会发生相应改变，如刺激性气味引起打喷嚏或屏气、气温下降引起皮肤血管收缩等。组织、细胞或机体对刺激产生反应的能力或特性称为兴奋性（excitability）。兴奋性是生物体生存的必要条件。

（一）刺激与反应

凡能引起机体功能活动改变的内、外环境变化称为刺激（stimulus）。机体接受刺激后功能活动的变化称为反应（response）。按刺激的不同性质，可将其分为：①物理性刺激，如声、光、电、机械、温度、射线等；②化学性刺激，如酸、碱、离子、药物等；③生物性刺激，如细菌、病毒、抗体等；④社会心理性刺激，如社会因素、心理因素、情绪波动等。

并非所有的刺激都能引发机体反应。实验表明，引发机体或组织反应，除机体本身具有兴奋性外，刺激必须具备三个条件：刺激的强度、刺激的持续时间和刺激强度－时间变化率。

1. 刺激的强度 任何性质的刺激必须达到一定的强度，才能引发机体或组织反应。能引发机体或组织反应的最小刺激强度称为阈强度（threshold intensity），也称阈值。刺激强度等于阈值的刺激称为阈刺激（threshold stimulus）；刺激强度大于阈值的刺激称为阈上刺激；刺激强度小于阈值的刺激称为阈下刺激。阈刺激和阈上刺激都能引发组织反应，所以称为有效刺激；一次阈下刺激不能引发机体反应，所以阈下刺激又称无效刺激。

2. 刺激的持续时间 刺激必须持续一定的时间，才能引发组织反应。如果刺激持续时间太短，即使刺激强度足够，也不能引发组织的反应。如医护人员给患者进行肌内注射时，应尽可能做到进针快、出针快，以缩短刺激时间，减少患者痛苦。

3. 刺激强度－时间变化率 单位时间（秒）内刺激强度增减的量，即强度变化速度，称为强度－时间变化率。强度－时间变化率越大，刺激作用越强；反之越弱。如在针刺治疗时，常采用捻转、提插的操作手法，增加刺激强度－时间变化率，以加强刺激效果，提高疗效。

（二）兴奋与抑制

机体在安静时，无明显的功能活动表现，但其内部理化过程仍不断进行，处于一种相对静息状态，称为生理静息状态。在生理静息状态下，机体接受有效刺激时，就会发生反应。根据机体接受刺激后功能活动的变化，可将反应分为兴奋和抑制两种形式。机体接受刺激后，由生理静息状态转变为活动状态，或功能活动由弱变强，称为兴奋（excitation）。如在运动或激动时心率加快、心肌收缩能力加强，就是组织兴奋的表现。相反，机体由活动状态转变为生理静息状态，或功能活动由强变弱，则称为抑制（inhibition）。如睡眠时迷走神经作用于心脏，引起心率减慢、心肌收缩能力减弱，就是组织抑制的表现。

（三）阈值与兴奋性

机体各组织兴奋性高低不同，即使同一组织，在不同生理状态下其兴奋性也是不相同的。肌肉、神经、腺体三类组织兴奋性较高，一旦受到刺激，可发生明显的反应，称为可兴奋组织（excitable tissue）。不同组织或细胞在不同的状态下，发生反应所需的阈值不同。阈值与兴奋性的高低呈反比关系，即阈值越小，兴奋性越高，对刺激的反应越灵敏；反之，阈值越大，兴奋性越低，对刺激的反应越迟钝。故常以阈值的大小作为衡量机体组织兴奋性高低的指标。

三、适应性

机体能根据内、外环境的变化不断调整自身活动以适应生存的能力或特性，称为适应性（adaptability）。正常生理功能条件下，机体的适应分为生理性适应和行为性适应两种。如长期居住高原地区的人，为了适应高原缺氧环境，其血中红细胞和血红蛋白的含量比居住平原地区的人高，这属于生理性适应；寒冷时，人们通过添衣、使用取暖设备等御寒，这属于行为性适应。人类的行为性适应更具有主动性。

四、生殖

生物体发育成熟后，能产生与自己相似的子代个体，以繁衍种族后代的过程称为生殖（reproduction）。生物个体均具有一定的生存寿限，通过生殖过程产生新的个体，以繁衍种系、延续生命过程。因此，生殖是生命活动的基本特征之一。

第三节　人体的内环境与稳态

法国生理学家克洛德·伯纳德（Claude Bernard）提出：机体生存在两个环境中，一个是不断变化的外环境，另一个是比较稳定的内环境，人体之所以能在不断变化的外环境中很好地生存，内环境的相对稳定是首要条件。

一、内环境

人体内的液体称为体液，成人体液约占体重的60%。其中大部分分布于细胞内，称为细胞内液，约占体重的40%；小部分分布于细胞外，称为细胞外液，约占体重的20%，包括分布于细胞间隙的组织液（约占体重的15%）和在血管中不断循环流动的血浆（约占体重的5%），还有少量的淋巴液和脑脊液等。人体的绝大多数细胞不与外环境直接接触，而是浸浴在细胞外液中，故细胞外液是体内细胞直接生存的环境，称为内环境（internal environment）。

内环境对细胞的生存及维持细胞的生理功能十分重要。细胞代谢所需的营养直接由内环境提供，细胞的代谢产物也首先排到内环境中，然后通过血液循环运输，通过呼吸和排泄器官排出体外（图1-1）。细胞要发挥正常功能，需要适宜的理化条件，这种适宜的理化条件也是由内环境提供的。

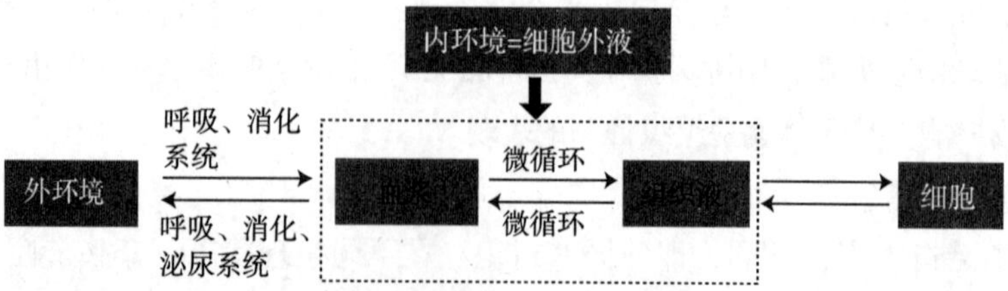

图1-1　细胞与内、外环境的关系

二、稳态及其意义

（一）稳态的概念

正常情况下，内环境的物理性质（如温度、酸碱度、渗透压等）和各种化学成分（如离子浓度）等经常保持相对的稳定。所谓相对稳定，并非固定不变，而是可在一定范围内变动。生理学将内环境的各种理化性质维持相对稳定的状态称为稳态（homeostasis）。内环境稳态是维持机体正常生命活动的必要条件。如人的正常体温波动在37℃上下，每天的波动幅度不超过1℃，如果体温明显升高或降低，都会影响细胞代谢，使细胞、组织、器官的功能活动发生改变，从而导致疾病，甚至发生死亡。

（二）稳态的维持

稳态的维持是机体自我调节的结果。生理情况下，细胞的代谢不断消耗O_2和营养物质，并产生CO_2和H^+等代谢产物，同时释放热量使体温升高，这些变化都会干扰稳态。但机体可通过多个系统和器官的活动，使受到干扰的内环境维持相对稳定。如利用呼吸系统的活动摄入所需的O_2和排出CO_2；利用消化系统的活动补充各种营养物质；通过皮肤散热调节体温；依靠泌尿系统的活动将H^+与多种代谢产物排出体外；血液循环系统通过其运输功能将各系统功能密切联系在一起。稳态的维持也与运动系统的活动密切相关，通过运动人体得以获取食物和脱离险境。当内、外环境因素变化时，神经系统和内分泌系统通过发挥对各系统的调节作用，使稳态得以恢复和维持。

目前，稳态的概念已被扩展，不再局限于内环境的理化性质，而是扩大到泛指从细胞和分子水平、器官和系统水平到整体水平各个层面的各种生理功能活动，在神经系统和体液因素的调节下保持相对稳定的状态。维持各种生理功能活动的稳态主要依靠体内的负反馈控制系统。

【知识拓展】

阴阳平衡与内环境稳态

阴阳学说是中国朴素的辩证哲学思想，古代医学家用阴阳学说解释人体的生理、病理现象，并用以指导临床诊疗，逐渐形成了以阴阳学说为基础的中医学理论体系。阴阳学说认为阴阳之间的对立制约、互根互用并不是处于静止和不变的状态，而是始终处于不断的运动变化之中，阴阳平衡是生命活力的根本。阴阳平衡，则人健康、有神；阴阳失衡，人就会患病、早衰，甚至死亡。生理学的“内环境稳态”与阴阳平衡理论有非常相似的内涵。阴阳平衡与内环境稳态皆具有相对性、动态性。阴与阳在一定范围内始终进行着消长变化，总体上呈相对稳定的状态；阴阳消长对阴阳平衡的维持与内环境稳态的维持机理非常相似。

第四节 人体生理功能的调节

当人体内、外环境发生变化时，体内各器官、系统的功能及相互关系发生相应的变化以维持内环境的稳态，这种适应性变化称为人体生理功能的调节。

一、人体生理功能的调节方式

（一）神经调节

神经调节（neuroregulation）指通过神经系统对人体功能进行调节的方式，其特点是反应快、作用时间短暂、调节作用精细而准确。神经调节是最主要的人体功能调节方式，其基本方式是反射，结构基础是反射弧，由感受器、传入神经、神经中枢、传出神经和效应器五部分组成。如肢体接近火焰时，皮肤感受器感受到高温的伤害性刺激，并将刺激信号转变为传入神经上的神经冲动传向中枢，信号经中枢分析处理后，以神经冲动的形式沿传出神经到达效应器，即有关肌群，结果引起肌群收缩，使受刺激肢体撤离刺激源，从而完成反射。反射只有在反射弧的结构和功能完整的基础上才能正常进行，反射弧的任何一个环节被阻断，反射都不能完成。反射可简单也可复杂，如膝跳反射，在中枢只经过一次突触传递即可完成，而心血管反射、呼吸反射等则需经中枢神经系统多级水平的整合才能完成。反射分为非条件反射和条件反射，其形成、意义及特点见表 1–1。

表 1–1　非条件反射和条件反射的比较

	非条件反射	条件反射
形成	与生俱来，遗传决定	在非条件反射的基础上，经后天学习和训练获得
举例	吸吮反射、逃避反射、压力感受器反射	望梅止渴、谈虎色变
神经联系	反射弧固定	反射弧易变、不固定
中枢	大脑皮质下中枢就能完成	必须通过大脑皮质才能完成
意义	是适应环境的基本手段，数量有限	提高对环境的适应能力，数量无限

【课堂互动】

你知道反映条件反射的成语还有哪些吗？

（二）体液调节

体液调节（humoral regulation）指体内某些化学物质通过体液运输对细胞、组织、器官功能进行调节的方式，其特点是作用缓慢、广泛，持续时间长。体液调节的化学物质主要指内分泌细胞分泌的激素，如生长激素、性激素等，也包括某些组织细胞产生的特殊化学物质或代谢产物，如细胞因子、CO_2、腺苷等。随着现代生物技术的发展，研究者发现能调节人体活动的化学物质种类越来越多，甚至可能是一氧化氮等气体。

由于人体内多数内分泌腺或内分泌细胞接受神经的支配，故某些体液调节成为神经调节反射弧的传出部分，这种调节称为神经 – 体液调节（neuro humoral regulation）。如肾上腺髓质受交感神经节前纤维的支配，交感神经兴奋时，可引起肾上腺髓质释放肾上腺素和去甲肾上腺素，从而使神经与体液因素共同参与人体的调节活动。

（三）自身调节

自身调节（autoregulation）指组织细胞不依赖于神经或体液因素，自身对环境刺激发生的一种适应性反应。这种调节方式目前只在部分组织、器官内发现，如肾血流量的自身调节。自身调节虽然调节幅度较小，灵敏度较低，范围较局限，但在维持某些器官和组织功能稳定中具有一定的生物学意义。

免疫系统是人体重要的防御系统，也是体内重要的功能调节系统。近年来，由神经调节、内分泌调节和免疫调节共同构成的神经 – 内分泌 – 免疫调节网络系统，已经引起人们的高度关注。

二、人体生理功能调节的自动控制

人体生理功能调节受控于一系列自动控制过程。生理学中，通常把神经中枢或内分泌腺看作控制部分，而把效应器或靶细胞看作受控部分，两者之间形成一个闭合的回路。控制部分发出控制信息调节受控部分的活动，而其自身的活动又受到来自受控部分返回信息的影响，不断纠正和调整自己的活动，从而实现自动精确的调节（图 1–2）。这种由受控部分发出信息反过来影响控制部分活动的过程称为反馈（feedback），发出的信息则称为反馈信息。反馈有负反馈和正反馈两种形式。

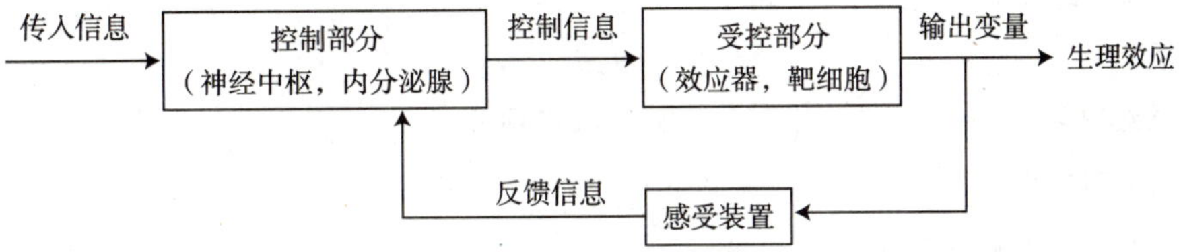

图 1–2 反馈控制示意图

（一）负反馈

反馈信息与控制信息作用相反的反馈称为负反馈（negative feedback）。人体内的负反馈非常多见，在维持机体生理功能的相对稳定和内环境稳态中具有重要意义。调节动脉血压的压力感受器反射就是典型的负反馈控制。当动脉血压升高时，通过反馈抑制心脏和血管的活动，使血压下降；当动脉血压降低时，又通过反馈增强心脏和血管的活动，使血压上升，从而维持血压的相对稳定。

【课堂互动】

你知道的负反馈还有哪些？

（二）正反馈

反馈信息与控制信息作用相同的反馈称为正反馈（positive feedback）。人体内的正反馈远不如负反馈多见，其意义在于当进行某种生理活动时，通过正反馈控制使该生理活动进一步加强或减弱，直到完成。如在排尿的过程中，尿液通过尿道时，刺激尿道感受器，产生的反馈信息传递到排尿中枢，不断加强膀胱逼尿肌的收缩，直到尿液排尽。除对排尿反射的控制，正反馈还见于分娩、血液凝固等生理过程；病理情况下出现的恶性循环也是一种正反馈。

另外，在正常情况下，人体功能的调节过程中，机体反应表现出的准确、适时和适度，除因受到常见的反馈控制系统的作用外，还因受到有一定超前性和预见性的前馈控制系统（feed–forward control system）的作用。控制部分在反馈信息到达之前因受到纠正信息（前馈信息）的影响，及时纠正其指令可能出现的偏差，这种自动控制形式称为前馈。人体内前馈的例子很多，如运动员在到达运动场地但尚未开始比赛时，循环和呼吸活动就已经发生改变，这属于条件反射，也属于前馈控制。

总之，人体功能的调节是由多种机制共同作用的结果，最终使人体功能的表现更为快速、准确和稳定。

【复习思考题】

一、单项选择题

1. 维持内环境稳态的重要调节方式是（　　）

A. 体液调节　　B. 自身调节

C. 正反馈调节　　D. 负反馈调节

E. 神经调节

2. 衡量组织兴奋性高低的指标是（　　）

A. 动作电位　　B. 反应

C. 静息电位　　D. 刺激

E. 阈值

3. 神经调节的基本方式是（　　）

A. 反射　　B. 反应

C. 神经冲动　　D. 正反馈调节

E. 负反馈调节

4. 下列属于正反馈调节的是（　　）

A. 排尿反射　　B. 吸吮反射

C. 压力感受器反射　　D. 血糖浓度的调节

E. 以上都是

二、名词解释

1. 兴奋性
2. 负反馈
3. 内环境
4. 阈值

三、简答题

1. 生命活动的基本特征有哪些？其中最基本的特征是什么？
2. 何为内环境稳态？内环境稳态的生理意义是什么？
3. 人体生理功能的调节方式有哪些？各有何特点？

扫一扫，查阅复习思考题答案

第二章　细胞的基本功能

扫一扫，查阅本章 PPT、视频等数字资源

【学习目标】

1. 掌握：细胞膜的物质转运功能；静息电位、动作电位和阈电位的概念。
2. 熟悉：静息电位和动作电位的产生机制；动作电位的特点；神经肌肉接头的结构。
3. 了解：受体的概念；肌细胞的收缩原理和收缩形式。

案例导入

患者，女，40 岁，因“田间喷洒农药后昏迷 1 小时”入院。查体：体温 36.5℃，脉搏 60 次 / 分，呼吸 30 次 / 分，血压 110/80mmHg；神志不清，呼之不应，压眶上有反应；皮肤湿冷，肌肉颤动；巩膜无黄染，瞳孔针尖样，对光反射弱；口腔流涎，闻及大蒜气味；肺部叩诊清音，两肺听诊闻及较多哮鸣音和散在湿啰音；心界不大，心率 60 次 / 分，律齐，无杂音；腹平软，肝、脾未触及；下肢无水肿。既往体健，无肝、肾疾病史及糖尿病史，无药物过敏史，月经史、个人史及家族史无特殊。

问题与思考：

1. 该患者考虑患有什么疾病？
2. 患者出现肌肉颤动、瞳孔针尖样变化的原因是什么？

细胞是构成人体最基本的结构和功能单位，细胞的代谢活动是人体生命活动的基础，要认识人体器官的功能和活动规律，必须了解细胞的基本代谢活动。本章主要介绍细胞膜的基本功能、细胞的生物电现象和肌细胞的收缩功能。

第一节　细胞膜的基本功能

细胞膜是一种具有特殊结构和功能的生物膜，主要由脂质和蛋白质构成，还有少量糖类物质。细胞膜的基本结构可用液态镶嵌模型解释，即细胞膜以液态脂质双分子层为基架，其间镶嵌着具有不同分子结构和生理功能的蛋白质（图 2–1）。细胞膜所具有的各种功能取决于脂质双分子层中蛋白质的功能，如物质的跨膜转运、信号转导等。

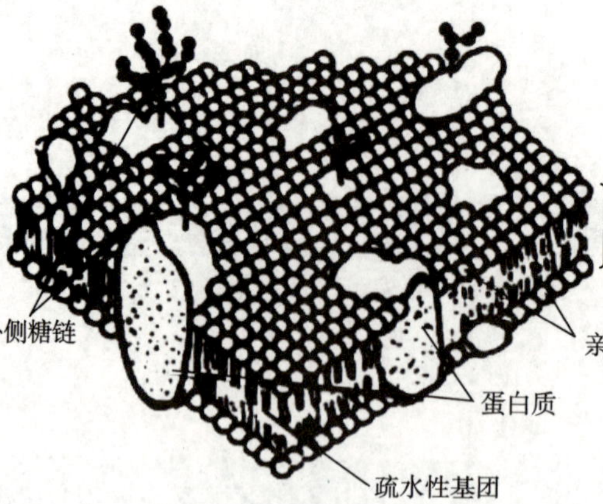

图 2-1　细胞膜的液态镶嵌模型

【课堂互动】

你知道 O_2、各种离子、葡萄糖和氨基酸是以什么方式进出细胞的吗?

一、细胞膜的物质转运功能

细胞的新陈代谢需要多种营养物质，同时会产生许多代谢产物。细胞外营养物质的进入及细胞内代谢产物的排出，都要通过细胞膜的物质转运才能实现。细胞膜的结构决定了其对物质的通过有严格的选择性，以保障细胞正常代谢所需理化环境的相对稳定。

由于细胞膜的基架是脂质双分子层，故理论上只允许脂溶性物质通过，大部分水溶性物质或离子进出细胞与细胞膜结构中具有各种特殊功能的蛋白质有关。一些大分子团块性固态或液态物质以胞吞或胞吐的方式进出细胞，其生物学过程更为复杂。细胞膜转运物质的形式是多种多样的，现将几种常见的转运形式分述如下。

（一）单纯扩散

单纯扩散（simple diffusion）指脂溶性小分子物质由细胞膜高浓度一侧向低浓度一侧跨膜移动的过程，是一种最简单的物质跨膜转运方式。机体内依靠单纯扩散进行跨膜转运的物质较少，比较肯定的有 O_2、CO_2、乙醇、N_2 和尿素等。单纯扩散的特点是物质顺浓度差转运，不需要借助蛋白转运，也不消耗能量。扩散的速率和扩散物质的多少，取决于膜两侧该物质的浓度差及膜对该物质的通透性。

（二）易化扩散

易化扩散（facilitated diffusion）指非脂溶性或脂溶性低的物质借助细胞膜上的蛋白质，顺浓度差和 / 或电位差进行跨膜转运的过程。根据参与转运的膜蛋白不同，可将易化扩散分为经载体的易化扩散和经通道的易化扩散两种类型。

1. 经载体的易化扩散　指物质依靠细胞膜载体蛋白，顺浓度差进行跨膜转运的过程。如葡萄糖、氨基酸等在载体蛋白帮助下，顺浓度差跨细胞膜转运，就是经载体的易化扩散。载体蛋白贯穿细胞膜的脂质双分子层，被转运的小分子物质在膜的一侧与载体蛋白的特定部位选择性地结合，随即载体蛋白发生构象改变，将所结合的小分子物质转向细胞膜的低浓度一侧（图 2-2），随后载体蛋白恢复构象，以便继续进行转运。

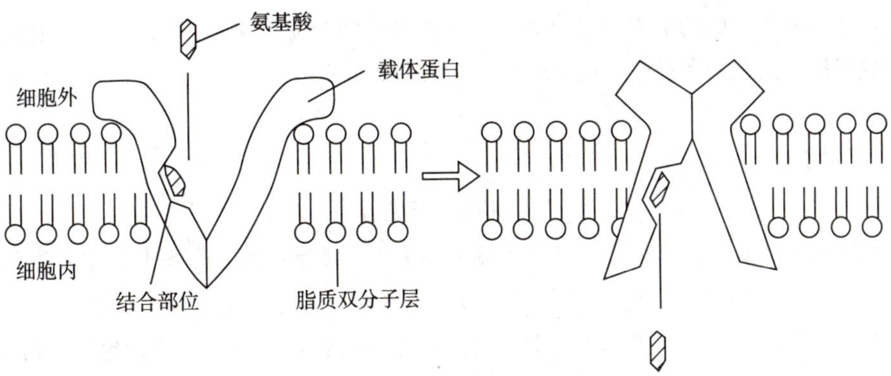

图 2–2　经载体的易化扩散

经载体的易化扩散具有三大特点：①高度的结构特异性，即每种载体蛋白只能特异性地转运某种特定的物质，如葡萄糖载体只能转运葡萄糖，氨基酸载体只能转运氨基酸；②饱和现象，即细胞膜上的载体数量和载体结合位点的数量是有限的，当所有的载体都与被转运物质结合时，转运的速率和量将不再随浓度的增加而增加；③竞争性抑制，即对于某种特异性不高的载体，化学结构类似的两种物质都可以经该载体转运时，增加一种物质的浓度将削减另一种物质的转运速率，这是由于一定数量的结合位点被前者竞争性占据导致的。

2. 经通道的易化扩散　指溶液中的 Na^+、K^+、Ca^{2+}、Cl^- 等带电离子借助细胞膜通道蛋白的帮助，顺浓度差和 / 或电位差进行的跨膜转运（图 2–3），这类通道蛋白也称为离子通道。离子通道是一类贯穿细胞膜的亲水蛋白孔道，允许大小适当和带有适当电荷的离子通过。因此，离子通道不仅具有离子跨膜转运功能，而且与细胞生物电现象的产生和信号转导密切相关。

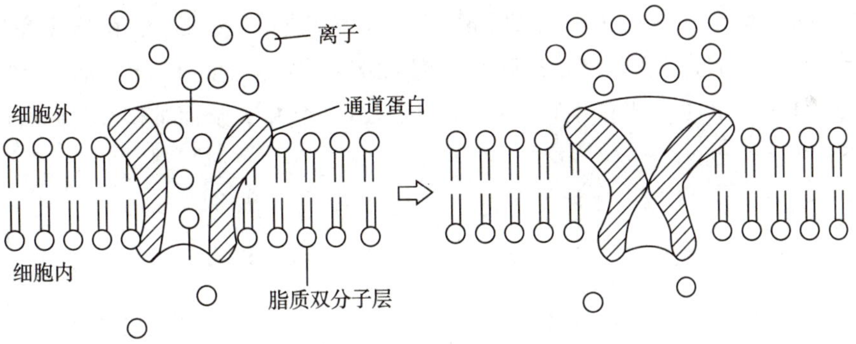

图 2–3　经通道的易化扩散

通道转运有特异性，经通道转运具有以下特点：

（1）离子选择性　通道的离子选择性指每种通道只对一种或几种离子有较高的通透能力。如钾通道对 K^+ 和 Na^+ 的通透性之比为 100∶1；乙酰胆碱受体阳离子通道对小的阳离子（如 Na^+ 和 K^+）有高度通透性，而对 Cl^- 的通透性很小或不通透。通常根据通道对离子的选择性，将离子通道分为 K^+ 通道、Na^+ 通道、Ca^{2+} 通道等。

（2）门控特性　通道具有闸门样结构，可控制通道的开放和关闭。根据其开放机制的不同，可将离子通道分为电压门控通道、配体门控通道和机械门控通道等。由细胞膜两侧电位变化调控其开闭的通道称为电压门控通道，如大多数细胞的 K^+ 通道、Na^+ 通道、Ca^{2+} 通道等；由细胞内、外相应配体控制其开闭的通道称为配体门控通道，又称化学门控通道，如骨骼肌细胞终板膜上的 N_2 型乙酰胆碱受体阳离子通道；因细胞膜局部受牵张刺激而被激活的通道称为机械门控通道，感受触觉的神经末梢、感受听觉的毛细胞等细胞膜上存在这类通道。

单纯扩散和易化扩散的动力均来自细胞膜两侧物质的浓度差和/或电位差，无须消耗细胞代谢所产生的能量，因此两者都属于被动转运（passive transport）。

【知识拓展】

河鲀毒素与通道

河豚是美味佳肴，但食用不当很容易中毒身亡。河豚体内具有毒素，该毒素毒性极强，对小鼠的致死量为10ng。这种毒素的作用机制是与 Na^+ 通道特异性结合，阻断神经传导，引起呼吸肌麻痹窒息而死亡。可见机体功能变化的本质在于细胞活动的改变，分析问题需从根源入手。

（三）主动转运

主动转运（active transport）指细胞膜在膜蛋白质的参与下，通过本身的耗能过程，将某种分子或离子逆浓度差和/或电位差进行跨膜转运的过程，也称泵转运。根据能量来源的不同，可将主动转运分为原发性主动转运和继发性主动转运。

1. 原发性主动转运（primary active transport） 指细胞逆浓度差和/或电位差的跨膜转运，所需能量来自细胞内腺苷三磷酸（adenosine triphosphate，ATP）的分解。细胞膜上存在称为“离子泵”的蛋白质，如 Na^+-K^+ 泵、Ca^{2+} 泵、H^+ 泵等，泵蛋白的本质是ATP酶，可将线粒体合成的ATP分解为腺苷二磷酸（adenosine diphosphate，ADP），释放高能磷酸键中的能量，完成逆浓度差和/或电位差的跨膜转运。

在细胞膜的主动转运过程中，研究最充分的是对 Na^+、K^+ 进行主动转运的 Na^+-K^+ 泵，简称 Na^+ 泵（图2-4），也称 Na^+-K^+ 依赖式ATP酶，是一个由跨膜的α亚单位和β亚单位组成的二聚体蛋白质。细胞内 Na^+ 浓度增加或细胞外 K^+ 浓度增加均可使 Na^+-K^+ 泵激活，分解ATP释放能量。每分解1分子ATP，可泵出3个 Na^+，同时泵入2个 K^+，从而维持细胞内高钾和细胞外高钠的状态。

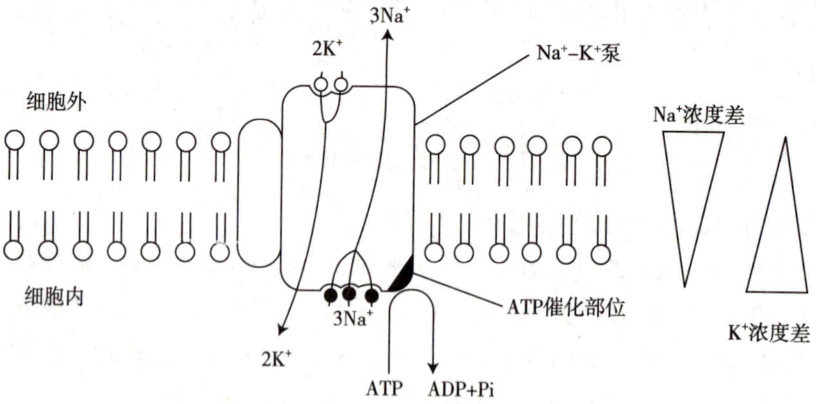

图2-4 Na^+-K^+ 泵主动转运

研究发现，哺乳动物 Na^+-K^+ 泵活动消耗的能量通常占细胞代谢产能的20%～30%，某些功能活跃的神经细胞甚至可达到70%。

Na^+-K^+ 泵活动的生理意义：① Na^+-K^+ 泵活动造成的细胞内高钾状态，是细胞内许多代谢反应的必要条件，如核糖体合成蛋白质需要高钾环境；② Na^+-K^+ 泵活动可维持细胞内外 K^+、Na^+ 的浓度差，使细胞内 K^+ 浓度约为细胞外的30倍，细胞外 Na^+ 浓度约为细胞内的12倍，并以此建立离子势能贮备，一旦细胞膜离子通道开放，K^+ 和 Na^+ 可顺浓度差或电位差通过各自的离子通道进行跨膜扩散，从而产生各种形式的生物电现象；③ Na^+–K^+ 泵活动可维持细胞内渗透压和细胞形态的相对稳定，将过多进入细胞的 Na^+ 泵出细胞，防止由于大量 Na^+ 进入细胞引发水分子同时进入而导致细胞肿胀、死亡。

2. 继发性主动转运（secondary active transport） 指不直接利用 ATP 分解所产生的能量，而是利用 Na^+–K^+ 泵活动造成的细胞内、外 Na^+ 的势能贮备完成的主动转运。如当 Na^+–K^+ 泵活动造成细胞膜外 Na^+ 浓度高于细胞膜内时，Na^+ 顺浓度差进入细胞膜内，所释放的势能可用于葡萄糖分子在小肠的逆浓度差转运（图 2–5）。由于葡萄糖的主动转运所消耗的能量实际是间接来自 Na^+–K^+ 泵活动时 ATP 的分解，因此为继发性主动转运。继发性主动转运实质上是经载体的易化扩散与原发性主动转运相耦联的主动转运系统，其转运过程与存在于细胞膜中的转运蛋白活动有关。

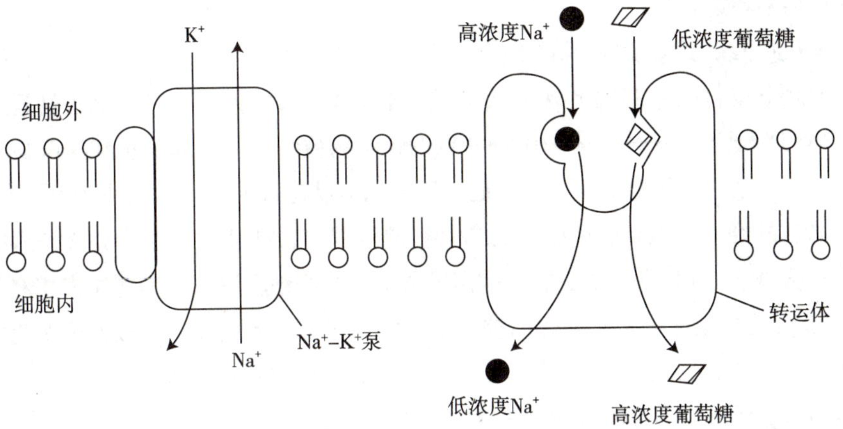

图 2–5　继发性主动转运

（四）胞吞和胞吐

被动转运和主动转运主要是对小分子物质和离子进行的跨膜转运。一些大分子物质或物质团块不能直接进行跨膜转运，需要借助更为复杂的细胞膜吞吐活动实现跨膜转运，这些过程需要消耗能量，也属于主动转运。

1. 胞吞（pinocytosis） 又称入胞作用，指大分子物质或物质团块借助细胞膜的移动进入细胞的过程，如红细胞碎片、细菌、病毒、异物、大分子蛋白质等进入细胞的过程。这些物质被细胞接触、识别后，接触部位的细胞膜向内凹陷或伸出伪足，形成包裹物质团块的囊泡，进入细胞内。胞吞包括吞噬和胞饮两种方式。吞噬指进入细胞的物质是固态的，如巨噬细胞吞噬细菌的过程；胞饮指细胞外某些液态物质进入细胞的过程（图 2–6A）。

2. 胞吐（exocytosis） 又称出胞作用，指胞质内大分子物质以分泌囊泡的形式排出细胞的过程，在内分泌腺细胞的分泌活动中多见。大分子物质在细胞内形成后，由膜性组织包裹形成囊泡，这些囊泡与细胞膜接触、融合、断裂，将大分子物质排出细胞（图 2–6B）。

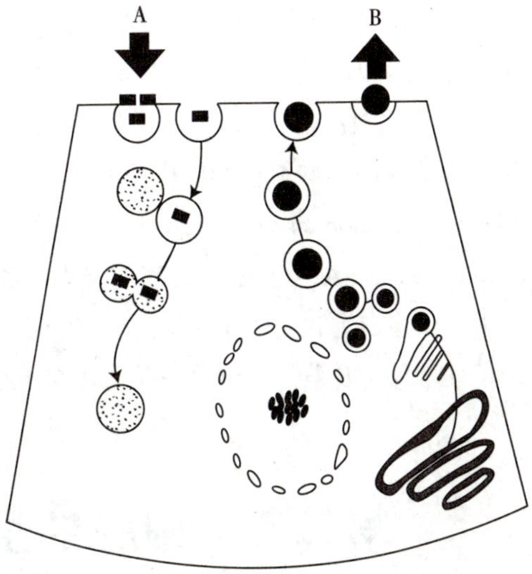

A. 胞吞；B. 胞吐。

图 2–6　胞吞和胞吐

二、细胞膜的信号转导功能

机体的每个细胞都在一定的部位执行特定的功能，它们既相对独立又密切联系，相互配合、相互协调地适应内、外环境变化。无论通过神经调节还是体液调节，都要求细胞间有完善的信息联系。在细胞间传递信息的物质有数百种之多，如神经递质、激素等，细胞外的信号传递至靶细胞内，引发靶细胞内相应生物学效应的过程称为信号转导（signal transduction）。

大多数信息要首先作用于细胞膜上的受体，才能引起细胞功能的相应改变。受体（receptor）指存在于细胞膜上或细胞内，能识别各种信号分子并与之特异性结合，从而使细胞产生特定生物效应的特殊蛋白质，按分布部位分为细胞膜受体和细胞内受体。细胞内受体包括细胞质受体和细胞核受体。大多数细胞通过离子通道耦联受体、酶耦联受体和G蛋白耦联受体三种细胞膜受体进行跨膜信号传递。

（一）离子通道耦联受体介导的信号转导

离子通道耦联受体指细胞膜上既可以发挥受体作用，又可以发挥离子通道转运功能的膜蛋白，属于配体门控通道。这种受体与某种特定的化学物质结合，引起通道快速开放和离子的跨膜流动，导致效应细胞的膜电位变化，引起细胞的功能状态改变（生理效应），从而实现信号的跨膜转导。如在神经兴奋引起肌肉收缩的兴奋传递过程中，神经肌肉接头处接头后膜上的乙酰胆碱受体（N_2受体），既是受体蛋白，又是离子通道，神经细胞兴奋，其纤维末梢释放神经递质乙酰胆碱，与N_2受体结合，引起配体门控通道开放，产生终板电位，终板电位作为电刺激信号引起肌细胞膜的电压门控通道开放，最终引起整个肌细胞的兴奋和收缩。

（二）酶耦联受体介导的信号转导

酶耦联受体指细胞膜上某些既有受体作用，又有酶催化作用的蛋白质分子。其外侧有信号分子的结合位点，起受体作用；内侧具有酶催化作用。这种双重作用可共同完成信号的转导功能。如酪氨酸激酶受体，其细胞外结构与各种生长因子结合后，可激活其细胞内结构，使蛋白质磷酸化，并产生一系列生物学效应，从而实现跨膜信号转导。酶耦联受体可分为几个类型，其中较重要的有酪氨酸激酶受体、酪氨酸激酶结合型受体和鸟苷酸环化酶受体。

（三）G蛋白耦联受体介导的信号转导

鸟苷酸结合蛋白简称G蛋白，通常指三聚体G蛋白，由α、β、γ三个亚单位构成。细胞膜G蛋白耦联受体与细胞外信号分子（第一信使）结合，激活细胞膜内侧面的G蛋白，进而影响G蛋白效应器（酶和离子效应器），催化生成第二信使，将细胞外信号转导至细胞内，通过蛋白激酶系统影响细胞内生理过程。如腺苷酸环化酶催化细胞内的ATP产生环磷酸腺苷（cyclic adenosine monophosphate，cAMP），细胞质内cAMP（第二信使）水平的改变激活蛋白激酶A（protein kinase A，PKA），使底物蛋白磷酸化而发挥生物学效应，从而实现信号转导功能。由此可见，G蛋白耦联受体介导的信号转导是通过膜受体、G蛋白、G蛋白效应器（包括催化生成第二信使的酶）及第一信使等一系列存在于细胞膜和细胞质中的信号分子的活动实现的。

第二节　细胞的生物电现象及其产生机制

细胞的生命活动过程中自始至终伴随电现象，称为生物电（bioelectricity）。细胞的生物电与细胞的兴奋、抑制及兴奋的传导密切相关。心电图、脑电图、肌电图等临床辅助检查就是利用生物电原理，将引导电极放置在体表的一定部位，记录体内器官或多细胞结构所表现的生物电现象。

细胞的生物电现象表现为细胞膜两侧存在电位差，称为跨膜电位，简称膜电位（membrane potential），包括细胞安静时的静息电位和可兴奋细胞受到刺激兴奋时产生的动作电位。

【课堂互动】

你知道静息电位和动作电位的区别吗？

一、细胞的生物电现象

（一）静息电位

静息电位（resting potential，RP）指细胞处于静息状态时，细胞膜两侧存在的内负外正的电位差。静息电位是一切生物电产生或变化的基础，通常用细胞内记录方法观察。当两个微电极均在细胞膜外侧时，示波器不显示任何电位差（图 2–7A）；当一个微电极在细胞膜外、另一个微电极刺入细胞膜内的瞬间，示波器立刻显示出电位差，表现为膜内电位较膜外为负，即为静息电位（图 2–7B）。

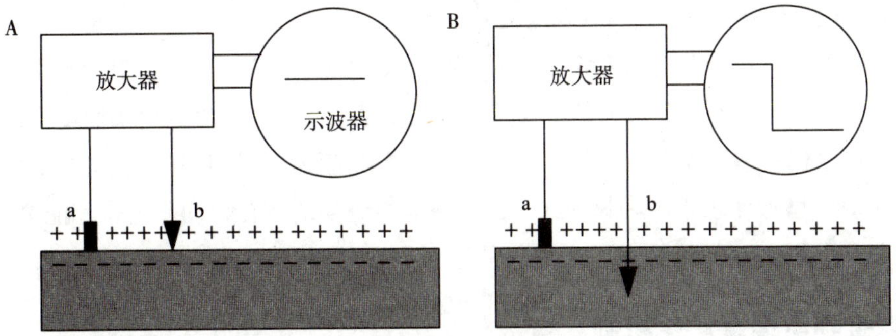

a. 参考电极；b. 记录电极。

图 2–7　静息电位的测定

在实验过程中，静息电位都表现为膜内电位较膜外为负。据测定，当细胞外固定为零电位时，大多数细胞在安静状态下的膜内电位为 –100 ~ –10mV。如枪乌贼巨大神经轴突的静息电位为 –70 ~ –50mV，绝大多数哺乳动物神经细胞的静息电位为 –90 ~ –70mV，人骨骼肌细胞的静息电位约为 –90mV，人红细胞的静息电位为 –10 ~ –6mV。静息电位是一种稳定的直流电，虽然各种组织细胞在安静时所表现的电位大小不尽相同，但只要细胞的新陈代谢正常进行且没有外来刺激，静息电位就能维持相对稳定。

通常把细胞在静息状态时，细胞膜两侧电位保持内负外正的状态称为极化（polarization）。静息电位减小，则表明膜内、外电位差变小，如膜电位从 –90mV 变化到 –70mV，这种膜电位向绝对值减小的方向变化的过程或状态称为去极化（depolarization）；去极化至零电位后，若膜电位进一步变为正值，则称为反极化（reverse polarization）。细胞膜去极化后再向静息电位方向恢复的过程，称为复极化（repolarization）；如果膜电位从 –70mV 变化到 –90mV，这种静息电位增大的过程或状态称为超极化（hyperpolarization）。

（二）动作电位

动作电位（action potential，AP）指可兴奋细胞受到有效刺激时，膜电位在静息电位的基础上发生快速、可传导的电位变化的过程。动作电位是细胞兴奋的标志。在生理学中，动作电位和兴奋是同义词。对可兴奋细胞来说，兴奋性就是细胞受到刺激后产生动作电位的能力。可兴奋细胞只有产生动作电位，才能表现出各自特定的生理功能，如神经的传导、肌肉的收缩和腺体的分泌等。

不同的组织细胞受到刺激后产生的动作电位形态不尽相同，下面用细胞内记录的方法，以神经纤维的动作电位为例，观察其演变过程（图 2-8）。

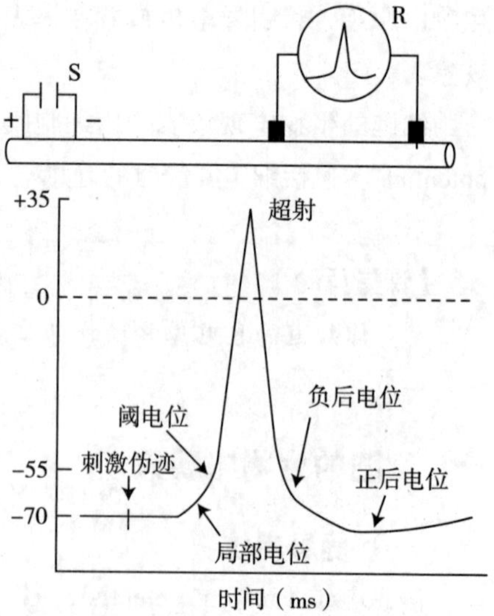

R. 记录仪器；S. 电刺激器。

图 2-8 神经纤维动作电位

神经纤维的静息电位为 -70mV，受到有效刺激后，其膜电位从 -70mV 逐渐去极化达到阈电位水平（见后文），此后迅速上升至 +30mV，形成动作电位的上升支（去极相）；随后迅速复极至接近静息电位水平，此时形成动作电位的下降支（复极相）。两者共同形成尖峰状的电位变化，称为锋电位。锋电位是动作电位的主要部分，持续约 1 毫秒。随后出现膜电位低幅、缓慢的波动，称为后电位。后电位的时程较长，约 44 毫秒，只有在后电位结束后，膜电位才能完全恢复到静息电位水平。

动作电位的特点：①全或无现象，即刺激强度未达到阈电位时，不会引发动作电位，一旦产生动作电位，就会立即达到最大值，且其变化幅度不会因刺激强度的增加而增大；②不衰减传导，即动作电位在细胞膜上某一部位产生后，可沿细胞膜向周围传导，且电位变化的幅度不会因传导距离的增加而减小；③脉冲式，由于绝对不应期的存在，动作电位不能融合，因此，动作电位之间总有一定的间隔，形成脉冲样图形。

二、细胞生物电现象产生机制

（一）静息电位的产生机制

静息电位产生的基础是 Na^+-K^+ 泵活动所维持的细胞膜两侧 Na^+ 和 K^+ 的浓度差，其形成的基本原因是离子的跨膜扩散，产生离子跨膜扩散的条件有两个：①细胞内、外的离子分布不均，细胞内 K^+ 浓度较高，约为细胞外的 30 倍；而细胞外 Na^+ 浓度较高，约为细胞内的 12 倍。细胞外还存在以 Cl^- 为主的负离子，细胞内的负离子则以蛋白质（A^-）为主。②在不同状态下，细胞膜对各种离子的通透性不同。如果细胞膜允许这些离子自由通过，将会出现 Na^+ 内流和 K^+ 外流。但是，细胞处于静息状态时，细胞膜对 K^+ 的通透性较大，对 Na^+ 的通透性很小，对细胞内的有机负离子几乎没有通透性。假定细胞膜只对 K^+ 有通透性，K^+ 受浓度差的驱动力向细胞外扩散，导致细胞膜外侧带正电荷、细胞膜内侧带负电荷，膜两侧出现电位差。K^+ 顺浓度差外流形成的内负外正的电场力构成了其外流的阻力，随着 K^+ 外流量增加，当促使 K^+ 外流的动力与阻止其外流的电场力达到平衡时，则不再有 K^+ 的净移动。此时，细胞膜两侧相对稳定的电位差称为 K^+ 平衡电位，所以静息电位是 K^+ 外流形成的电 - 化学平衡电位。实验表明，静息电位接近但不完全等于或略低于 K^+ 平衡电位，因为静息状态下细胞膜对 Na^+ 也具有一定的通透性，少量的 Na^+ 内流也参与了静息电位的形成。

静息电位的大小主要受细胞内、外 K^+ 浓度影响。若细胞外 K^+ 浓度高（高钾血症），可使细胞内、外K^+浓度差减小，K^+外流减少，导致静息电位减小；反之，则静息电位增大。Na^+–K^+泵活动受限（如细胞缺血、缺氧、酸中毒导致细胞代谢异常）时，K^+不能被顺利泵回细胞内，导致细胞内、外K^+浓度差减小，静息电位减小，甚至消失。

（二）动作电位的产生机制

根据前述可知，在不同状态下，细胞膜对不同离子具有不同的通透性，在离子浓度差的驱动下，离子可跨膜扩散。当可兴奋细胞受到一个有效刺激时，膜上少量Na^+通道首先开放，Na^+顺浓度差内流，而且静息时内负外正的电场力也吸引Na^+向膜内移动，导致膜电位绝对值减小，引起去极化。当去极化达到某一个临界电位（阈电位）时，促发大量Na^+通道暴发性开放，细胞膜对Na^+的通透性进一步增大，Na^+大量、快速内流，细胞膜发生迅速去极化和反极化，形成动作电位陡峭的上升支。直至内移的Na^+在膜内形成的正电位足以阻止Na^+的净移动时为止，即Na^+内流的动力与阻力达到平衡，细胞膜上Na^+通道失活、关闭，Na^+内流停止，这时细胞膜两侧的电位差达到一个新的平衡点，即Na^+平衡电位。之后，膜内K^+由于浓度差和电位差（膜内带正电）的推动向膜外扩散，导致K^+快速外流而使膜内电位由正转负，形成动作电位的下降支，直至恢复静息电位水平。膜电位虽然基本恢复静息电位，但细胞内、外离子的分布尚未恢复静息状态，通过Na^+–K^+泵活动，逆浓度差将细胞内增加的Na^+泵出，并将外流的K^+泵回，从而恢复静息状态下的离子分布，为下一次兴奋做准备，Na^+–K^+泵活动可能是形成后电位的主要因素。

动作电位是组织或细胞兴奋的标志。在动作电位发生期间，Na^+内流和K^+外流都属于经通道的易化扩散，不需细胞代谢供应能量。但随后离子不均衡分布状态的恢复，则需要消耗能量，这是由细胞膜上的Na^+–K^+泵逆浓度差转运Na^+和K^+完成的。

综合以上过程，动作电位的上升支主要是由于电压门控Na^+通道激活后Na^+大量快速内流形成的，下降支则是电压门控Na^+通道失活致Na^+内流停止及电压门控K^+通道激活K^+快速外流的结果。如此，改变电压门控Na^+、K^+通道本身的特性，或者改变细胞膜两侧两种离子的浓度差或电位差，均可影响动作电位。如临床上将普鲁卡因作为局部麻醉药，是因为其能可逆性阻断神经纤维上引起动作电位的电压门控Na^+通道；实验中用氯化胆碱或葡萄糖替代细胞外液中的NaCl，将使动作电位幅度下降甚至消失，主要原因是改变了细胞外液中的Na^+浓度。

【课堂互动】

你知道动作电位和局部电位是怎么被引发的吗？

（三）动作电位的引发和传导

1. 阈电位　刺激作用于可兴奋细胞可产生动作电位，但并不是任何刺激都能触发动作电位。只有当可兴奋细胞受到一次有效刺激后，细胞膜首先出现的轻微去极化达到某一临界电位值时，细胞膜的大量Na^+通道才能快速开放，这个能触发可兴奋细胞形成动作电位的膜电位临界值称为阈电位（threshold potential）。膜电位去极化达到阈电位是产生动作电位的必要条件。一般来说，静息电位与阈电位的差值越大，细胞的兴奋性越低；差值越小，细胞的兴奋性越高。因此，细胞膜发生超极化时，由于静息电位增大，与阈电位之间的差值增大，受到刺激时不易达到阈电位，所以超极化使细胞的兴奋性降低（图 2–9a）。

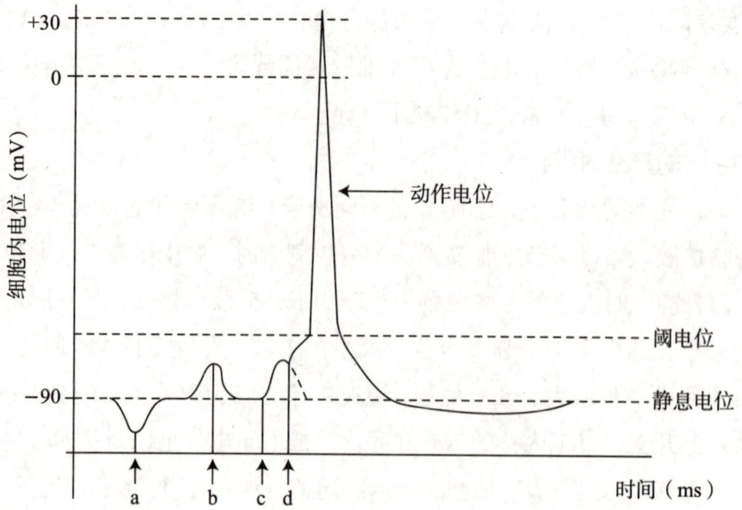

a. 超极化；b. 局部反应；c、d. 局部反应在时间上的总和。

图 2-9 刺激引起膜超极化、局部反应及局部反应在时间上的总和效应

2. 局部反应 阈下刺激不能触发可兴奋细胞产生动作电位，但可使细胞膜局部的少量 Na^+ 通道开放，少量 Na^+ 内流，但未达到阈电位水平，其去极化迅速被增强的 K^+ 外流抵消而出现复极化，电位变化只能局限于受刺激的局部。这种产生于膜的局部、较小的去极化反应称为局部反应或局部兴奋（local excitation）（图 2-9b）。

局部反应的特点：①不表现全或无的特征，局部反应可随阈下刺激强度的增加而增大；②电位幅度小且呈衰减性传导，传导距离很短，然后消失；③可以总和。虽然一次阈下刺激引起的一个局部反应不能引发动作电位，但多个阈下刺激连续或同时引起的多个局部反应可发生空间和时间上的叠加，使电位变化幅度增大，便可能使去极化达到阈电位，从而暴发动作电位（图 2-9c、图 2-9d）。

因此，动作电位可以由两条途径引起：由一次阈刺激或阈上刺激引起，也可由多个阈下刺激的总和引发。

3. 动作电位的传导 有效刺激作用于细胞膜的某一部位产生动作电位，一旦触发，动作电位就会沿细胞膜迅速传导，直至使整个细胞膜都发生一次动作电位，即兴奋沿整个细胞膜传导。

细胞膜发生动作电位的部位膜内带正电，膜外带负电，而邻接的静息部位则是膜内带负电，膜外带正电。因此，细胞膜的兴奋部位与邻接的静息部位之间存在着电位差。由于电位差的驱动，使膜外的正电荷由静息部位向兴奋部位移动，膜内的正电荷由兴奋部位向静息部位移动，形成局部电流（local current）。静息部位在局部电流的刺激下，细胞膜发生去极化，当局部去极化达到阈电位时，静息部位即可暴发动作电位，于是兴奋由兴奋部位传导到邻接的静息部位。通过局部电流，使整个细胞膜依次发生兴奋，完成兴奋在整个细胞上的传导（图 2-10A），直到整个细胞膜都发生动作电位为止。

在神经纤维上传导的动作电位又称为神经冲动。由于局部电流可以同时在神经纤维兴奋部位的两端产生，因此，动作电位可以从受刺激的兴奋点向两侧传导，称为双向传导，如骨骼肌、心肌和神经细胞的兴奋传导。有髓神经纤维的轴突外包有高电阻的髓鞘，电流不易通过，但郎飞结处的轴突无髓鞘，因此，有髓神经纤维发生兴奋时，兴奋只能通过郎飞结处相继发生去极化而传导，这种传导方式称跳跃式传导（saltatory conduction）（图 2-10B）。所以，有髓神经纤维的兴奋传导速度比无髓神经纤维快，而且能量消耗少。

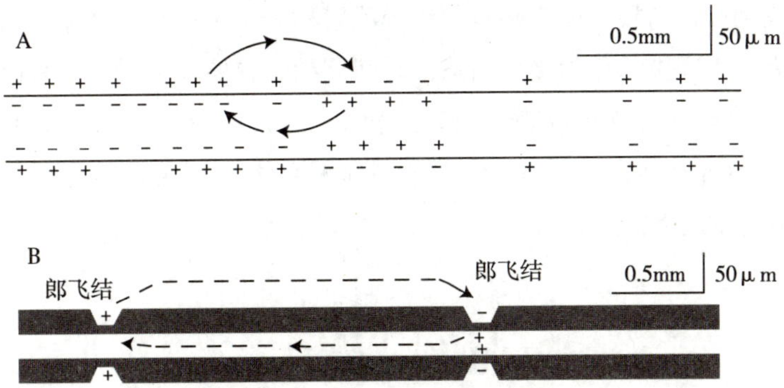

A. 无髓神经纤维的冲动传导；B. 有髓神经纤维的跳跃式传导。

图 2-10　神经冲动传导机制

【知识拓展】

局部麻醉药

局部麻醉药指在用药者保持意识清醒的情况下，能阻滞局部神经传导，抑制触觉、压觉、痛觉而减轻或避免疼痛的药物，简称局麻药。目前研究认为，局麻药的作用机制是通过阻断神经细胞膜上的电压门控 Na^+ 通道，抑制动作电位的产生，使传导阻滞而产生局部麻醉作用。最早的局麻药是从南美洲古柯树叶中提取的生物碱可卡因（cocaine），根据可卡因的化学结构特点，德国化学家艾因霍思（Einhorn）于 1904 年人工合成了低毒性的普鲁卡因，之后局麻药的种类扩大至对氨基苯甲酸酯类（普鲁卡因、苯佐卡因）、酰胺类（利多卡因、布比卡因）、氨基醚类及氨基酮类（达克罗宁）等。

从古柯树叶到现在门类较多的局麻药，都是无数研究者通过发现、创新、不断坚持试验而得到的，我们作为新一代的医学生应该继承和发扬这种精神，继续为人类健康事业而努力。

第三节　肌细胞的收缩功能

人体的各种活动主要靠肌肉的收缩活动完成，如躯体运动由骨骼肌收缩完成、心脏的射血活动由心肌收缩完成、胃肠运动由消化道平滑肌收缩完成等。不同肌肉组织在结构和功能上各具特点，但其收缩的机制基本相似。本节以骨骼肌为例讨论肌细胞的收缩功能。

一、神经肌肉接头处兴奋的传递

骨骼肌的收缩是在中枢神经系统控制下完成的，每个肌细胞都受运动神经元轴突分支的支配，只有支配肌肉的神经纤维发生兴奋时，动作电位经神经肌肉接头传递给肌肉，才能引起肌肉的兴奋和收缩。

（一）神经肌肉接头的结构

骨骼肌受躯体运动神经的支配，运动神经末梢在接近肌细胞处失去髓鞘，以裸露的轴突末梢分布于骨骼肌细胞表面并深入肌细胞膜凹陷的沟槽。这种由运动神经末梢和与其接触的骨骼肌细胞膜形成的突触结构称为神经肌肉接头（neuromuscular junction）（图 2-11）。运动神经轴突末梢膜称为接头前膜；与接头前膜相对的肌细胞膜称为接头后膜，也称运动终板；接头前膜与接头后膜之间有一个间隙，称为接头间隙，其间充满细胞外液。接头前的神经轴突末梢中含有大量囊泡，称为突触小泡，每个突触小泡内约含 1 万个乙酰胆碱（acetylcholine，ACh）分子，接头后膜分布有与 ACh 相结合的受体（N_2 型乙酰胆碱受体，即阳离子通道），接头后膜的外表面还分布有分解 ACh 的胆碱酯酶。

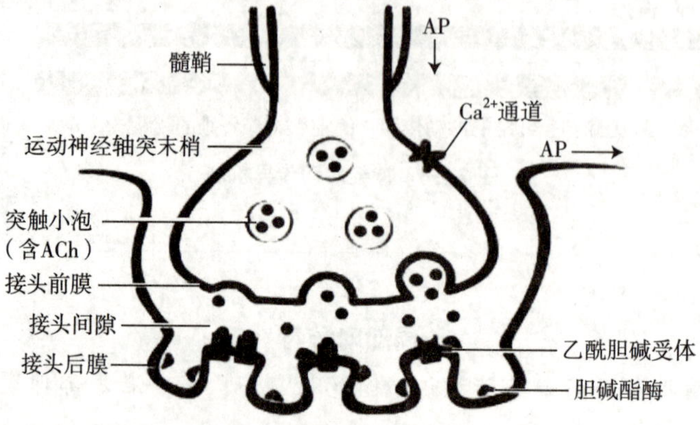

图 2-11　神经肌肉接头结构

（二）神经肌肉接头处兴奋传递

当运动神经纤维传来的动作电位到达神经末梢时，接头前膜发生去极化，激活前膜上的电压门控 Ca^{2+} 通道开放。Ca^{2+} 顺浓度差进入轴突末梢，使末梢轴浆内 Ca^{2+} 浓度升高，促使囊泡前移，与接头前膜融合、破裂，其中所含的 ACh 分子以胞吐的方式释放至接头间隙。运动神经末梢释放 ACh 是以囊泡为基本单位进行的，一个囊泡被称为一个“量子”，因 ACh 是被倾囊释放，故这种释放方式又被称为量子释放（quantal release）。一次动作电位大约能释放 125 个囊泡内的 ACh 分子。ACh 分子扩散至接头后膜，与接头后膜上的乙酰胆碱受体结合引起通道构型改变，使通道开放，从而引起 Na^+、K^+ 跨膜移动（以 Na^+ 内流为主），终板去极化，产生终板电位（end-plate potential）。终板电位属于局部电位（local potential），以电紧张的形式向周围细胞膜扩布，使邻近的肌细胞膜发生去极化。邻近的肌细胞膜去极化总和达到阈电位时，肌细胞产生动作电位，引起肌细胞兴奋，从而完成神经肌肉接头兴奋的信息传递。ACh 释放后几毫秒内，很快被终板外侧的胆碱酯酶分解而失去作用，从而保证一次神经冲动只能引起一次肌细胞兴奋，因此，神经肌肉接头处的兴奋传递是一对一的。

（三）神经肌肉接头处兴奋传递的特征

1. 单向传递　兴奋只能由神经末梢接头前膜传递给肌细胞接头后膜，不能反方向传递。由于 ACh 存在于运动神经轴突末梢的囊泡中，从接头前膜释放，与接头后膜的受体结合，引起接头后膜去极化，因此只能单向传递。

2. 时间延搁　兴奋由神经末梢传至肌细胞的过程比较复杂，包括 ACh 的释放、扩散，以及其与接头后膜上受体的结合等，所需的时间较长（0.5 ～ 1.0 毫秒）。

3. 易受药物及环境因素影响　接头间隙与细胞外液直接相通，递质的释放与扩散，以及递质与终板上受体的结合都是在接头间隙进行的，许多药物和病理因素都会影响兴奋的传递。如有机磷农药中毒是因为有机磷能与胆碱酯酶结合使其失活，造成 ACh 在接头处和其他部位大量堆积，导致肌细胞持续兴奋和收缩，出现肌肉痉挛等；药物氯解磷定和碘解磷定等能恢复胆碱酯酶的活性，因而可作为有机磷农药中毒的特效解毒药。

二、骨骼肌的收缩机制

骨骼肌收缩的机制是肌丝滑行，但肌细胞的兴奋不能直接引起肌肉收缩，需要通过兴奋－收缩耦联发挥中介作用。实现兴奋－收缩耦联的组织结构是肌管系统，起关键作用的物质是 Ca^{2+}。下面结合骨骼肌细胞的微细结构和分子组成，介绍骨骼肌收缩机制。

（一）骨骼肌细胞的微细结构

1. 肌原纤维和肌节　骨骼肌由大量成束的肌纤维组成，每一条肌纤维就是一个肌细胞。每个肌细胞都含有上千条直径为 1～2μm 的肌原纤维。每条肌原纤维沿长轴平行排列，纵贯肌细胞全长。在电子显微镜下观察，每条肌原纤维的全长都呈规则的明暗交替，分别称为明带和暗带（图 2–12）。暗带的中央有一段相对亮的区域，称为 H 带；H 带中央有一条着色略深的横向线，称为 M 线。明带中央也有一条着色略深的线，称为 Z 线。相邻两条 Z 线之间的区域称为肌节，即由中间暗带和两侧各 1/2 的明带组成。肌节是骨骼肌细胞收缩和舒张的基本结构单位。

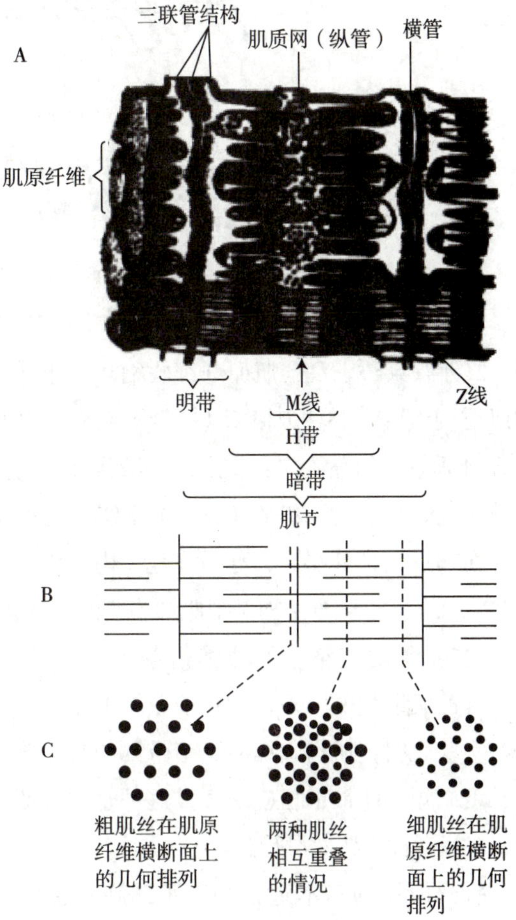

A. 骨骼肌的肌原纤维和肌管系统；
B. 肌节；C. 肌丝横断面示意图。

图 2–12　骨骼肌细胞的肌原纤维和肌管系统

电镜观察证明，肌原纤维主要由规则排列的粗肌丝和细肌丝组成。

粗肌丝主要由肌球蛋白（肌凝蛋白）分子组成。每个肌球蛋白分子分为头部和杆状部。每个肌球蛋白分子的杆状部都朝向 M 线平行排列，构成粗肌丝的主干；肌球蛋白分子球形的头部与一小段杆状部形成横桥（图 2–13A、图 2–13B）。横桥有两个重要的特性：①在一定条件下，可以和细肌丝可逆地结合，拖动细肌丝向暗带中央滑行，然后复位；②具有 ATP 酶活性，可分解 ATP，为横桥向 M 线扭动提供能量，但该活性只有在其和细肌丝结合后才能被激活。

细肌丝由肌动蛋白（肌纤蛋白）、原肌球蛋白（原肌凝蛋白）和肌钙蛋白三种蛋白分子组成。肌动蛋白构成细肌丝的主干（图 2–13C）。原肌球蛋白在肌肉安静时位于肌动蛋白和横桥之间，阻碍肌动蛋白和横桥的结合。肌钙蛋白呈球形，与原肌球蛋白和肌动蛋白紧密相连，当其与 Ca^{2+} 结合时，把信息传递给原肌球蛋白，使原肌球蛋白的构象发生改变，原肌球蛋白移动，从而暴露肌动蛋白上的结合位点，引起横桥与肌动蛋白的结合和肌丝之间的滑行。

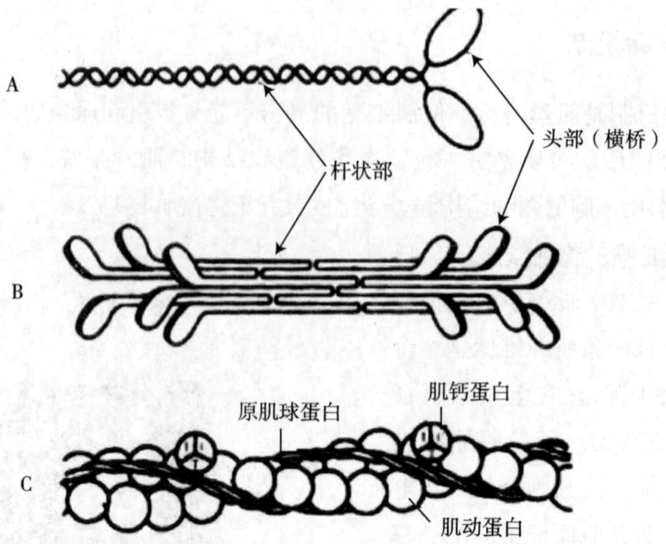

A. 单个肌球蛋白分子；B. 多个肌球蛋白分子排列成的粗肌丝；C. 三种蛋白分子组成的细肌丝。

图 2–13　粗、细肌丝分子结构

2. 肌管系统　是与肌原纤维收缩功能密切相关的重要结构之一，由凹入肌细胞的肌细胞膜和肌质网组成。一种为横管（T 管）系统，是肌细胞膜向肌细胞内凹陷形成的，走行方向与肌原纤维垂直，横管在 Z 线处深入肌细胞内，分支吻合环绕于每条肌原纤维周围，管腔与细胞外液相通；另一种为纵管（L 管）系统，也称肌质网，走行方向与肌原纤维平行，相互连通成网，在靠近横管处膨大，称为终池，内含大量 Ca^{2+}。一条横管和其两侧的终池组成三联管结构（图 2–12A）。三联管结构是把肌细胞膜的电变化与细胞的收缩过程衔接起来的关键部位。

（二）骨骼肌细胞的收缩机制

骨骼肌细胞的收缩机制目前公认的是肌丝滑行学说。实验表明，肌肉收缩时，暗带的长度不变，明带的长度缩短，H 带也相应缩短。这种粗、细肌丝之间的相对运动称为肌丝滑行。

肌丝滑行的基本过程：当肌细胞膜上的动作电位引起终池内的 Ca^{2+} 进入肌浆，使 Ca^{2+} 浓度升高时，Ca^{2+} 与细肌丝上的肌钙蛋白结合，引起肌钙蛋白分子构象改变，牵引原肌球蛋白发生移位，暴露肌动蛋白与横桥的结合位点，使横桥能够与肌动蛋白结合。这时横桥的 ATP 酶被激活，分解 ATP，释放能量，引起横桥向 M 线摆动，牵拉细肌丝向粗肌丝内滑行，肌节缩短，出现肌肉收缩（图 2–14A）。当肌浆中 Ca^{2+} 浓度下降时，Ca^{2+} 与肌钙蛋白分离，肌钙蛋白恢复静息时的构象，原肌球蛋白复位，产生位阻效应，横桥与肌动蛋白脱离，细肌丝滑出，肌节恢复原长度，出现肌肉舒张（图 2–14B）。从上述肌丝滑行过程可知，触发和终止肌肉收缩的关键因素是 Ca^{2+}，而 Ca^{2+} 与肌钙蛋白是结合还是分离取决于肌浆中 Ca^{2+} 的浓度。

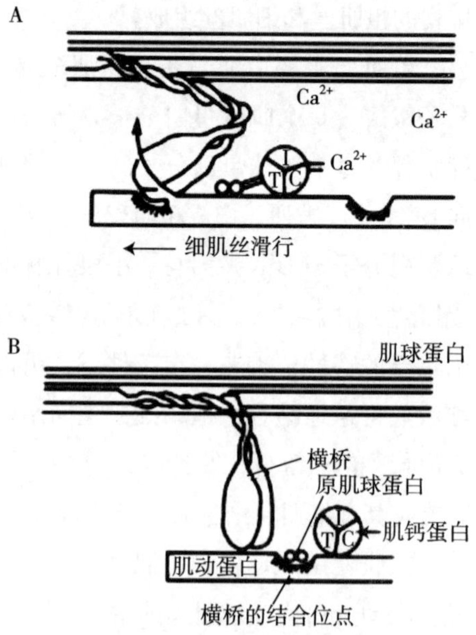

A. 肌肉收缩；B. 肌肉舒张。

图 2–14　肌丝滑行原理

（三）骨骼肌的兴奋－收缩耦联

将肌细胞的兴奋与肌肉机械收缩过程联系起来的中介机制称为兴奋－收缩耦联。兴奋－收缩耦联过程包括三个主要步骤：①动作电位沿横管系统传向肌细胞的深部；②三联管结构的信息传递；③肌质网对 Ca^{2+} 的释放和回收。

当肌细胞兴奋时，动作电位沿横管系统传导到三联管，使终池膜上的 Ca^{2+} 通道开放，Ca^{2+} 顺浓度差由终池向肌浆中扩散，导致肌浆中的 Ca^{2+} 浓度明显升高。进入肌浆的 Ca^{2+} 与肌钙蛋白结合，引起肌丝滑行，肌节缩短，肌肉收缩。肌肉舒张时，肌质网膜上的 Ca^{2+} 泵将肌浆中的 Ca^{2+} 逆浓度差转运回终池贮存，使肌浆中的 Ca^{2+} 浓度下降，与肌钙蛋白结合的 Ca^{2+} 则解离，于是肌肉舒张（图 2–15）。可见，在兴奋－收缩耦联过程中，起关键作用的部位是三联管，起关键作用的耦联因子是 Ca^{2+}。

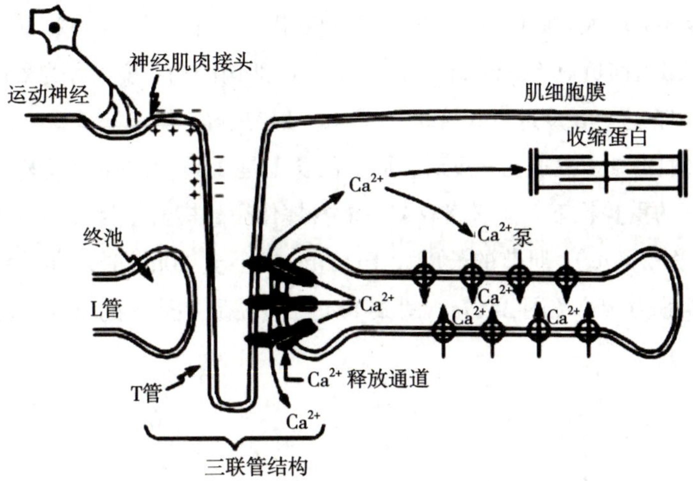

图 2–15　骨骼肌兴奋－收缩耦联过程

三、骨骼肌收缩的形式及影响因素

（一）骨骼肌的收缩形式

骨骼肌兴奋引起的收缩，因不同情况，表现出不同的形式（图 2–16）。

1. 等长收缩和等张收缩　当肌肉接受刺激发生收缩时，长度不变而张力增加，称为等长收缩（isometric contraction）。等长收缩的主要作用是维持人体的姿势。肌肉收缩时张力不变而长度缩短，称为等张收缩（isotonic contraction）。等张收缩的主要作用是移动物体。大多数情况下人体骨骼肌的收缩是混合式的，且张力增加在前，长度缩短在后。如移动重物时，肌肉先进行等长收缩，当肌力增加到能搬动物体时，肌长度开始缩短，此时张力不再增加，即进行等张收缩。

2. 单收缩和强直收缩　当骨骼肌受到一次有效刺激时，可发生一次动作电位，随后出现一次收缩和舒张，这种形式的收缩称为单收缩（single twitch）。单收缩反映了肌肉收缩的最基本特征。在一次单收缩过程中，若刺激频率加快，连续刺激落在前一次收缩活动的舒张期内，就会形成不完全舒张后又收缩的现象，称为不完全强直收缩（incomplete tetanus），收缩曲线呈锯齿状；若刺激频率再加快，连续刺激落在前一次收缩活动的收缩期内，形成强大的、融合的收缩波的现象称为完全强直收缩（complete tetanus），收缩曲线为一条平整光滑的曲线。据测定，完全强直收缩时，肌肉收缩产生的最大张力可达单收缩的 3 ～ 4 倍。人体进行各种运动时，肌肉收缩几乎都属于完全强直收缩，只不过强直收缩的持续时间可长可短，受神经冲动控制。

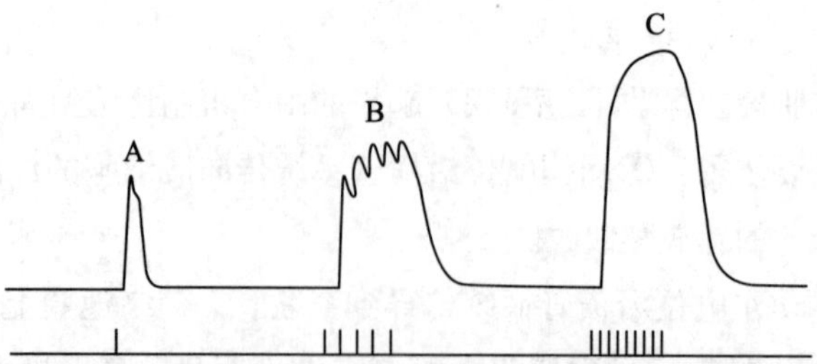

A. 单收缩；B. 不完全强直收缩；C. 完全强直收缩。

图 2-16 骨骼肌的收缩形式

（二）骨骼肌收缩的影响因素

1. 前负荷 指在肌肉开始收缩之前（舒张时）所遇到的负荷。前负荷使肌肉在收缩前就处于被拉长的状态，即具有一定的初长度。前负荷在一定范围内增加，肌肉的初长度增大，肌肉收缩产生的张力也相应增大。肌肉张力随初长度的变化而变化（图 2-17）。肌肉产生最大张力时所承受的负荷，称最适前负荷（optimal preload），此时肌肉的初长度被称为最适初长度（optimal initial length）。肌肉在这一长度进行收缩时，收缩的效果最好。

研究表明，当肌肉处于最适初长度时，肌节的长度是 2.0 ～ 2.2μm，这样的长度使粗肌丝和细肌丝处于最理想的重叠状态，使肌肉收缩时能发挥作用的横桥数目最多，从而产生最有效的收缩（图 2-17b、图 2-17c）。肌节的长度大于 2.2μm 或小于 2.0μm 时，都使发挥作用的横桥数目减少，肌肉收缩张力减小（图 2-17a、图 2-17d）。骨骼肌在体内的自然长度，相当于其最适初长度。

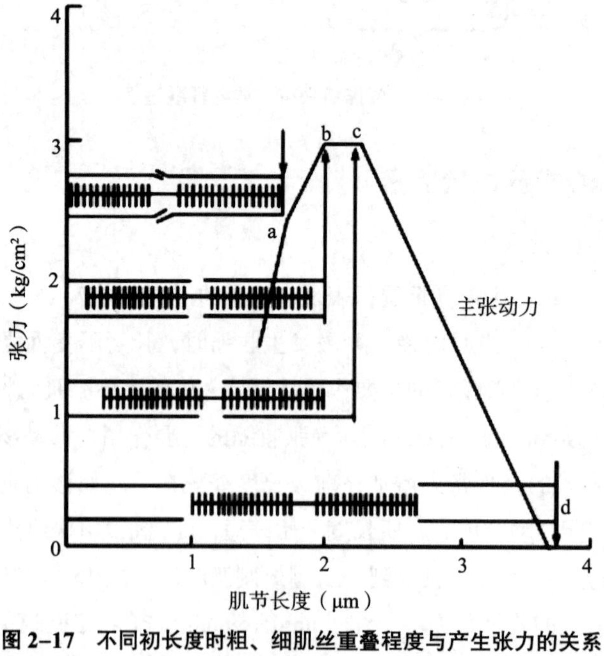

图 2-17 不同初长度时粗、细肌丝重叠程度与产生张力的关系

2. 后负荷 指肌肉开始收缩后遇到的负荷或阻力，即阻止收缩的力量。后负荷是肌肉收缩的阻力或做功的对象，它不增加肌肉的初长度，但能阻碍肌肉缩短。当肌肉处于最适初长度时，改变后负荷，测定在不同后负荷的情况下肌肉收缩产生的张力和缩短的速度，可得到肌肉张力-速度关系曲线（图 2-18）。

实验表明，肌肉为克服后负荷，总是先进行等长收缩，当肌肉张力超过后负荷时，才进行等张收缩。后负荷越大，肌肉收缩遇到的阻力越大，开始出现肌肉缩短的时间越迟。当后负荷超过某一限度后，肌肉收缩只表现为张力增加而不发生肌肉缩短，即不能做功。后负荷越小，肌肉收缩产生的张力越小，开始出现肌肉缩短的时间越早，缩短速度也越快。但后负荷过小时，虽然肌肉缩短的长度和速度增大，但产生的张力过小，也不利于做功。因此，肌肉在中等后负荷的情况下做功最多，效率最高。可见，后负荷与肌肉收缩产生的张力成正比，而与肌肉缩短的速度和长度成反比。

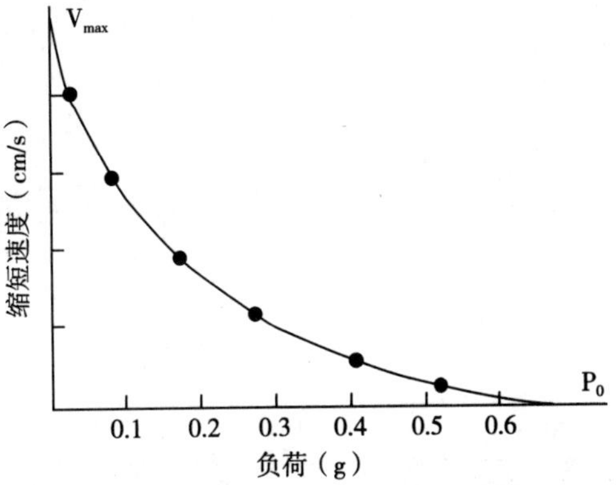

图 2–18　骨骼肌张力 – 速度关系曲线

3. 肌肉收缩能力　指肌肉本身的收缩特性，与前、后负荷都无关。肌肉的内在收缩特性取决于许多因素，如肌浆内 Ca^{2+} 浓度的变化、横桥 ATP 酶的活性等。许多神经递质、体液因子、病理因素和药物都可以影响肌肉收缩能力。机体缺氧、酸中毒、缺钙、能量供应不足、机械性损伤等可使肌肉收缩能力下降；而咖啡因、肾上腺素等可使肌肉收缩能力增强。另外，通过体育锻炼能够增强肌肉的收缩能力。

【复习思考题】

一、单项选择题

1. O_2 和 CO_2 在细胞膜上的扩散方式是（　　）
   A. 单纯扩散　B. 通道转运　C. 载体转运　D. 主动转运　E. 胞吞与胞吐
2. 细胞兴奋的标志是（　　）
   A. 收缩反应　B. 分泌　C. 动作电位　D. 离子运动　E. 静息电位
3. 参与细胞易化扩散的蛋白质是（　　）
   A. 受体蛋白　B. 通道蛋白　C. 泵蛋白　D. 载体蛋白
   E. 载体蛋白和通道蛋白
4. 兴奋 – 收缩耦联中起关键作用的离子是（　　）
   A. K^+　B. Na^+　C. Ca^{2+}　D. Cl^-　E. Na^+ 和 Cl^-
5. 静息电位的特点是（　　）
   A. 细胞内负外正　B. 细胞内正外负
   C. 细胞内、外均为正　D. 细胞内、外均为负
   E. 以上都不是

二、名词解释

1. 静息电位
2. 动作电位
3. 兴奋 – 收缩耦联
4. 阈电位

三、简答题

1. 细胞膜进行跨膜物质转运的方式有哪些？各有何特点？
2. 试比较局部电位与动作电位有何不同。
3. 简述神经肌肉接头处兴奋传递的过程。

扫一扫，查阅
复习思考题答案

扫一扫，查阅本章 PPT、视频等数字资源

第三章　血　液

【学习目标】

1. 掌握：血细胞的正常值及功能；血液凝固过程；血型分型依据；血量及输血原则。

2. 熟悉：血浆渗透压的生理意义及对补液的影响；纤维蛋白溶解的意义；抗凝和促凝的意义。

3. 了解：血液的组成和理化特性。

案例导入

袁某，女，27 岁，已婚。患者产后 2 年来月经量多，渐感头晕目眩，神疲乏力，心悸失眠，纳呆食少，毛发干脱，指甲脆裂。查体：神清，贫血貌；呼吸 18 次 / 分，心率 90 次 / 分，律齐；肝、脾无肿大。血常规：红细胞计数 3.8×10^{12}/L，血红蛋白 80g/L。

问题与思考：

1. 缺铁性贫血的主要临床症状是什么？

2. 缺铁性贫血的主要病因是什么？

3. 如何预防缺铁性贫血？

血液是在心脏和血管内流动的一种红色、不透明、有一定黏滞性的流体组织。正常情况下，血液在心脏和血管中不断循环流动，实现人体各部分之间的物质交换，完成运输、调节、防御和维持机体内环境相对稳定等重要功能。

第一节　概　述

一、血液的组成

血液包括血浆和血细胞。血浆指在血液中加入抗凝剂，经过离心后上层淡黄色半透明液体。血浆包括水分和溶质，水分占 91% ～ 92%，溶质占 8% ～ 9%。血细胞包括红细胞（erythrocyte;red blood cell，RBC）、白细胞（white blood cell，WBC）和血小板（platelet，PLT）。血细胞在全血中所占容积的百分比称血细胞比容（hematocrit）（图 3–1）。正常成年男性血细胞比容为 40% ～ 50%，女性为 37% ～ 48%。血细胞比容可反映血液中红细胞的相对浓度。贫血时血细胞比容降低，严重脱水时血细胞比容升高。

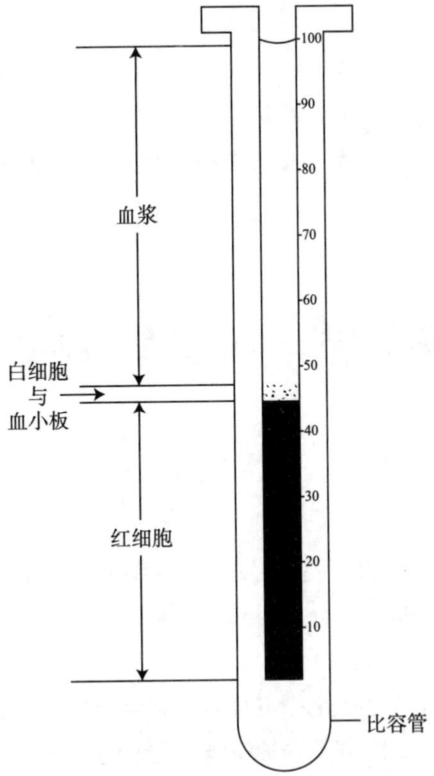

图 3–1　血细胞比容

二、血液的理化特性

（一）颜色

血液呈红色，但可因氧含量变化发生颜色改变，动脉血含氧量高呈鲜红色，静脉血含氧量低呈暗红色。严重贫血患者血液红色变浅，严重一氧化碳中毒或氰化物中毒者血液呈樱桃红色。血浆因含微量胆色素而呈淡黄色，高脂膳食后血浆呈乳白色，溶血患者血浆呈红色。

（二）比重

全血比重为 1.050 ～ 1.060，其大小取决于红细胞的数量，红细胞数量越多，全血比重越大。血浆的比重为 1.020 ～ 1.030，其大小取决于血浆蛋白的数量。红细胞的比重为 1.090 ～ 1.092，与红细胞内血红蛋白的含量呈正相关。利用红细胞和血浆比重的差异，可进行血细胞比容和红细胞沉降率测定，以及红细胞与血浆的分离。

（三）黏滞度

液体的黏滞度来源于液体内部分子或颗粒之间的摩擦力。全血的黏滞度主要取决于血细胞比容的高低，血浆的黏滞度主要取决于血浆蛋白的含量。血液的黏滞度是水的 4 ～ 5 倍。贫血患者红细胞数量减少，血液黏滞度下降；大面积烧伤患者血浆水分渗出，血液浓缩，血液黏滞度升高。血液黏滞度升高可使血流阻力增加。

（四）酸碱度

正常人血浆 pH 值为 7.35 ～ 7.45。血浆 pH 值的相对恒定有赖于血液缓冲系统及神经、体液对肺、肾功能的调节。血液缓冲系统可有效地减少进入血液的酸性或碱性物质对血浆 pH 值的影响，特别是在神经、体液因素调节下，通过肾和肺的活动，能排出体内过多的酸或碱。因此，血液 pH 值的正常波动范围很小，一般情况下，当血浆 $pH < 7.35$ 时，为酸中毒；当血浆 $pH > 7.45$ 时，为碱中毒。

三、血液的功能

血液的主要功能包括运输、缓冲酸碱度、防御、参与血液凝固和维持内环境稳态等。如红细胞能运输 O_2 和 CO_2 并缓冲血液的酸碱度，白细胞参与免疫和防御，血小板参与生理性止血和凝血过程等。

第二节　血浆及其功能

一、血浆的成分及作用

（一）水分

血浆中的水是溶剂，可以溶解各种物质发挥运输作用，还有促进物质代谢、调节体温、维持组织形态与功能和润滑的作用。

（二）血浆蛋白

血浆蛋白是血浆中各种蛋白质的总称。正常成人血浆蛋白的总量为 65 ～ 85g/L。用盐析法可将血浆蛋白分为白蛋白、球蛋白和纤维蛋白原三类，它们的正常含量及主要生理作用见表 3–1。

表 3–1　血浆蛋白正常含量及主要生理作用

血浆蛋白种类	正常含量（g/L）	主要生理作用
白蛋白（A）	40 ～ 50	形成血浆胶体渗透压
球蛋白（G）	15 ～ 30	参与机体的免疫作用
纤维蛋白原	2 ～ 4	参与血液凝固

白蛋白与球蛋白的比值称为白球比值（A/G），A/G 的正常值为 1.5 ～ 2.5。由于白蛋白和大多数球蛋白主要在肝脏合成，故当肝功能受损（如慢性肝炎、肝硬化）时，会出现白蛋白合成减少，A/G 下降甚至倒置的现象。因此，测定 A/G 可了解肝功能。

（三）无机盐

无机盐约占血浆总量的 0.9%，在血液中主要以离子状态存在，如 Na^+、Ca^{2+}、Mg^{2+}、Cl^-、HCO_3^- 等，它们在形成血浆晶体渗透压和维持体液的酸碱平衡等方面有重要作用。

（四）非蛋白含氮化合物

血浆中除蛋白质以外的其他含氮物质称为非蛋白含氮化合物，是蛋白质的代谢产物，如尿酸、尿素、肌酐、肌酸、胆红素等，经肾排泄。非蛋白含氮化合物中所含的氮称为非蛋白氮（nonprotein nitrogen，NPN），正常值为 14 ～ 25mmol/L。测定血液中非蛋白氮有助于了解体内蛋白质的代谢状况和肾脏功能。

二、血浆渗透压

渗透压是溶液中溶质分子通过半透膜吸引水分子的力量，其大小与单位体积溶液内溶质颗粒的数量成正比。渗透压越高，吸水能力越强；反之，渗透压越低，吸水能力越弱。血浆中的溶质吸引水的力量称为血浆渗透压（plasma osmotic pressure）。血浆渗透压由血浆晶体渗透压和血浆胶体渗透压两部分组成，其形成物质、正常值及作用见表 3–2。

表 3-2 血浆晶体渗透压和血浆胶体渗透压

	血浆晶体渗透压	血浆胶体渗透压
形成	晶体物质	血浆蛋白
正常值（mmol/L）	约 298.7	约 1.3
主要生理作用	调节细胞内外的水平衡	调节血管内外的水平衡
意义	保持细胞正常形态和功能	维持血容量稳定

血浆晶体渗透压由血浆中的晶体物质（主要是 Na^+、Cl^-）产生；血浆胶体渗透压由血浆中的蛋白质（主要是白蛋白）产生。毛细血管壁和细胞膜都是半透膜，渗透压决定了毛细血管内外和细胞膜内外水分的转移方向。血浆渗透压主要由晶体渗透压决定，当血浆晶体渗透压降低时，进入红细胞的水分增多，红细胞膨胀，直至破裂；反之，当血浆晶体渗透压升高时，红细胞内的水分减少，引起红细胞皱缩（图 3-2）。因此，血浆晶体渗透压的作用是调节细胞内外水的平衡，保持细胞的正常形态和功能。临床上给患者输液时要注意所输液体的渗透压。

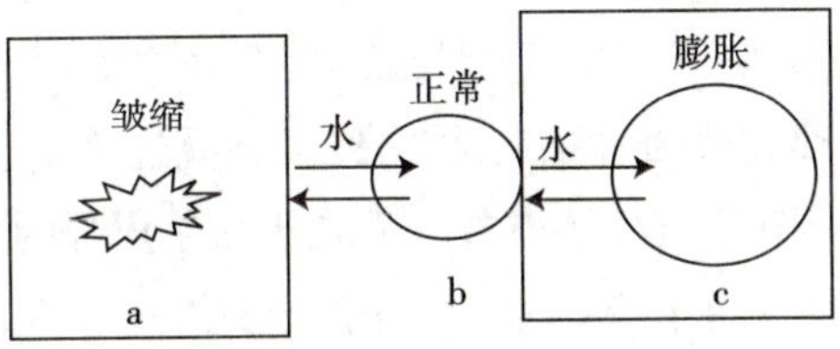

a. 高渗液中的红细胞；b. 等渗液中的红细胞；c. 低渗液中的红细胞。

图 3-2 血浆晶体渗透压对红细胞的作用

血浆中，小分子晶体物质可自由出入毛细血管壁，所以毛细血管内外晶体渗透压是相等的。构成胶体渗透压的大分子不能通过毛细血管壁，血浆胶体渗透压升高时，可吸引水分由毛细血管外转移至毛细血管内，血容量增多；反之，血浆胶体渗透压降低时，水分转移至毛细血管外，组织液增多，可出现水肿等症状。因此，血浆胶体渗透压的作用是调节毛细血管内外水的平衡，维持正常血浆容量。临床上，通常把渗透压与血浆渗透压相等的液体称为等渗溶液，如 0.9% NaCl 溶液（生理盐水）和 5% 葡萄糖溶液；将渗透压高于血浆渗透压的液体称为高渗溶液；将渗透压低于血浆渗透压的液体称为低渗溶液。

第三节 血细胞

一、红细胞

红细胞在血细胞中的数量最多。正常红细胞呈双凹圆碟形，直径为 7 ～ 8μm，体积约 $90μm^3$。成熟的红细胞无细胞核，红细胞里有一种红色含铁的蛋白质，称为血红蛋白（hemoglobin，Hb）。红细胞之所以呈红色，就是因为含有血红蛋白。红细胞的功能是由血红蛋白完成的。

（一）正常值及功能

我国正常成年男性外周血红细胞计数为（4.0 ～ 5.5）$\times 10^{12}$/L，女性为（3.5 ～ 5.0）$\times 10^{12}$/L。正常成年男性血红蛋白含量为 120 ～ 160g/L，女性为 110 ～ 150g/L。血液中红细胞计数、血红蛋白含量低于正常值称为贫血。3 月龄～ 15 岁的儿童，主要因生长发育迅速导致造血相对不足，红细胞计数和血红蛋白含量一般可较正常成人低 10% ～ 20%。老年人由于骨髓造血功能逐渐降低，可导致红细胞计数和血红蛋白含量减少。红细胞的主要功能是运输 O_2 和 CO_2，并对血液酸碱度的变化起缓冲作用，这些功能都是由红细胞内的血红蛋白来完成的，一旦红细胞破裂，血红蛋白逸出到血浆中，则会丧失功能。

（二）生理特性

1. 渗透脆性 红细胞在低渗溶液中发生膨胀破裂的特性称为红细胞渗透脆性（osmotic fragility of erythrocyte）。0.9% NaCl 溶液可使红细胞保持正常形态和大小，0.6% ～ 0.8% NaCl 溶液可使红细胞体积胀大并凸起，0.40% ～ 0.45% NaCl 溶液可使部分红细胞因过度膨胀而破裂，发生溶血。当 NaCl 溶液浓度降低到 0.35% 时，全部红细胞发生破裂溶血。可见红细胞对低渗盐溶液有一定的抵抗力。一般衰老红细胞对低渗盐溶液的抵抗力低，即渗透脆性高；幼稚红细胞或刚成熟红细胞对低渗盐溶液的抵抗力高，即渗透脆性低。

2. 悬浮稳定性 红细胞在血浆中能够保持悬浮状态而不易下沉的特性称为红细胞悬浮稳定性（suspension stability of erythrocyte）。临床上将加入抗凝剂的血液置于玻璃管中，静置 1 小时，观察红细胞下沉的距离。将第一小时末红细胞下沉的距离称为红细胞沉降率（erythrocyte sedimentation rate，ESR），简称血沉。成年男性红细胞沉降率正常值为 0 ～ 15mm/h，成年女性为 0 ～ 20mm/h。若红细胞彼此以凹面相贴，称为红细胞叠连（erythrocyte rouleaux formation）。决定红细胞叠连快慢的因素不在于红细胞本身，而在于血浆成分的变化。血沉有助于一些疾病的诊断，如肺结核、风湿热等，由于炎症因子促进肝脏纤维蛋白原的合成，引起红细胞下沉速度加快。

3. 可塑变形性 红细胞在血管中流动时，常要挤过管径比它小的毛细血管和血窦孔隙，红细胞经变形通过后又恢复原状，这种可变形的特性称红细胞可塑变形性（plastic deformation of erythrocyte）。衰老或病变的红细胞的可塑变形性降低。红细胞变形能力与表面积和体积之比及红细胞膜的弹性呈正相关，与红细胞内的黏度呈负相关。

（三）生成与破坏

1. 红细胞的生成 成人红细胞在红骨髓中生成，发育经历早幼红细胞、中幼红细胞、晚幼红细胞、网织红细胞到成熟红细胞的过程。红细胞在发育成熟过程中，体积由大变小，细胞核从有到无，血红蛋白从无到有。如果机体受到大量放射线照射或应用某些药物（氯霉素等），会抑制骨髓造血，导致再生障碍性贫血（简称再障）。

2. 红细胞生成的原料

（1）铁和蛋白质 是红细胞生成所需的主要原料。铁的来源有内源性和外源性两部分，内源性铁来源于衰老红细胞破坏释放后再利用；外源性铁来自食物，多为 Fe^{3+}，必须在胃酸的作用下转变为 Fe^{2+} 才能被吸收。生长发育期的婴幼儿、孕妇、哺乳期妇女对铁的需求量增加，若补充不足，会引起缺铁性贫血（又称小细胞低色素性贫血）。

（2）叶酸和维生素 B_{12} 是红细胞发育成熟过程中合成 DNA 不可缺少的辅酶，称为红细胞的成熟因子。当叶酸和维生素 B_{12} 缺乏时，红细胞核内的 DNA 合成障碍，导致巨幼红细胞贫血（又称大细胞性贫血）。

3. 红细胞生成的调节

（1）促红细胞生成素（erythropoietin，EPO） 也称红细胞集落刺激因子，为哺乳动物调节红细胞生成的主要调控因子。人体中的促红细胞生成素能够促进红细胞生成，明显提高红细胞数量及血红蛋白的含量，从而提高运输 O_2 的能力，提高人体的最大摄氧量。促红细胞生成素受两种反馈调节。机体缺氧时，肾脏反应性地分泌红细胞生成素，促进促红细胞生成素生成。促红细胞生成素增多，一方面刺激骨髓造血组织，使外周血中红细胞增多；另一方面反馈性地抑制肝脏中促红细胞生成素原的生成，使血浆中的促红细胞生成素水平不致过高。

（2）雄激素（androgens） 天然雄激素以睾酮的活性最强，已能人工合成。睾酮主要由睾丸间质细胞合成和分泌，肾上腺皮质、卵巢和胎盘也有少量分泌。雄激素既可以刺激骨髓造血，又能促使促红细胞生成素增加，使血液中红细胞的生成增多。因此，青春期后男性红细胞计数多于女性。

4. 红细胞的破坏 正常人红细胞平均寿命为120天。衰老的红细胞变形能力逐渐减弱而脆性增加，易滞留于小血管和血窦（肝、脾）的微孔内，被巨噬细胞吞噬。被破坏的红细胞其内容物中的 Fe^{2+} 可被回收重新利用。

二、白细胞

（一）分类及功能

正常成人外周血白细胞计数为（4.0～10.0）$\times10^9$/L。总的来说，白细胞在体内起“防卫战士”的作用，“巡逻”过程中，一旦发现外来入侵，即予以消灭，从而实现防御侵害、保护机体的作用。按细胞质中是否含有颗粒，可将白细胞分为粒细胞和无粒细胞；根据特殊颗粒的染色特点，又可将粒细胞分为中性粒细胞、嗜酸性粒细胞和嗜碱性粒细胞；无粒细胞分为单核细胞和淋巴细胞（表3-3）。

表3-3 健康成人外周血白细胞分类计数正常值

名称	绝对值（$\times10^9$/L）	百分比（%）
中性粒细胞	2.0～7.0	50～70
嗜酸性粒细胞	0.02～0.5	0.5～5
嗜碱性粒细胞	0.0～1.0	0～1
单核细胞	0.12～0.8	3～8
淋巴细胞	0.8～4.0	20～40

1. 中性粒细胞 是血液中主要的吞噬细胞，其变形游走能力和吞噬活性都很强。当细菌入侵时，中性粒细胞在炎症区域产生的趋化性物质作用下，自毛细血管渗出而被吸引到病灶处，进行吞噬活动。当中性粒细胞吞噬数十个细菌后，其自身即解体，释放的各种溶酶体酶可溶解周围组织而形成脓液。当血液中的中性粒细胞数减少到 1×10^9/L时，机体的抵抗力明显降低，容易发生感染。而当体内有细菌感染时，血液中的中性粒细胞数增多。

2. 单核细胞 从骨髓进入血液的单核细胞仍是尚未成熟的细胞。单核细胞在血液中停留2～3天后迁移入组织中，继续发育成巨噬细胞，具有比中性粒细胞更强的吞噬能力，可吞噬更多（约5倍于中性粒细胞）、更大的细菌和颗粒。单核细胞和组织中的巨噬细胞构成机体重要的防御屏障——单核巨噬细胞系统，其主要功能有：①吞噬并杀灭侵入机体的微生物，如病毒、疟原虫、真菌、结核分枝杆菌等；②清理衰老的红细胞、血小板和坏死组织，以及变性的血浆蛋白；③参与特异性免疫应答的诱导和调节；④合成和释放多种细胞因子，参与对其他细胞生长的调控。

3. 嗜碱性粒细胞 嗜碱性粒细胞的颗粒内含有肝素、组胺、过敏性慢反应物质和嗜酸性粒细胞趋化因子等。肝素有很强的抗凝血作用，有助于保持血管通畅；组胺和过敏性慢反应物质可使毛细血管通透性增加，并使平滑肌细胞收缩而引起荨麻疹、哮喘等过敏反应；嗜酸性粒细胞趋化因子能吸引嗜酸性粒细胞，使之聚集于局部，以限制嗜碱性粒细胞在过敏反应中的作用。

4. 嗜酸性粒细胞 嗜酸性粒细胞内含有溶酶体和颗粒，但因缺乏溶菌酶，故仅有吞噬作用而无杀菌能力。嗜酸性粒细胞可限制肥大细胞和嗜碱性粒细胞引起的过敏反应，还参与对蠕虫的免疫反应。在机体发生过敏反应或蠕虫感染时，常伴有嗜酸性粒细胞数增多。

5. 淋巴细胞 淋巴细胞在免疫应答反应过程中起核心作用。根据细胞生长发育的过程、细胞表面标志和功能的不同，可将淋巴细胞分为 T 淋巴细胞、B 淋巴细胞和自然杀伤细胞（natural killer cell，NK cell）三大类。T 淋巴细胞在胸腺内发育成熟，主要参与细胞免疫；B 淋巴细胞在骨髓内分化成熟，主要参与体液免疫；自然杀伤细胞可以直接杀伤肿瘤细胞、病毒或细菌感染的细胞，构成机体天然免疫的重要防线。

（二）生成与破坏

白细胞起源于骨髓中的造血干细胞。在细胞发育的过程中经历定向祖细胞、可识别的前体细胞等阶段，然后成为具有多种细胞功能的成熟白细胞。

由于白细胞主要在组织中发挥作用，故其寿命较难准确判断。中性粒细胞在循环血液中停留 8 小时左右即进入组织，4 ～ 5 天后衰老死亡，或经消化道排出。若有细菌入侵，中性粒细胞在吞噬过量细菌后，因释放溶酶体酶而发生“自我溶解”，与被破坏的细菌和组织碎片共同形成脓液。单核细胞在血液中停留 2 ～ 3 天，然后进入组织，发育成巨噬细胞，在组织中可生存 3 个月左右。

三、血小板

正常成人外周血血小板计数为（100 ～ 300）$\times 10^9$/L。血小板由骨髓中的巨核细胞脱落的细胞质碎片形成。血小板的寿命为 7 ～ 14 天。衰老的血小板主要在脾内被吞噬处理。

（一）生理特性

1. 黏附 血小板黏着于非血小板物质表面的过程称为血小板黏附（platelet adhesion）。血小板并不能黏附于正常内皮细胞的表面，当血管损伤暴露内膜下的胶原组织时，血小板便黏附在胶原组织上，这是血小板发挥作用的开始。

2. 聚集 血小板彼此黏着在一起、形成多聚体的现象称为血小板聚集（platelet aggregation）。血小板聚集过程有两个时相：第一聚集时相出现的血小板聚集能迅速解聚，故也称可逆聚集时相；第二聚集时相出现的血小板聚集则不能被解聚，故也称不可逆聚集时相。

3. 释放 血小板受刺激后，将其颗粒中的 ADP、5- 羟色胺、儿茶酚胺等活性物质向外排出的过程称为血小板释放（platelet release）。血小板释放的 ADP 可使血小板聚集，形成血小板血栓，堵塞血管的伤口；5- 羟色胺、儿茶酚胺可使小动脉收缩，有助于止血。

4. 吸附 血小板表面可吸附血浆中的多种凝血因子。当血管破损时，血小板黏附和聚集在破损处，且吸附大量凝血因子，使破损局部的凝血因子浓度显著升高，有利于血液凝固和生理止血。

5. 收缩 血小板内的收缩蛋白可发生收缩，使血凝块缩小硬化，牢固地封住血管破口，巩固止血过程。若血小板数量减少或功能减退，可使血块回缩不良。临床上可根据体外血块回缩的情况大致评估血小板的数量或功能是否正常。

（二）生理功能

1. 保持血管内皮的完整性 血小板有营养毛细血管内皮细胞、支持和维持毛细血管正常通透性，使红细胞不易逸出的作用。通过电子显微镜观察用同位素标记的血小板发现，当毛细血管内皮破损时，血小板可随时填补空隙，而且可融入内皮细胞，从而修复毛细血管内皮。当血小板数量减少到 $50 \times 10^9/L$ 以下时，毛细血管通透性和脆性增加，微小创伤即能引起皮肤和黏膜下出血点或紫癜，甚至发生自发性出血。

2. 参与生理止血和凝血过程 小血管破裂出血时，通常数分钟后出血自然停止，受损小血管收缩，这是损伤性刺激反射性地引起局部血管收缩和血小板释放 5- 羟色胺等缩血管物质，以缩小或封闭血管伤口，产生暂时性止血效应，接着，血小板黏附、聚集，形成松软的血小板血栓，堵住血管破口，最后，在血小板的参与下促进血液凝固形成血凝块，并使血凝块回缩形成坚实的血栓，达到有效的生理止血。

止血与凝血既有联系又有区别。临床上把血管破损，血液自行流出到自然停止所需的时间称为出血时间（bleeding time，BT），其正常值为 1 ～ 4 分钟。测定出血时间，可以了解生理止血过程是否正常。血液流至血管外变成不能流动的凝胶状态（完全凝固）所需的时间称为凝血时间（clotting time，CT），其正常值为 2 ～ 8 分钟（玻片法）。测定凝血时间，可以了解凝血因子是否缺乏或减少。

第四节 血液凝固与纤维蛋白溶解

一、血液凝固

血液从可流动的溶胶状态转变成不能流动的凝胶状态称为血液凝固（blood coagulation），简称血凝。血液凝固的化学本质是可溶性的纤维蛋白原转变为不溶性的纤维蛋白的过程。血液凝固是一系列复杂的酶促反应过程，需要多种凝血因子参与。血凝块发生收缩并析出的淡黄色液体为血清（serum）。血清与血浆的区别在于血清中不含纤维蛋白原和某些参与血液凝固的物质。

（一）凝血因子

血浆中或组织中直接参与血液凝固的各种物质统称为凝血因子（clotting factor）。目前已知的凝血因子主要有 14 种，世界卫生组织（World Health Organization，WHO）根据其被发现的先后顺序，用罗马数字依次命名 12 种（表 3–4）。其中，凝血因子Ⅲ位于组织中，其余均在血浆中；除凝血因子Ⅳ为 Ca^{2+} 外，其余的化学本质均为蛋白质。若在右下方加“a”，则代表活化，具有活性，如Ⅹa。

表 3–4 根据国际命名法编号的凝血因子

编号	同义名	编号	同义名
Ⅰ	纤维蛋白原	Ⅷ	抗血友病因子
Ⅱ	凝血酶原	Ⅸ	血浆凝血活酶
Ⅲ	组织因子	Ⅹ	斯图尔特 – 普劳尔（Stuart–Prower）因子
Ⅳ	Ca^{2+}	Ⅺ	血浆凝血活酶前质
Ⅴ	前加速素易变因子	Ⅻ	接触因子
Ⅶ	前转变素稳定因子	XⅢ	纤维蛋白稳定因子

大部分凝血因子在肝脏合成，其中，凝血因子Ⅱ、Ⅸ、Ⅹ、Ⅻ的合成还需要维生素 K 参与，所以这四种凝血因子又称为维生素 K 依赖性凝血因子。因此，当肝功能受损或维生素 K 缺乏时，凝血因子合成受阻，血凝速度减慢，出现出血倾向。

（二）血液凝固基本过程

血液凝固的基本过程分为凝血酶原激活物的形成、凝血酶的形成、纤维蛋白的形成三个步骤（图 3-3）。

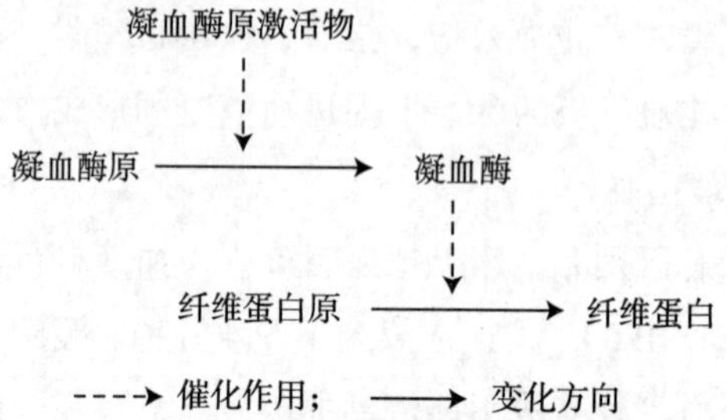

图 3-3　血液凝固的基本过程

1. 凝血酶原激活物的形成　凝血酶原激活物是由凝血因子Ⅹa、凝血因子Ⅴ、Ca^{2+} 和血小板第三因子（PF_3）形成的复合物总称。其形成的关键是凝血因子Ⅹ的激活过程，按照激活途径和参与因子的不同，可分为内源性凝血和外源性凝血两种途径（图 3-4）。

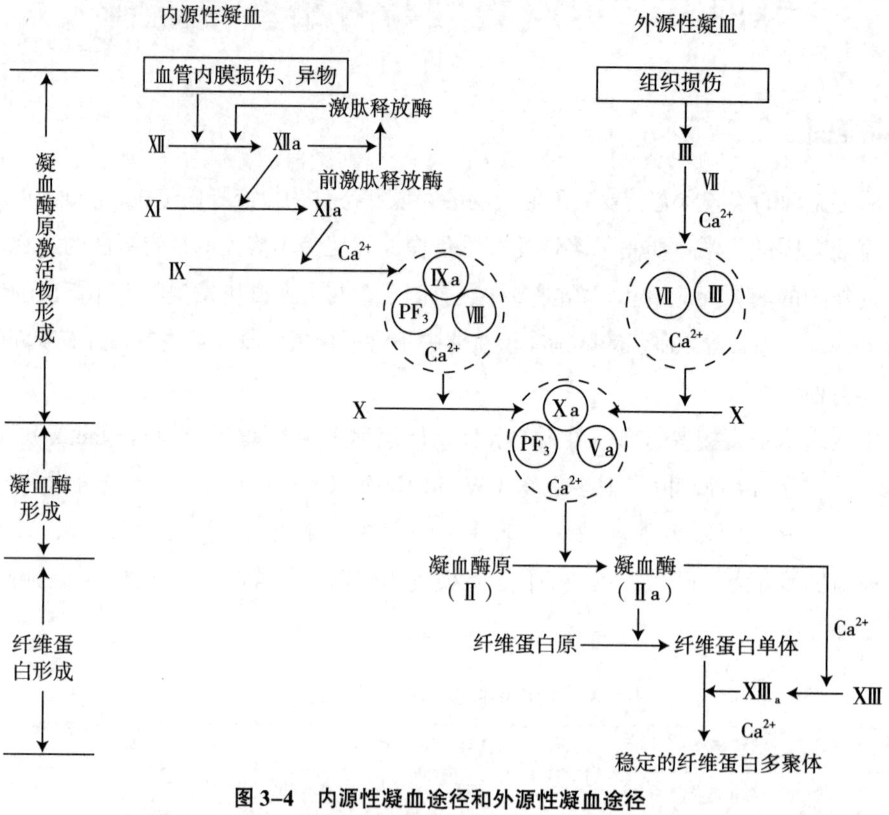

图 3-4　内源性凝血途径和外源性凝血途径

（1）*内源性凝血途径*　当血管内膜损伤或有异物时，刺激凝血因子Ⅻ，使凝血因子Ⅻ激活为Ⅻa，Ⅻa 激活凝血因子Ⅺ为Ⅺa，激活的Ⅺa 又把凝血因子Ⅸ激活为Ⅸa。Ⅸa 与 PF_3、Ⅷ、Ca^{2+} 构成因子复合物，共同激活Ⅹ。在这个复合物中，凝血因子Ⅷ本身不具有激活Ⅹ的作用，但它就像一个催化剂，使Ⅸa 激活Ⅹ的作用加快几百倍。因此，若血中缺少Ⅷ，将导致血凝速度大幅度下降。

（2）外源性凝血途径 当组织损伤时，组织细胞释放凝血因子Ⅲ，与血浆中的Ca^{2+}、凝血因子Ⅶ组成复合物，激活凝血因子Ⅹ为Ⅹa。在此过程中，凝血因子Ⅲ是辅因子，可使Ⅶa催化Ⅹ激活的效力提高1000倍。生成的Ⅹa又能反过来激活凝血因子Ⅶ生成更多的Ⅶa，形成外源性凝血的正反馈效应。另外，Ⅶa-Ⅲ复合物还能激活凝血因子Ⅸ，Ⅸa生成后与Ⅷ等形成复合物激活Ⅹ，使两条凝血途径联系起来，共同完成凝血过程。由于外源性凝血途径所涉及的凝血因子及反应步骤都较少，故活化生成Ⅹa的速度比内源性凝血途径快。

由内源性和外源性凝血途径所生成的Ⅹa，在Ca^{2+}存在的情况下，可与Ⅴa在磷脂表面形成Ⅹa-Ⅴ-Ca^{2+}-磷脂复合物，即凝血酶原激活物，进而激活凝血酶原。

2. 凝血酶的形成 在凝血酶原激活物的作用下，凝血酶原被激活为凝血酶。凝血酶原激活物中的Ⅴa为辅因子，可使Ⅹa激活凝血酶原的速度提高10000倍。凝血酶是一种多功能凝血因子，主要分解纤维蛋白原，并能激活多种凝血因子（如ⅩⅢ），使凝血过程不断加速。

3. 纤维蛋白的形成 血液之所以会凝固，是由于血浆中可溶性的纤维蛋白原在凝血酶的催化下分解为纤维蛋白单体，纤维蛋白单体又在凝血因子ⅩⅢa和Ca^{2+}的作用下形成不溶性的纤维蛋白多聚体。纤维蛋白多聚体呈细丝状，相互交织成网，网罗血细胞形成血凝块。

【知识拓展】

血友病

血友病是一种遗传性出血性疾病，主要由缺乏凝血因子Ⅷ或凝血因子Ⅸ引起，通常表现为自发性或轻微外伤后出血不止，且主要影响男性患者。血友病分为A、B两种主要类型：血友病A因缺乏凝血因子Ⅷ所致，占所有血友病患者的80%～85%；血友病B因缺乏凝血因子Ⅸ所致，占所有血友病患者的15%～20%。血友病的主要临床表现为关节、肌肉和深部组织出血，严重时还可能涉及胃肠道、泌尿道和中枢神经系统。出血症状通常在儿童期开始出现，并可能因反复关节出血导致关节畸形和残疾。未经治疗的血友病患者可能反复经历致残性出血发作，因此，预防性凝血因子替代疗法是目前最有效的治疗方法。

【课堂互动】

血友病患者为什么会出现自发性出血现象？

（三）影响血液凝固的因素

1. 温度 血液凝固是一系列按顺序激活的酶促反应。酶的本质是蛋白质，易受温度的影响。当温度升高时，凝血因子的活性升高。但当温度大于45℃或小于10℃时，凝血因子的活性下降甚至丧失。

2. 粗糙面 易激活Ⅻ，并促进血小板释放PF_3，加速血液凝固。如外科手术时用温盐水纱布压迫伤口止血。

3. 凝血因子的量 临床上在术前为患者注射维生素K，促进肝脏合成凝血因子Ⅱ、Ⅶ、Ⅸ、Ⅹ，使凝血功能增强，减少术中出血。

4. Ca^{2+}的存在 Ca^{2+}是血液凝固过程中必不可少的因子，若将其去掉，则血液不易凝固。如输血时用柠檬酸钠作抗凝剂，其机理是柠檬酸钠与血浆中的Ca^{2+}结合，去除血浆中的Ca^{2+}，从而达到抗凝目的。

（四）体内的抗凝物质

正常情况下，血管内的血液能保持流体状态而不发生凝固，即使组织损伤发生生理止血时，产生的血栓也仅限于受损的局部，是由于体内还存在抗凝系统和纤维蛋白溶解系统。体内的抗凝物质主要有以下几种：

1. 抗凝血酶Ⅲ 由肝细胞和血管内皮细胞合成，能与凝血酶结合形成复合物而使其失活，还能封闭因子Ⅸa、Ⅹa、Ⅺa、Ⅻa 的活性中心，使这些因子失活而发挥抗凝作用。在正常情况下，抗凝血酶Ⅲ的直接抗凝作用弱而慢，但它与肝素结合后，其抗凝作用可显著增加。

2. 蛋白质 C 系统 蛋白质 C 由肝细胞和血管内皮细胞合成，依赖维生素 K 的参与，在血浆中以酶原的形式存在，在凝血酶的作用下被激活。激活的蛋白质 C 能灭活因子Ⅴa 和Ⅷa，限制Ⅹ和Ⅱ的激活，促进纤维蛋白溶解，因此，蛋白质 C 具有抗凝和纤维蛋白溶解的双重作用。蛋白质 C 先天缺乏或激活受阻，可导致难以控制的血管内凝血。

3. 组织因子途径抑制物 组织因子途径抑制物（tissue factor pathway inhibitor，TFPI）来源于小血管的内皮细胞，作用是直接抑制因子Ⅹa 的活性，在 Ca^{2+} 的存在下，灭活因子Ⅶ与组织因子的复合物，从而发挥抑制外源性凝血途径的作用。目前认为，TFPI 是体内主要的生理性抗凝物质。

4. 肝素 是一种酸性黏多糖，主要由肥大细胞和嗜碱性粒细胞产生，肺、心、肝、肌肉等组织中含量丰富。肝素与抗凝血酶Ⅲ结合，使其与凝血酶的亲和力增强，并使两者的结合更稳定，从而促使凝血酶失活。但在缺乏抗凝血酶的条件下，肝素的抗凝作用很弱。肝素还能抑制凝血酶原的激活过程，阻止血小板的黏附、聚集与释放，促使血管内皮细胞释放凝血抑制物和纤溶酶原激活物。所以肝素是一种作用很强的抗凝物质，临床上作为抗凝剂用于防止血管内凝血和血栓形成。

二、纤维蛋白溶解

纤维蛋白被分解液化的过程称为纤维蛋白溶解，简称纤溶。纤溶系统主要包括纤维蛋白溶解酶原（纤溶酶原）、纤维蛋白溶解酶（纤溶酶）、纤溶酶原激活物和纤溶酶原激活物抑制物。纤溶的生理意义是使血液经常处于液态，保持血流畅通。纤溶的基本过程可分为两个阶段，即纤溶酶原的激活和纤维蛋白的溶解（图 3–5）。

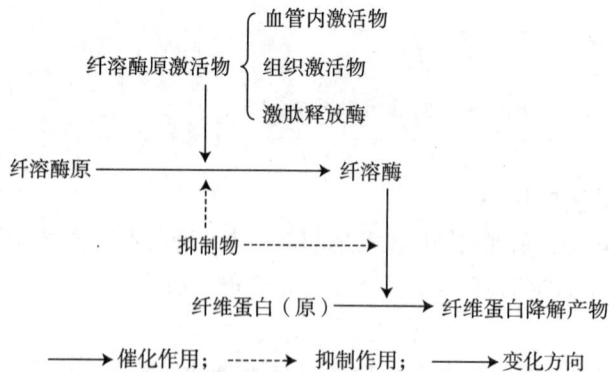

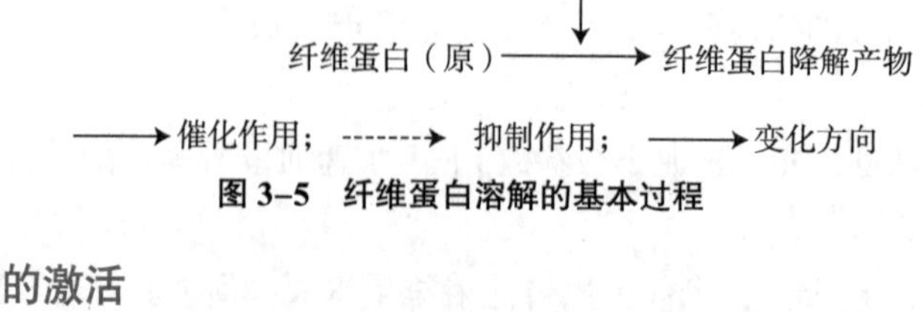

图 3–5 纤维蛋白溶解的基本过程

（一）纤溶酶原的激活

纤溶酶原是存在于血浆中的一种无活性物质，只有在纤溶酶原激活物的作用下转变成纤溶酶后才具有活性。根据纤溶酶原激活物产生的部位，可将其分为以下几类：

1. 血管内激活物 由血管内皮细胞和血小板合成、释放。当血管内出现血凝块时，刺激血管内皮细胞释放大量激活物，激活物吸附于血凝块的纤维蛋白上，发挥局部溶栓作用，保持血流通畅。

2. 组织激活物 由损伤的组织释放，存在于人体各个组织器官内，尤其在子宫内膜、甲状腺、前列腺和肺等组织器官的含量较高。因此，临床上施行子宫、甲状腺、前列腺等手术易出血和渗血。子宫内膜组织含激活物多，使月经血不凝固。

3. 依赖于Ⅻa 的激活物 活化的凝血因子Ⅻ可使前激肽释放酶激活为激肽释放酶，也可激活纤溶酶原。纤溶系统的激活有内激活、外激活和外源性激活三条途径。内激活途径指纤溶酶原在Ⅻa、激肽释放酶作用下转变为纤溶酶；外激活途径指组织型纤溶酶原激活物（t-PA）将纤溶酶原转变为纤溶酶；外源性激活途径指临床溶栓治疗时，溶栓剂使纤溶酶原转为纤溶酶。三条途径中外激活起主要作用。

（二）纤维蛋白和纤维蛋白原的溶解

纤溶酶形成后，可使纤维蛋白和纤维蛋白原水解成可溶性降解物质，统称为纤维蛋白降解产物（fibrin degradation product，FDP）。纤维蛋白降解产物中部分小分子肽可抑制血小板的聚集和释放，通常使血液不再发生凝固，所以纤维蛋白降解产物的主要作用是抗血液凝固。

（三）纤溶抑制物及其作用

纤溶抑制物主要是抗纤溶酶，特异性不高，既可以抑制纤维蛋白溶解，又可以抑制血凝，对血凝与纤溶局限于创伤局部有重要作用。

在正常情况下，血液中抗纤溶酶的含量高于纤溶酶的含量，因此纤溶酶的作用不易发挥。但在血管受损形成血凝块或血栓后，由于纤维蛋白能吸附纤溶酶原和激活物而不吸附抑制物，因而纤溶酶大量形成和发挥作用，使血凝块或血栓发生溶解液化。血凝和纤溶是对立统一的两个系统，两者保持动态平衡，使机体在出血时既能有效止血，又能防止血凝块堵塞血管。若两者之间的平衡被破坏，将导致血栓形成或出血倾向，给机体造成损伤。

第五节 血量、血型与输血

一、血量

人体内血液的总量称为血量（blood volume），正常成人血液总量占体重的 7% ～ 8%。如体重约 60kg 的成人，血量为 4.2 ～ 4.8L。血量分为两部分，即循环血量和贮存血量。循环血量指在心血管中流动的血量，约占 90%；贮存血量指存在于肝、肺、皮下静脉丛等处的血量，约占 10%。当机体功能状态发生改变时，两者之间相互调整血量分布。

临床中如果患者失血量较少，不超过血量的 10%，可通过交感神经系统兴奋、肾脏对 Na^+ 和水的重吸收增加、毛细血管处组织液重吸收增加、肝加速合成血浆蛋白和骨髓造血功能加强等代偿机制使血量逐渐恢复，不会出现明显的心血管功能障碍和临床症状。如果失血量较大，达血量的 20% 时，上述调节机制将不足以使心血管功能得到代偿，会导致一系列临床症状。如果在短时间内失血量达血量的 30% 或更多，可危及生命。

二、血型

血型（blood type）通常指红细胞膜上特异性抗原的类型。除红细胞外，白细胞、血小板和组织细胞也存在特异性抗原。血型的研究不仅涉及输血反应和新生儿溶血症的原因，还在组织器官移植、法医学和人类学研究中有重要意义。在人类的红细胞上，目前已发现 29 个不同的红细胞血型系统，将这些血型的血液输予血型不相容的受血者，都可引起溶血性输血反应，其中，与临床关系最为密切的是 ABO 血型系统和 Rh 血型系统。

（一）ABO 血型系统

1. ABO 血型的分型　ABO 血型的分型依据为红细胞膜上所含抗原的种类及有无。人类红细胞膜上有两种抗原（又称凝集原），分别是 A 抗原和 B 抗原。根据红细胞膜上所含抗原的种类，可将血型分为四型：仅有 A 抗原者是 A 型，仅有 B 抗原者是 B 型，两种抗原均有者是 AB 型，两种抗原均无者是 O 型。

血浆中含有与上述两种抗原相对应的天然抗体（又称凝集素），分别是抗 A 抗体和抗 B 抗体（表 3–5）。抗体主要是免疫球蛋白 M（immunoglobulin M，IgM），不能通过胎盘屏障。

表 3–5　ABO 血型系统中的凝集原与凝集素

血型	红细胞膜上的凝集原	血清中的凝集素
A	A	抗 B
B	B	抗 A
AB	A、B	无
O	无	抗 A、抗 B

目前已知 ABO 血型系统中还存在亚型，如 A 型分为 A_1 和 A_2 两种亚型，将 A_1 型血输给 A_2 型受血者时，也可能发生红细胞凝集。

2. ABO 血型的鉴定　若将血型不相容的两个人的血液滴在载玻片上并使之混合，则红细胞可凝集成簇，这一现象称为红细胞凝集（erythrocyte agglutination）。在补体的作用下，可引起凝集的红细胞破裂，发生溶血。红细胞凝集的本质是抗原 – 抗体反应。当给人体输入血型不相容的血液时，在血管内可发生红细胞凝集和溶血反应，甚至危及生命。因此，血型鉴定是安全输血的前提。由于血型是由遗传决定的，血型鉴定对法医学和人类学的研究也具有重要的价值。临床上可根据是否发生红细胞凝集进行 ABO 血型鉴定，方法是分别用已知的含抗 A 抗体与抗 B 抗体的标准血清，与待检测的红细胞相混合，检测红细胞膜上所含的抗原，以此确定血型。

（二）Rh 血型系统

Rh 抗原是人类红细胞膜上存在的另一类抗原，最先发现于恒河猴的红细胞，故取其学名的前两个字母，命名为 Rh 抗原。Rh 血型系统是红细胞血型中最复杂的一个系统。已发现 40 多种 Rh 抗原（也称 Rh 因子），与临床关系密切的是 D、E、C、c、e 五种，其抗原性的强弱依次为 D、E、C、c、e。因 D 抗原的抗原性最强，故临床意义最为重要。医学上通常将红细胞膜上含有 D 抗原者称为 Rh 阳性；而红细胞膜上缺乏 D 抗原者称为 Rh 阴性。

Rh 血型系统的特点及临床意义与 ABO 血型系统不同。人的血清中不存在抗天然的 Rh 抗体，Rh 阴性者只有在输入 Rh 阳性的血液后，才会通过体液免疫产生免疫性 Rh 抗体，输血后 2 ～ 4 个月血清中 Rh 抗体的水平达到高峰。因此，Rh 阴性受血者在第一次输入 Rh 阳性血液后，一般不产生明显的输血反应，但在第二次或多次输入 Rh 阳性的血液时，即可发生抗原 – 抗体反应，输入的 Rh 阳性红细胞将被破坏而发生溶血。

Rh 血型系统与 ABO 血型系统之间的另一个不同点是抗体的特性。Rh 血型系统的抗体主要是免疫球蛋白 G（immunoglobulin G，IgG），其分子较小，因而能通过胎盘屏障。当 Rh 阴性的孕妇孕育 Rh 阳性的胎儿时，胎儿的少量红细胞或 D 抗原可进入母体，使母体产生免疫性抗体（主要是抗 D 抗体），这种抗体可通过胎盘进入胎儿的血液，使胎儿发生溶血，造成新生儿溶血性贫血，严重时可导致胎儿死亡。由于一般只有在妊娠末期或分娩时才有足量的胎儿红细胞进入母体，而母体血液中的抗体浓度是缓慢增加的，故 Rh 阴性的母亲在孕育第一胎 Rh 阳性的胎儿时，很少出现新生儿溶血的情况；但在第二次妊娠时，母体内的 Rh 抗体可进入胎儿体内引起新生儿溶血。若在 Rh 阴性的母亲生育第一胎后，及时输注特异性抗 D 免疫球蛋白，中和进入母体的 D 抗原，以避免 Rh 阴性母亲致敏，可预防第二次妊娠时新生儿溶血的发生。

三、输血原则

输血已成为治疗某些疾病、抢救伤员生命和保证手术顺利进行的重要手段。但若输血不当或发生差错，会给患者造成严重的损害，甚至引起死亡。为了保证输血的安全和提高输血的效果，必须遵守输血的原则，注意输血安全、有效，节约用血。

在输血前必须鉴定血型，保证供血者与受血者的 ABO 血型相合。对于育龄女性和需要多次输血的患者，还必须保证供血者与受血者的 Rh 血型相合，要特别注意 Rh 阴性受血者产生 Rh 抗体的情况。

为了避免在输血过程中发生红细胞凝集，即使同型输血，在输血前也必须进行交叉配血试验。把供血者的红细胞与受血者的血清进行配合试验，称为交叉配血主侧；再将受血者的红细胞与供血者的血清做配合试验，称为交叉配血次侧（图 3-6）。如果交叉配血试验的两侧都没有发生红细胞凝集，即为配血相合，可以进行输血；如果主侧发生红细胞凝集，则为配血不合，受血者不能接受供血者的血液；如果主侧不发生红细胞凝集，而次侧发生红细胞凝集，称为配血基本相合，在找不到同型血的情况下可以缓慢、少量进行输血，并严密观察有无输血反应。

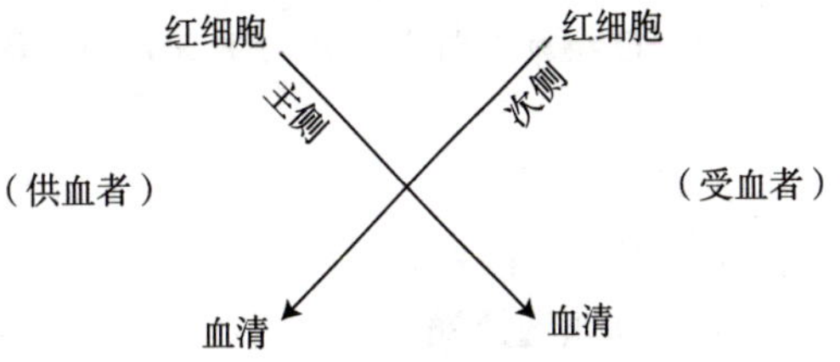

图 3-6 交叉配血

因此，输血的总原则是严禁出现红细胞凝集，故应首选同型输血。仅在无法取得同型血的特殊情况下，当配血基本相合时，可将 O 型血输给其他血型的受血者，或 AB 型受血者接受其他血型的血液。由于血液进入受血者的血管后，供血者血浆中的抗体很快被受血者的血浆稀释，其凝集效力降低，故少量、缓慢输血不足以使受血者发生红细胞凝集，因此，输入配血基本相合的血液时，输血量应限定在 300mL 以内，且要缓慢输入。若输入太多或太快，以致血浆中的抗体来不及在受血者血液中被稀释，或供血者血浆中抗体的凝集效力特别高，则同样会发生红细胞凝集。

【知识拓展】

成分输血

成分输血是一种将供者血液的不同成分通过科学方法分离，并根据患者病情的实际需要，选择性地输入相关血液成分的输血方法，具有疗效好、副作用小、节约血液资源及便于保存和运输等优点。成分输血的实施流程包括献血者筛选、健康评估、血液采集、血液检测、血液成分分离、交叉配血、输血前准备、输血过程监控及输血后评估等多个环节。成分输血的主要类型包括红细胞、血浆、血小板、白细胞等。其中，红细胞用于增强运氧能力，适用于急性失血、慢性贫血等情况；血小板适用于血小板数量减少或功能异常引起的出血；新鲜冰冻血浆可提供凝血因子，适用于凝血因子缺乏引起的出血。

【课程思政】

中国输血事业奠基人

易见龙教授，1904年9月29日出生于湖南省湘阴县。他是我国著名的生理学家和血液学专家，早年从事消化生理和循环生理的研究，后致力于血液生理学研究，是中国输血事业的奠基人、现代血库的创始人。

易见龙教授潜心研究，知行合一。他在纽约从事血库工作时，结合采血对在美华人的ABO血型和亚型、MN血型、Rh血型进行了调查；在昆明和长沙工作时期，继续开展中国人Rh因子分布调查，首次报道了中国人Rh因子分布情况。他还从临床需要出发，领导生物化学、病理生理、外科等教研室多科协作研究血浆代用品，建立了整套血清采集、加工、鉴定等实验方法。

易见龙教授将其一生奉献给了祖国的输血事业，为中国的输血实践提供了宝贵的理论指导。他赤胆忠心、精诚报国的爱国激情，勇于探索、孜孜以求的科学精神，严谨求实、诲人不倦的顽强意志，值得广大医学生认真学习。

【课堂互动】

O型血人群是万能的供血者吗？请解释原因。

【复习思考题】

一、单项选择题

1. 构成血浆晶体渗透压的主要成分是（　　）

A. 氯化钾　　B. 氯化钠
C. 碳酸氢钾　　D. 钙离子
E. 以上都对

2. 血浆胶体渗透压主要由下列哪项形成（　　）

A. 球蛋白　　B. 氯化钾
C. 氯化钠　　D. 纤维蛋白原
E. 白蛋白

3. 与血液凝固密切相关的成分是（　　）

A. 白蛋白　　B. 球蛋白
C. 纤维蛋白原　　D. 肾素
E. 以上都不对

4. 调节细胞内外水平衡的主要因素是（　　）

A. 血浆晶体渗透压　　B. 血浆胶体渗透压
C. 组织液胶体渗透压　　D. 组织液静水压
E. 血浆总渗透压

5. 调节血管内外水平衡的主要因素是（　　）

A. 血浆晶体渗透压　　B. 组织液胶体渗透压
C. 血浆总渗透压　　D. 组织液静水压
E. 血浆胶体渗透压

6. 中性粒细胞的主要功能是（　　）

A. 变形运动　　B. 吞噬作用

C. 产生抗体　　D. 凝血作用

E. 驱虫作用

7. 血液中存在的最重要的抗凝物质是（　　）

A. 肝素和抗凝血酶Ⅲ　　B. 柠檬酸钠

C. 前加速素易变因子　　D. 纤维蛋白溶解酶

E. 草酸钾

8. 血型的划分依据是（　　）

A. 红细胞膜上特异性抗原的有无和种类

B. 血清中抗体的有无和种类

C. 交叉配血情况

D. 凝集原和凝集素配合情况

E. 红细胞膜上抗体的有无和种类

9. 内源性凝血途径的启动因子是（　　）

A. 凝血因子Ⅳ　　B. 凝血因子Ⅻ

C. 血小板　　D. 组织因子

E. 凝血因子X

10. 红细胞合成需要的离子是（　　）

A. Fe^{2+}　　B. Fe^{3+}

C. Na^{+}　　D. Ca^{2+}

E. Cl^{-}

二、名词解释

1. 血液凝固

2. 血清

3. 血型

4. 凝血因子

三、简答题

1. 简述血液凝固的基本过程。

2. 为什么临床手术中用蘸有温热生理盐水的纱布按压止血？

3. 临床上为什么给患者输液时用等渗溶液？

扫一扫，查阅
复习思考题答案

扫一扫，查阅本章 PPT、视频等数字资源

第四章　血液循环

【学习目标】

1. 掌握：心脏的泵血过程；心输出量的概念及影响因素；动脉血压的形成及影响因素；微循环的血流通路及意义；中心静脉压的概念和影响静脉回流的因素；压力感受器反射；肾上腺髓质激素及肾素－血管紧张素－醛固酮系统对心血管活动的调节作用。

2. 熟悉：心肌细胞的生理特性；心音的形成原因及意义；组织液的生成及影响因素。

3. 了解：心力储备；心电图基本波形所代表的意义；动脉脉搏、淋巴循环的意义。

案例导入

患者，男，55 岁。1 年半前出现活动后胸闷气短，半年来进行性加重，双下肢水肿，近 1 个月不能平卧，上腹闷胀。查体：血压 106/68mmHg；平卧位，颈静脉怒张，心界向两侧扩大，心率 100 次 / 分，律齐，心尖部第一心音减低，可闻及舒张早期奔马律。

问题与思考：

1. 心脏是怎样正常工作的？

2. 患者出现下肢水肿、颈静脉怒张、不能平卧、第一心音减低的原因是什么？

3. 查阅资料，了解循环系统疾病的中医药诊疗手段及健康指导。

循环系统主要由心脏和血管组成。血液在循环系统中按一定方向流动的过程，称为血液循环（blood circulation）。心脏是血液循环的动力器官，血管是血液循环的通道和物质交换的场所，血液起着运输工具的作用。

血液循环的主要功能：①完成体内的物质运输，保证机体新陈代谢的正常进行；②运输体液因子（如激素等）到靶器官或有关组织，实现机体的体液调节功能；③维持内环境的相对稳定；④保证血液防御功能的实现；⑤心血管系统还有重要的内分泌功能，心肌细胞可分泌心房钠尿肽，血管内皮细胞可分泌内皮素、内皮源性舒张因子、内皮缩血管因子等，对心血管功能、泌尿功能及水盐代谢等起调节作用。血液循环障碍，可引起组织器官供血不足，造成代谢紊乱和功能失常，严重时可致死亡。

第一节　心脏生理

心脏的主要功能是泵血。由于血液总是从压力高处向压力低处流动，故保证血液在血管内持续不断地循环，必须使动脉与静脉之间始终存在一个压力差，这个压力差的产生者和维持者就是心脏。在人的生命过程中，心脏不断有节律地收缩与舒张，将血液从静脉吸入心脏并射入

动脉，实现其泵血功能。心内瓣膜发挥单向阀门的作用，控制血液沿单一方向流动。心脏的节律性收缩和舒张活动是在心肌生理特性的基础上产生的，而心肌的各种生理特性又与心肌细胞的生物电现象密切相关。因此，本节主要从心脏的泵血功能、心肌细胞的生物电现象和心肌的生理特性三个方面阐明心脏的生理功能。

一、心脏的泵血功能

心脏通过节律性收缩和舒张实现泵血功能。心脏收缩时，将血液射入动脉，并通过动脉系统将血液分配到全身各组织器官；心脏舒张时，血液通过静脉系统回流到心脏，为下一次射血做准备。

（一）心动周期和心率

在人的生命过程中，心脏不断地跳动，即不断地节律性收缩与舒张。心脏每收缩和舒张一次，称为一个心动周期（cardiac cycle），即一次心跳。每分钟心跳的次数称为心率（heart rate）。一个心动周期中包括心房的收缩和舒张，以及心室的收缩和舒张。在心脏的泵血活动中，心室起主要作用，故通常所说的心动周期指心室的活动周期。正常的心脏活动由一连串的心动周期组合而成，因此，心动周期可以作为分析心脏机械活动的基本单元。

正常成人安静时心率为 60 ～ 100 次 / 分，可因年龄、性别及其他因素而有较大差异。儿童的心率较快，新生儿可达 130 次 / 分，随着年龄增长而逐渐减慢，至青春期接近成人心率。在成人中，女性心率较男性稍快，长期运动者心率较慢。在临床上，成人安静时心率超过 100 次 / 分，婴幼儿心率超过 150 次 / 分，称为心动过速（tachycardia）；成人安静时心率低于 60 次 / 分，称为心动过缓（bradycardia）。

心动周期与心率呈反变关系。如正常成人心率为 75 次 / 分时，则一个心动周期为 0.8 秒。其中心房收缩期占 0.1 秒，舒张期占 0.7 秒；心室收缩期占 0.3 秒，舒张期占 0.5 秒；整个心动周期中约有 0.4 秒为心房和心室共同舒张的时间，称全心舒张期（图 4–1）。在正常情况下，心房和心室的活动总是按一定的顺序进行的，即心房先收缩，心室后收缩；当心室开始收缩时，心房已经开始舒张；心室舒张尚未结束，心房又开始收缩。无论心房还是心室，舒张期均长于收缩期。

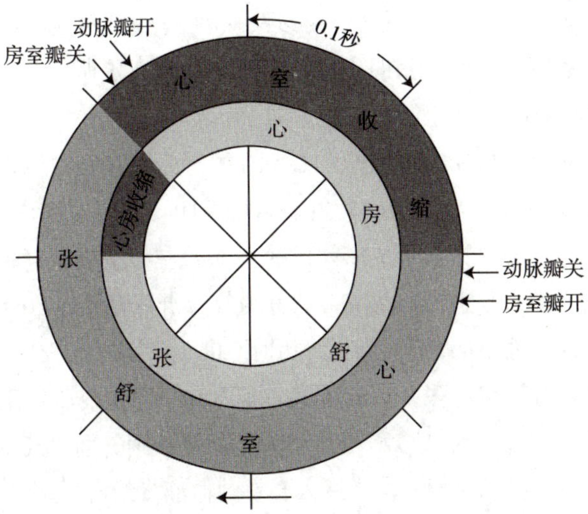

图 4–1　心动周期中心房和心室的活动

心率对心动周期有直接影响。当心率加快时，心动周期缩短，此时收缩期和舒张期均缩短，但舒张期缩短更明显，心室的舒张时间不足，不利于心室血液的充盈和心肌的充分休息，将不利于心脏的持久活动。临床上，快速型心律失常有时可导致心力衰竭。

（二）心脏的泵血过程

血液由心室泵入动脉有赖于心室舒张和收缩引起的心腔内压力变化及心瓣膜对血流方向的控制。心室的泵血过程可分为收缩期射血过程和舒张期充盈过程。左、右心室的射血几乎同时进行，而且相似。右心室收缩力量较弱，心室压只有左心室的 1/6 ～ 1/4，但因肺循环途径短，血流阻力较体循环小，肺动脉压也较低，因此，两心室射血量几乎相等。现以左心室为例说明心脏的泵血过程。

1. 心室收缩与射血过程 心室收缩期包括等容收缩期和射血期，射血期又可分为快速射血期和减慢射血期两个时期。

（1）等容收缩期 左心室收缩之前，左心室压低于左心房压和主动脉压，此时二尖瓣开放，主动脉瓣关闭。左心房收缩完毕进入舒张期后，左心室开始收缩，左心室压迅速增高，当左心室压超过左心房压时，左心室内的血液推动二尖瓣使其关闭。此时，左心室压仍低于主动脉压，主动脉瓣仍处于关闭状态，左心室腔处于密闭状态，无血液进出左心室，左心室肌收缩只产生张力而无缩短。由于心室肌的强烈收缩，血液又具有不可压缩性，所以心室内的压力急剧升高，心室容积不变，故称等容收缩期（isovolumic contraction period）。此期心室压上升速度和幅度最大，持续约 0.05 秒。等容收缩期长短与心肌收缩能力强弱及动脉血压高低有关。心肌收缩能力强或动脉血压低时，等容收缩期缩短；反之，心肌收缩能力弱或动脉血压高时，等容收缩期延长。

（2）快速射血期 等容收缩期末，心肌的持续收缩使室内压继续升高，当超过主动脉压时，血液冲开主动脉瓣由心室射入主动脉。此期室内压随心室肌的强烈收缩而继续升高直至峰值，心室容积随着血液的射出而明显减小，射血速度很快，称为快速射血期（rapid ejection phase），历时约 0.1 秒，射出的血液量占总射血量的 80% ～ 85%。

（3）减慢射血期 在快速射血期后，因大量血液进入动脉，动脉内压力上升，同时，由于心室内血液减少，心室收缩强度减弱，导致射血速度减慢，称为减慢射血期（reduced ejection phase），历时约 0.15 秒。在减慢射血期内，室内压已略低于主动脉压，但由于心室肌的收缩，心室内血液具有较高的动能，在惯性作用下，继续流入动脉。减慢射血期末，心室容积最小。

2. 心室舒张与充盈过程 心室舒张期包括等容舒张期和充盈期，充盈期又可分为快速充盈期、减慢充盈期和心房收缩期三个时期。

（1）等容舒张期 减慢射血期结束后，左心室开始舒张，左室内压迅速下降，当左室内压低于主动脉压时，主动脉内血液反流，推动主动脉瓣关闭。此时左室内压仍然高于左房内压，二尖瓣仍处于关闭状态，左心室再次形成密闭的腔。随后左心室继续舒张，左室内压进一步下降。因此期无血液进出心室，心室容积不变，故称为等容舒张期（isovolumic relaxation phase）。该期从主动脉瓣关闭开始，到二尖瓣开放为止，历时 0.06 ～ 0.08 秒。

（2）快速充盈期 随着心室舒张，室内压进一步下降，当室内压低于房内压时，血液顺压力差冲开房室瓣快速流入心室，心室容积迅速增大，称为快速充盈期（rapid filling phase），历时约 0.11 秒。此期是心室充盈的主要阶段，进入心室的血液量约占心室总充盈量的 2/3，由于心室舒张，室内压下降形成抽吸作用，心房内的血液快速流向心室内。此时心房也处于舒张状态，大静脉内的血液也经心房流入心室。因此，心室的收缩和舒张不仅有利于射血，而且有利于静脉血液向心房回流和心室的充盈。

（3）减慢充盈期　快速充盈期之后，随着心室内血量的增多，心室与心房和大静脉间的压力梯度逐渐减小，血液流向心室的速度减慢，称减慢充盈期（reduced filling phase）。此期全心处于舒张状态，房室瓣仍处于开放状态。大静脉内的血液经心房缓缓流入心室，历时约 0.22 秒。接着进入下一个心动周期，心房开始收缩。

（4）心房收缩期　在减慢充盈期之后，进入下一个心动周期的心房收缩期，心房收缩，房内压上升，血液顺压力差进入心室，使心室进一步充盈。心房收缩期持续约 0.1 秒，心房收缩使心室充盈量增加，心房收缩期流入心室的血液占心室总充盈量的 10% ～ 30%。心室充盈过程到此完成，并立即开始下一次心室收缩与射血的过程，如此反复。

综上所述，心室肌的收缩和舒张引起室内压的升降，造成心房与心室之间、心室与主动脉之间形成压力差，而压力差是瓣膜启闭的决定因素和血液流动的动力，瓣膜的启闭决定血液只能单向流动，即从心房流向心室，再从心室流向动脉。可见，心动周期中心室的收缩与舒张是主要变化，它引起压力、容积、瓣膜和血流的改变，决定心脏的充盈和射血交替进行（图 4–2，表 4–1）。

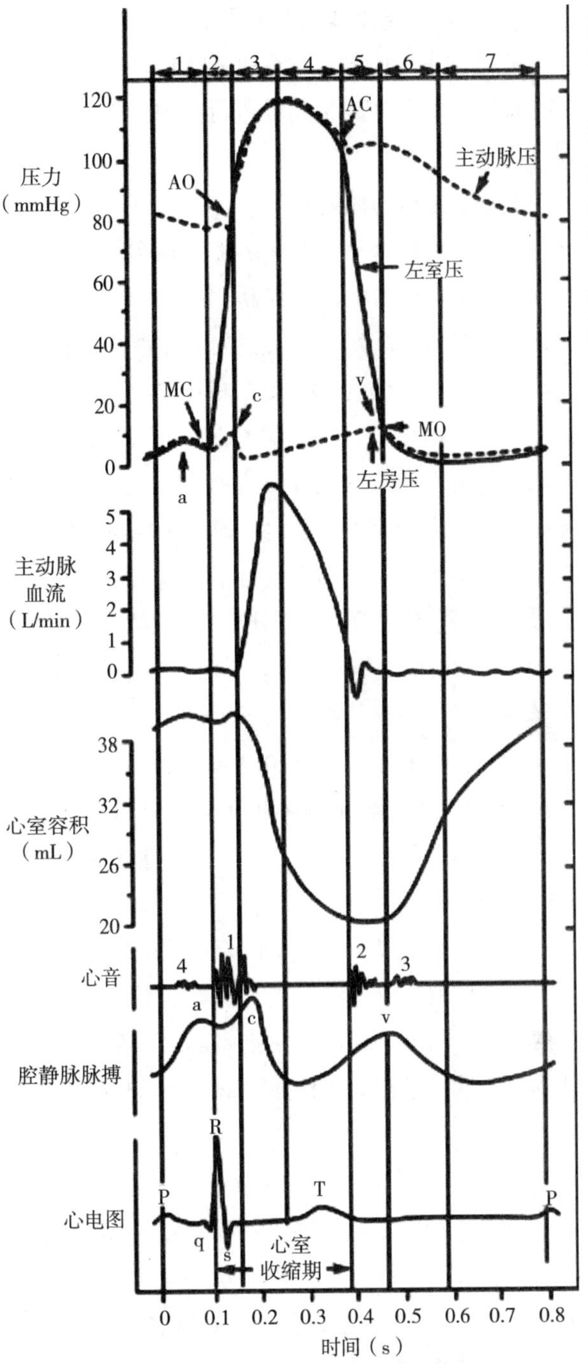

1. 心房收缩期；2. 等容收缩期；3. 快速射血期；4. 减慢射血期；5. 等容舒张期；6. 快速充盈期；7. 减慢充盈期。

图 4–2　心动周期中心内压力、容积等变化

表 4–1　心动周期中心腔内压力、瓣膜、血流、容积等变化

心动周期分期	心房、心室、主动脉压力比较	房室瓣	动脉瓣	血流方向	心室容积
心房收缩期	房内压＞室内压＜主动脉压	开	关	心房→心室	增大
等容收缩期	房内压＜室内压＜主动脉压	关	关	血存于心室	不变
快速射血期	房内压＜室内压＞主动脉压	关	开	心室→主动脉	减小
等容舒张期	房内压＜室内压＜主动脉压	关	关	血存于静脉	不变
充盈期	房内压＞室内压＜主动脉压	开	关	心房→心室	增大

（三）心脏泵血功能的评价

心脏的主要功能是不断地泵出血液以适应机体新陈代谢的需要，因此，在临床医疗实践中，往往需要对心脏的泵血功能进行客观的评价。心脏在单位时间内泵出的血量是衡量心脏功能的基本指标。

1. 心脏输出的血量

（1）每搏输出量和射血分数　每搏输出量（stroke volume）指一侧心室一次收缩时射入动脉的血量，简称搏出量，相当于心室舒张末期容积与收缩末期容积之差。

心脏的每一次射血，心室内的血液并没有全部射入动脉。正常成人静息状态下，心室舒张末期容积左心室约为 145mL，右心室约为 137mL，搏出量为 60 ～ 80mL，即射血完毕时心室内尚有一定量的余血。搏出量占心室舒张末期容积的百分比称为射血分数（ejection fraction），健康成人的射血分数为 55% ～ 65%。在正常情况下，搏出量与心室舒张末期容积是相适应的，即当心室舒张末期容积增加时，搏出量相应增加，故射血分数改变很少。在心室功能减退、心室异常扩大的情况下，搏出量与正常人相比可能没有明显区别，但射血分数明显下降，所以用射血分数评价心脏的泵血功能比搏出量更为全面。

（2）心输出量和心指数　一侧心室每分钟射入动脉的血量称为心输出量（cardiac output），它等于搏出量与心率的乘积。正常成人安静状态下，搏出量为 60 ～ 80mL，心率按平均 75 次 / 分计算，心输出量为 4.5 ～ 6.0L/min，平均 5.0L/min。成年女性的心输出量比同体重成年男性低约 10%，老年人的心输出量略低于青年人；同一个体在不同生理状态下，心输出量也可发生巨大变化，如重体力劳动或剧烈运动时，心输出量可高达 25 ～ 35L/min，情绪激动时心输出量可增加 50% ～ 100%。

心输出量是以个体为单位衡量的，身材不同的个体，维持正常新陈代谢所需的心输出量不同。因此，用心输出量的绝对值衡量不同个体的心功能，显然是不全面的。资料显示，人体静息状态的心输出量并不与体重成正比，而与体表面积（m^2）成正比关系。以每平方米体表面积计算的心输出量称为心指数（cardiac index）。我国中等身材成人的体表面积为 1.6 ～ 1.7m^2，安静和空腹情况下心输出量为 4.5 ～ 6.0L/min，因此，心指数为 3.0 ～ 3.5L/（min · m^2），称为静息心指数。

心指数可因代谢、年龄不同而异。一般静息心指数在 10 岁左右时最大，可达 4L/（min · m^2）以上。以后随年龄增长逐渐下降，到 80 岁时，静息心指数降到接近 2L/（min · m^2）。运动、妊娠、情绪激动、进食等情况下，心指数均增大。

2. 心脏做功量　心脏做功是维持心输出量和血液流动的前提。心脏做功所释放的能量一方面将血液输送到动脉，并使动脉压升到一定的高度，即转化为压强能，这是心脏做功的主要部分；另一方面使血液以较快的流速向前流动，即转化为血流的动能，这部分能量在整个心脏做功中占的比例很小，可忽略不计。

心室收缩一次所做的功，称为搏出功（stroke work）。肌肉做功可用收缩时产生的张力与缩短距离的乘积表示。心室射血时，张力与缩短距离的变化转化为压力与容积的变化，故心室所做的功为射血期心室压与搏出量的乘积。心室舒张期末、尚未收缩时，左心室内已存在由血液充盈所形成的充盈压，由于充盈压并非来自心室的收缩，故在计算搏出功时应从左心室压中减去。

左心室搏出功（J）= 搏出量（L）×（射血期左心室压 – 左心室充盈压）（mmHg）

在实际应用中，可以用主动脉平均压代替射血期左心室压，用左心房平均压（约 6mmHg）代替左心室充盈压。因此，左心室搏出功可写为：

左心室搏出功 = 搏出量 ×（主动脉平均压 – 左心房平均压）

左、右心室搏出量基本相等，但肺动脉平均压仅为主动脉平均压的 1/6，故右心室做功量仅为左心室的 1/6。

心室每分钟做的功称为每分功（minute work），是搏出功与心率的乘积。

心脏做功与动脉血压有密切的关系。心脏向动脉射血要克服动脉血压形成的阻力，动脉血压越高，阻力越大。在搏出量不变时，动脉血压升高使心肌收缩能力增强和心脏做功增加，所以将心脏做功作为评价心脏泵血功能的指标比单纯用心输出量更全面、更精确。

（四）影响心输出量的因素

正常情况下，心脏的泵血功能可随不同生理状态的需要而做出相适应的改变。搏出量和心率是决定心输出量的两大基本因素。因此，凡能改变搏出量和心率的因素均能影响心输出量。

1. 搏出量　搏出量的多少取决于心肌收缩的强度和速度。心肌收缩能力越强、速度越快，搏出量越多。凡能影响心肌收缩强度和速度的因素，都能影响搏出量，而搏出量的调节正是通过改变心肌收缩的强度和速度来实现的。前负荷、后负荷和心肌收缩能力的改变均能影响搏出量。

（1）前负荷　在完整心脏，心室肌的前负荷是心室舒张末期的充盈量，舒张末期充盈量的多少决定了心室肌收缩前的初长度，而初长度可影响心肌的收缩功能。在动物实验中，维持动脉压于一个稳定水平，逐渐改变左心室舒张末期的充盈压，同时测算左心室射血的搏出功，以前者为横坐标、后者为纵坐标绘成的坐标图，称为心室功能曲线（ventricular function curve），又称“斯塔林曲线（Starling curve）”。心室功能曲线反映左心室舒张末期容积或充盈压与心室搏出功的关系。在一定范围内，心室每搏做功量随心室舒张末期充盈压的增加而增加。当心室舒张末期的充盈压增至 12 ～ 15mmHg 时，心室的前负荷达最适前负荷，这时心室肌细胞的长度为最适初长度。心肌收缩强度因初长度变化而发生相应变化的现象称为心肌异长自身调节（myocardial heterometric autoregulation），其机制在于粗、细肌丝之间相互重叠程度的变化。早在 1914—1918 年，生理学家弗兰克 – 斯塔林（Frank–Starling）在哺乳动物身上观察到心肌纤维初长度对心脏功能的影响，因此，异长自身调节也称弗兰克 – 斯塔林机制（Frank–Starling mechanism）。

当充盈压超过最适前负荷后，心室功能曲线逐渐平坦，但不出现明显的下降支。这是因为心肌细胞外的间质内含有大量的胶原纤维，形成胶原纤维网架，使心肌细胞的伸展性较小，对抗被拉长的力量较大。另外，心室壁由多层肌纤维组成，且肌纤维有多种趋势和排列方向，因此，心室肌不能被任意拉长。所以当心室肌长度达到最适初长度后，心肌长度便不再随充盈压增加而增加，心室的收缩强度（搏出功）便不会随之明显减小。只有发生严重病理变化的心室，心室功能曲线才会出现下降支。

心室舒张末期的充盈量是静脉回心血量和心脏射血后心室内余血量之和，正常情况下，射血后心室内余血量基本不变，心室舒张末期的充盈量在相当大程度上决定于静脉回心血量。

心肌异长自身调节的生理意义在于对搏出量进行精细调节，使心室射血量和静脉回心血量相平衡。

（2）后负荷　是肌肉开始收缩时遇到的负荷或阻力。肌肉收缩时产生的张力用于克服后负荷，当张力大小等于后负荷时，肌肉开始缩短。后负荷越大，则肌肉需产生更大的张力才能克服这种阻力而开始缩短。对于心室射血来说，心室肌收缩必须克服来自动脉压的阻力，冲开动脉瓣，才能将血液射入动脉。因此，动脉压是心室收缩射血所承受的后负荷。心室收缩过程中，在左室内压未超过主动脉压时，心室肌不能缩短，表现为等容收缩，心室肌张力增加，室内压急剧上升，当室内压超过主动脉压时，心室肌才能缩短射血。

在心肌的前负荷和心肌收缩能力不变的情况下，动脉压升高，即后负荷增加，使动脉瓣开放推迟，导致等容收缩期延长、射血期缩短，加之射血期心肌纤维缩短速度和程度均降低，则搏出量暂时减少。但是，在整体条件下，当动脉压突然增高时，由于搏出量减少，必然造成射血期末心室内余血量增多，如果此时静脉回心血量不变，将导致心室舒张末期容积增加，心肌初长度增加，通过心肌异长自身调节，心室肌收缩强度增大，搏出量可逐步恢复原有水平。若动脉压持续处于较高水平，机体将通过增加心肌收缩能力来维持适当的心输出量，这种心输出量的维持是以增加心肌收缩能力为代价的，久而久之，会导致心肌重构等病理变化，最后可因失代偿而出现心功能不全。

当动脉压降低时，若其他条件不变，则心输出量增加。可见，动脉压降低有利于心室射血。因此，对因后负荷增加而引起心力衰竭的患者，临床上用血管扩张药降低后负荷以提高心输出量，从而改善患者的心脏功能。

（3）心肌收缩能力　指心肌细胞不依赖于前、后负荷而能改变收缩强度和速度的一种内在特性。兴奋－收缩耦联过程中横桥活化的数量和 ATP 酶的活性，是影响心肌收缩能力的主要因素。在一定初长度条件下，粗、细肌丝的重叠提供一定数量可连接的横桥，活化的横桥增多，心肌细胞的收缩能力增强，搏出量即增大，反之则减少。这种心肌收缩能力的改变与心肌初长度无关，在心肌初长度不变的条件下，由于心肌本身收缩活动强度和速度的改变而引起每搏输出量改变的调节方式称为等长自身调节（homometric autoregulation）。在心肌保持同一初长度的情况下，心肌收缩能力的大小与每搏输出量成正比。人的心肌收缩能力受神经和体液因素影响。如运动时，交感神经活动增强，肾上腺素和去甲肾上腺素分泌增多，使心肌收缩能力增强，每搏输出量增多；迷走神经活动增强时，则引起相反效应。经常进行体育锻炼的人心肌发达，心肌收缩能力强，使每搏输出量增加。某些心脏疾病（如心肌炎）患者，由于心肌收缩能力下降，心脏不能有效泵血，容易发生心力衰竭。

2. 心率　在一定范围内，心率加快，心输出量增加。心率加快时，心动周期缩短，主要为舒张期缩短。如果心率过快（超过 180 次 / 分），则舒张期明显缩短，心室内血液充盈量不足，搏出量和心输出量反而降低。反之，若心率太慢，低于 40 次 / 分，尽管心室舒张期很长，但心室充盈有一定限度，即使延长舒张时间也不能相应增加充盈量和搏出量。可见，心率最适宜时，心输出量最大；心率过快或过慢，心输出量都会减少。

心率受自主神经控制，交感神经活动增强时，心率增快；迷走神经活动增强时，心率减慢。影响心率的体液因素主要有循环血液中的肾上腺素和去甲肾上腺素，以及甲状腺激素。此外，心率还受体温的影响，体温每升高 1℃，心率将增加 12 ～ 18 次 / 分。这些影响心率的因素，都会导致心输出量改变。

（五）心力储备

心输出量随机体代谢的需要而增加的能力称为心力储备（cardiac reserve），包括心率储备和搏出量储备，体育锻炼对心力储备有明显影响。健康成人静息状态下的心输出量约为 5L/min，强体力劳动时可达 25 ～ 30L/min，为静息时的 5 ～ 6 倍。心脏每分钟能射出的最大血量称为最大心输出量，反映心脏的储备能力。

1. 心率储备 一般情况下，动用心率储备是提高心输出量的主要途径。心率的最大变化约为静息时心率的 2 倍，在剧烈活动时可增快至 180 ～ 200 次 / 分。充分动用心率储备可使心输出量增加 2 ～ 2.5 倍。此时虽然心率增快很多，但不会因舒张期缩短而使心输出量减少，这是剧烈运动或重体力劳动时，静脉回流速度加快、心室充盈速度增快、心肌收缩能力增强的缘故。

2. 搏出量储备 搏出量是心室舒张末期容积与收缩末期容积之差。若舒张末期容积更大，而收缩末期容积更小，则搏出量会更多，这就是搏出量储备，分为舒张期储备和收缩期储备。

（1）舒张期储备　一般心室舒张末期容积为 145mL，由于心肌伸展性很小，心室容积最大只能达到 160mL，因此舒张期储备只有 15mL 左右。

（2）收缩期储备　一般心室射血期末，心室内余血约 75mL。当心室做最大程度收缩时，射血分数提高，可使心室内余血减少到不足 20mL。因此，充分动用收缩期储备，可以使搏出量增加 55 ～ 65mL。

3. 体育锻炼对心力储备的影响 心力储备反映心脏泵血功能的潜力，是判断能否胜任劳动强度的一个指标。心力储备小者，能够胜任的运动强度小；心力储备大者，能够胜任的运动强度大。健康人有相当大的心力储备，最大心输出量一般可达静息时的 5 ～ 6 倍。经常进行体育锻炼，可使心肌纤维变粗、收缩能力增强，心脏射血能力增强，最大心输出量可达 35L/min 以上，约为静息时的 8 倍，对急性缺氧的耐受性提高，神经调节更加灵敏、有效，搏出量储备和心率储备亦得到提高。缺乏体育锻炼或有心脏疾病者，心力储备下降，虽然静息时心输出量能够满足代谢需要，但是当活动量增加时，心输出量不能相应增加，会出现心慌、气喘、头晕、目眩等症状。

（六）心音

心动周期中，由心肌的收缩与舒张、瓣膜的启闭、血流撞击心室壁和大动脉管壁等因素引起的机械振动，经周围组织传到胸壁，可用听诊器在胸壁表面听到，此声音称为心音（heart sound）。通常用听诊器很容易听到第一心音和第二心音。若将这些机械振动通过换能器转换成电信号并记录下来，便得到心音图。心音图可记录到每一个心动周期的 4 个心音。

1. 第一心音 发生在心室收缩期，标志着心室收缩的开始，在左锁骨中线第 5 肋间隙处（心尖部）听得最清楚。特点是音调较低，持续时间较长。它的产生与心室肌收缩、房室瓣关闭、心室射血冲击主动脉根部等引起的振动有关，其中房室瓣关闭引起的振动是第一心音产生的主要原因。第一心音的强弱可反映心室肌的收缩强弱和房室瓣的功能状态。心室收缩力越强，第一心音越响。

2. 第二心音 发生在心室舒张期，标志着心室舒张的开始，在第 2 肋间隙胸骨的左、右缘听得最清楚。特点是音调较高，持续时间较短。它的产生与心室开始舒张、室内压迅速下降引起的室壁振动，以及主动脉瓣和肺动脉瓣关闭有关，其中动脉瓣关闭引起的振动是第二心音产生的主要原因。第二心音的强弱可反映动脉血压的高低和动脉瓣的功能状态。

第一心音开始至第二心音开始之间的间隔为心室收缩期，第二心音开始与后一心动周期第一心音开始之间的间隔为心室舒张期。

3. 第三心音 在心室快速充盈期末，心室已部分充盈，因血流速度突然变慢，引起心室壁和瓣膜振动而产生第三心音，亦称舒张早期音。特点是音调低、时间短。在青年和儿童易听到，尤其在运动后静脉回心血量增加时明显。

4. 第四心音　因心房收缩时血液进入心室引起振动而产生，故又称心房音。在部分老年人和心室舒张末期压力增高的患者可能听到。

听取心音可了解心率、心律、心肌收缩能力、瓣膜功能状态等是否正常。瓣膜关闭不全或狭窄时，均可因血液产生涡流而发生杂音。因此，心音听诊在某些心脏疾病的诊断中有重要意义。

二、心肌细胞的生物电现象

（一）心肌细胞的分类

心脏的活动是以心肌细胞的生物电现象为基础的。按生物电的特点，可将心肌细胞分为不同的类型。

1. 非自律细胞和自律细胞　心脏主要由心肌细胞组成。根据心肌细胞的电生理特性，可分为非自律细胞和自律细胞两大类。

（1）非自律细胞　构成心房和心室壁的普通心肌细胞，细胞内含有排列有序的丰富肌原纤维，具有兴奋性、传导性和收缩性，执行心肌的收缩功能，此类心肌细胞无自动节律性，故又称工作细胞或非自律细胞。

（2）自律细胞　是一类特殊分化的心肌细胞，在没有外来刺激的条件下，会自动产生节律性兴奋，故称为自律细胞，主要包括窦房结起搏细胞（P 细胞）和浦肯野细胞，它们与房室交界区、房室束和左右束支等，共同构成心脏的特殊传导系统。这类细胞由于肌原纤维少且排列不规则，故收缩性弱，主要功能是通过自律性、兴奋性和传导性，控制心脏活动的节律。

2. 快反应细胞和慢反应细胞　根据心肌细胞动作电位去极化速率的快慢，可将心肌细胞分为快反应细胞和慢反应细胞。心肌细胞膜上有 Na^+ 通道和 Ca^{2+} 通道，Ca^{2+} 通道激活和失活的速度比 Na^+ 通道慢。主要由 Na^+ 通道激活而产生动作电位的细胞称为快反应细胞，包括心房肌细胞、心室肌细胞和浦肯野细胞；主要由 Ca^{2+} 通道激活而产生动作电位的细胞称为慢反应细胞，包括窦房结起搏细胞和房室交界内的房结区。

（二）心肌细胞的跨膜电位及其形成机制

心肌细胞的跨膜电位与神经细胞、骨骼肌细胞跨膜电位的形成机制相似，也是由跨膜离子流形成。但心肌细胞跨膜电位有显著特点，其波形和离子流机制复杂。不同类型心肌细胞的跨膜电位不完全相同。

1. 非自律细胞的跨膜电位及其产生机制　普通心肌细胞的生物电现象与神经细胞及骨骼肌细胞相似，可分为安静时的静息电位及受刺激时产生的动作电位。现以心室肌细胞为例，说明非自律细胞的跨膜电位及其形成机制。

（1）静息电位　在静息状态下，心室肌细胞膜两侧呈极化状态，即膜外为正电位，膜内为负电位，静息电位约为 -90mV。其形成机制与骨骼肌细胞相同，主要是细胞内的 K^+ 顺电化学梯度向细胞外扩散形成的 K^+ 平衡电位。因此，凡能降低细胞膜对 K^+ 通透性或膜内外 K^+ 浓度差的因素，都可降低心室肌静息电位。

（2）动作电位　非自律细胞的动作电位与骨骼肌细胞有明显的不同。骨骼肌细胞的动作电位时程短，去极化和复极化的速度几乎相等，动作电位的上升支和下降支基本对称，呈尖锋状。心室肌细胞动作电位的特征是复极过程比较复杂，持续时间很长，动作电位的上升支和下降支很不对称。一般可将心室肌细胞的动作电位分为 0、1、2、3、4 五期，其中 0 期属于去极化过程，1 ～ 4 期属于复极化过程（图 4-3）。

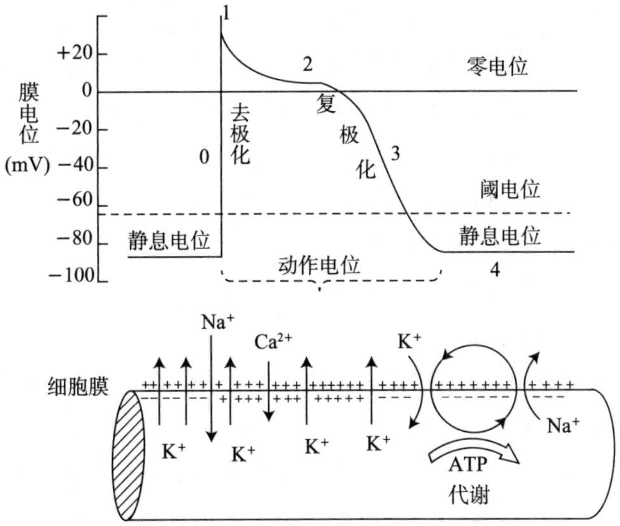

图 4–3　心室肌细胞的动作电位及其产生机制

1）去极化过程（0 期）　心室肌细胞兴奋时，膜内电位由静息时的 –90mV，迅速升高到 +30mV，即膜两侧由原来的极化状态迅速转变为反极化状态，形成动作电位的上升支。0 期的特点是去极化速度快，膜电位的最大变化速率可达 800 ～ 1000V/s；持续时间短，仅 1 ～ 2 毫秒；去极化幅度大，约达 120mV。

心室肌细胞去极化机制与神经细胞和骨骼肌细胞相似，由 Na^+ 通道开放，Na^+ 内流引起。心室肌细胞受到有效刺激时，首先引起心肌细胞膜上的 Na^+ 通道部分开放，少量 Na^+ 内流，使膜局部去极化。当去极化达到阈电位（–70mV）时，大量 Na^+ 通道被激活，细胞膜对 Na^+ 的通透性急剧升高，Na^+ 顺电化学梯度快速大量内流，膜内电位迅速上升到 +30mV，达到 Na^+ 平衡电位，形成动作电位的 0 期。由于 Na^+ 通道激活快，失活也快，开放时间短（开放时间为 1 毫秒左右），故称为快通道。以 Na^+ 通道为 0 期去极化的心肌细胞，如心房肌细胞、心室肌细胞和浦肯野纤维称为快反应细胞，所形成的动作电位称快反应动作电位。Na^+ 通道可被河鲀毒素（tetrodotoxin，TTX）选择性阻断。

2）复极化过程　该过程形成动作电位的下降支，分为四期。

1 期（快速复极初期）：在 0 期后立即出现快速而短暂的复极化过程，膜内电位由 +30mV 快速下降到 0mV 左右，称为 1 期。0 期与 1 期形成锋电位，历时约 10 毫秒。此期 Na^+ 通道已经关闭，Na^+ 内流停止，而一过性外向电流（Ito）被激活，其主要离子成分 K^+ 快速外流，导致细胞膜的快速复极化。

2 期（缓慢复极期）：称为平台期。当复极化使膜电位达到 0mV 左右时，复极化过程变得非常缓慢，基本停止于 0mV 水平，持续 100 ～ 150 毫秒，形成平台期。这是心室肌细胞动作电位持续时间较长的主要原因，是心室肌细胞动作电位区别于骨骼肌细胞和神经细胞的主要特征。2 期是方向相反的两种离子流共同形成的。复极化后，K^+ 通道开放，K^+ 的外流随时间延长而逐渐增强。心室肌细胞膜上的电压门控 Ca^{2+} 通道在细胞膜去极化到 –40mV 时打开，Ca^{2+} 顺浓度差由膜外向膜内扩散，这种缓慢持久的 Ca^{2+} 内流与上述的 K^+ 外流互相抵消，使膜电位保持在零电位附近。Ca^{2+} 通道的激活、失活及复活过程均较缓慢，故又称慢通道。Ca^{2+} 通道可被维拉帕米（异搏定）和 Mn^{2+} 阻断。

3 期（快速复极末期）：膜内电位由 0mV 左右较快地下降到 –90mV，完成复极化过程，持续 100 ～ 150 毫秒。该期 Ca^{2+} 通道已经失活，Ca^{2+} 内流终止，而 K^+ 通道的开放随时间延长而递增，K^+ 较快地外流，致使细胞内电位迅速下降。

4 期（静息期）：膜电位基本稳定于静息电位水平，故又称静息期。但由于形成动作电位的过程中，细胞内、外原有的离子分布有所改变，故细胞膜上 Na^+–K^+ 泵被激活，将内流的 Na^+ 泵出，同时摄回外流的 K^+，并通过细胞膜的 Na^+–Ca^{2+} 交换机制，将内流的 Ca^{2+} 排出细胞，从而恢复膜内外的正常离子分布。此外，少量 Ca^{2+} 泵也可主动排出 Ca^{2+}。这样，细胞内外离子分布恢复静息时的水平，为心肌细胞的再度兴奋做好准备。

心房肌细胞的动作电位及形成机制与心室肌细胞相似，但持续时间较短，仅历时 100 ～ 150 毫秒。

2. 自律细胞的跨膜电位及其产生机制　窦房结的起搏细胞及浦肯野纤维等属于自律细胞，与心室肌细胞相比，其动作电位的最大特点是 3 期复极末达最大值（最大复极电位）之后，4 期膜电位不稳定，立即开始自动去极化，即 4 期自动去极化。当去极化达阈电位时，可引起细胞产生一个新的动作电位。这种现象周而复始，动作电位便不断发生。

（1）窦房结起搏细胞的跨膜电位　窦房结的起搏细胞属于慢反应自律细胞，其动作电位的形态与心室肌细胞明显不同，主要特征如下：①无明显的 1 期和 2 期复极化过程，仅表现为 0、3、4 三个时期；②动作电位 0 期去极化速度慢、幅度小、持续时间较长；③ 0 期去极化结束时，膜内电位仅上升到 0mV 左右，无明显的极化反转；④ 3 期最大复极电位 –70mV；⑤ 4 期膜电位不稳定，由最大复极电位开始自动去极化，当去极化达到阈电位水平（–40mV）时，暴发一次动作电位；⑥ 4 期自动去极化的速度较快（约 0.1V/s）。

窦房结起搏细胞动作电位的 0 期主要是由 Ca^{2+} 内流引起的。当膜电位由最大复极电位自动去极化达阈电位水平时，细胞膜上的 Ca^{2+} 通道激活，Ca^{2+} 较缓慢地内流，导致 0 期去极化。由于 Ca^{2+} 通道是慢通道，故 0 期去极化的速度较慢。随后 Ca^{2+} 通道失活，Ca^{2+} 内流逐渐减少，而 K^+ 通道被激活，K^+ 外流逐渐增加，便逐渐复极化形成 3 期。窦房结起搏细胞 4 期自动去极化，目前认为与 3 种离子流有关，主要由于 K^+ 外流的进行性衰减，其次伴有 Na^+ 内流的进行性增强和 Ca^{2+} 缓慢内流的参与，最终导致膜内电位缓慢上升，因而出现 4 期自动去极化（图 4–4）。

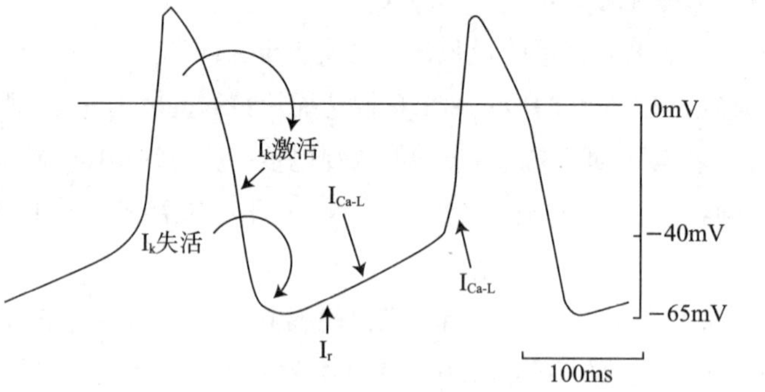

图 4–4　窦房结起搏细胞跨膜电位的形成机制

（2）浦肯野纤维的跨膜电位　浦肯野纤维属快反应自律细胞，其动作电位的形态和产生机制与心室肌细胞相似。不同的是 4 期膜电位不稳定，在 3 期达最大复极电位后，立即开始缓慢地 4 期自动去极化，因而有自动产生节律性兴奋的特点。

目前认为还存在一种电压门控 If 通道，此通道在 3 期复极化达 –60mV 时开始激活，激活程度随着复极化的进行而增强，至 –100mV 时充分激活。此通道主要允许 Na^+ 通过，由此产生的电流称 If 电流。这种内向电流的产生和增强，导致细胞膜的进行性去极化。当膜电位去极化达到 –50mV 左右时，该通道失活而使 If 电流终止。不同于 Na^+ 通道的暴发性激活，If 通道是逐渐激活的，且不能被河鲀毒素阻断，但可被铯离子（Cs^+）阻断。浦肯野纤维的4期自动去极化除与K^+外流的进行性衰减有关外，还与上述If通道有关。交感神经兴奋和去甲肾上腺素可提高浦肯野纤维的自律性，即通过增强If通道所引起。

三、心肌的生理特性

心肌的生理特性包括自动节律性、兴奋性、传导性和收缩性。自动节律性、兴奋性、传导性是以生物电活动为基础的，属于电生理特性，反映心脏兴奋的产生和传导；收缩性是以收缩蛋白质之间的功能活动为基础的，属于机械特性，反映心脏的泵血功能。心肌组织的这些生理特性共同决定着心脏的机械活动。这些特性在不同的心肌细胞表现程度可存在差异，如窦房结起搏细胞的自律性最高，浦肯野纤维传导兴奋的速度最快，心室肌的收缩能力最强。

（一）自动节律性

1. 自动节律性　组织或细胞在没有外来刺激的作用下，具有自动产生节律性兴奋的能力或特性，称为自动节律性（autorhythmicity），简称自律性。具有自律性的组织或细胞称为自律组织或自律细胞。单位时间（每分钟）内自动发生兴奋的次数是衡量自律性高低的指标。心脏的自律性来源于心内传导系统的自律细胞，包括窦房结、房室交界、房室束及其分支、浦肯野纤维。这些自律细胞的自律性高低不等，即在单位时间内自动发生兴奋的次数不等。自律性高的细胞所产生的兴奋，可以控制自律性低的细胞的活动。正常情况下，窦房结的自律性最高，约为100次/分；房室交界区次之，约为50次/分；浦肯野纤维自律性最低，约为25次/分。

2. 心脏的起搏点　因为心脏的正常节律性活动是受自律性最高的窦房结控制的，所以窦房结是心脏的正常起搏点（pacemaker）。由窦房结控制的心脏搏动节律称为窦性心律（sinus rhythm）。其他部位自律组织因自律性较低，正常情况下受窦房结节律性兴奋的控制，不表现出自身的节律性，只起传导兴奋的作用，故称为潜在起搏点（latent pacemaker）。异常情况下，当潜在起搏点的自律性异常升高、窦房结的自律性降低或兴奋传导阻滞时，潜在起搏点可取代窦房结成为异位起搏点，由异位起搏点控制的心脏搏动节律称为异位心律（ectopic rhythm）。心脏搏动起源于房室交界区者，称为交界性心律；起源于房室束及其束支和浦肯野纤维等心室内传导系统者，称为室性心律。

知识链接

心搏骤停

心搏骤停指心脏射血功能突然停止，大动脉搏动与心音消失，重要器官（如脑）严重缺血、缺氧，导致生命终止。这种出乎意料的突然死亡，医学上称猝死。

心搏骤停常迅速伴有呼吸骤停，因此一般应给予心肺复苏。心肺复苏程序有新主张，将过去的“ABC”改为“CAB”，即首先是C（circulation）——建立人工循环，再A（airway）——开放气道，以及B（breathing）——人工呼吸，理由是恢复有效血液循环是最重要的，应最先、最早实施。如条件允许，有人主张还应加上D（defibrillation）——除颤，理由是心搏骤停大多是心室颤动，除颤是最积极的心脏复苏手段。同时也可采取中医急救方法，如针刺疗法（取水沟、内关、涌泉）、艾灸疗法（取关元、气海）。

---

3. 影响自律性的因素　自律性是通过4期自动去极化使膜电位从最大复极电位达到阈电位引起的，因此，4期自动去极化速度、最大复极电位和阈电位水平均是影响自律性的因素。

（1）4 期自动去极化速度　4 期自动去极化速度快，从最大复极电位到阈电位所需的时间短，单位时间内产生兴奋的次数增多，则自律性高；反之，则自律性低。如交感神经兴奋，其末梢释放的递质去甲肾上腺素和肾上腺髓质释放的激素，均可使窦房结起搏细胞 4 期 Na^+ 内流加速，使 4 期自动去极化速度加快，提高自律性，使心率加快。

（2）最大复极电位水平　最大复极电位的绝对值越大，则与阈电位的距离越远，自动去极化达阈电位的时间延长，因而自律性降低；反之，则自律性增高。如迷走神经兴奋时，末梢释放的递质乙酰胆碱可提高窦房结自律细胞对 K^+ 的通透性，3 期复极化 K^+ 外流增多，最大复极电位绝对值增大，自律性降低，心率变慢。

（3）阈电位水平　如 4 期自动去极化的速度和最大复极电位不变，阈电位下移，最大复极电位与阈电位之间的差距减小，则去极化达到阈电位所需的时间缩短，自律性增高；反之，则自律性降低。

由此可见，凡能影响自律细胞 4 期自动去极化速度、最大复极电位和阈电位水平的神经、体液因素及药物等都能影响心肌的自动节律性。

（二）兴奋性

心肌细胞和骨骼肌细胞一样，具有对刺激发生反应的能力，即具有兴奋性。心肌细胞的兴奋性不是一成不变的，在一次兴奋的过程中发生着周期性变化。

1. 心肌细胞兴奋性的周期性变化　心肌细胞在受到刺激而发生兴奋的过程中，其兴奋性发生的周期性变化表现在对第二个刺激的反应能力发生了变化，这主要是膜电位变化引起离子通道性状变化的结果。在这个过程中，离子通道经历了激活、失活和复活（备用状态）的变化。心肌细胞发生一次兴奋时，其兴奋性的周期性变化依次经历有效不应期、相对不应期和超常期，而后恢复原来的状态。现以心室肌细胞为例说明其兴奋性变化。

（1）有效不应期　从去极化 0 期开始到复极化 3 期膜电位约 −60mV 的时间内，心肌细胞不能产生动作电位，称为有效不应期（effective refractory period）。它包括绝对不应期和局部反应期两部分。绝对不应期指从去极化 0 期开始到复极化 3 期膜电位约 −55mV 的时间内，如果心肌细胞受到第二个刺激，不论刺激多么强大，心肌细胞都不能产生去极化，提示此期兴奋性已降低至零；局部反应期指复极化 3 期膜电位从 −55mV 到 −60mV 的时间内，心肌细胞受到足够强度的刺激，可引起局部去极化（局部兴奋），但仍不能产生动作电位，提示此期心肌兴奋性稍有恢复。

有效不应期的形成是因为此时膜电位绝对值太小，Na^+ 通道激活开放后就迅速失活，再次开放必须在膜电位复极到一定程度，使 Na^+ 通道从失活状态恢复到备用状态时才能实现。在绝对不应期内，Na^+ 通道完全失活，心肌的兴奋性下降至零，因此对任何刺激都不发生反应；在局部反应期内，只有少量的 Na^+ 通道复活，强大的刺激虽能引起局部反应，但不足以达到阈电位，因此不能引起动作电位。

（2）相对不应期　在有效不应期之后，膜电位复极化从 −60mV 至 −80mV 的时间内，给予阈刺激，心肌细胞仍不能产生动作电位，须给予阈上刺激才可以使心肌细胞产生可传导的动作电位，提示此期兴奋性逐渐恢复，但仍低于正常，这段时间称为相对不应期。相对不应期形成的原因是 Na^+ 通道尚未完全复活，其开放能力未恢复正常状态，细胞的兴奋性仍低于正常，故只有给予阈上刺激才能引起细胞兴奋。此时 Na^+ 内流引起去极化的速度和幅度均小于正常，兴奋的传导速度也比较慢。

（3）超常期　膜电位复极化从 −80mV 到 −90mV 的时间为超常期。在此期用阈下刺激即能引起动作电位，提示兴奋性高于正常。超常期形成的原因是 Na^+ 通道已基本恢复备用状态，膜电位与阈电位之间的距离小于正常，容易产生兴奋，因而细胞兴奋性高于正常。此时动作电位去极化的速度和幅度也都小于正常，兴奋传导的速度也较慢。

复极化完毕，膜电位恢复静息水平，细胞的兴奋性也恢复正常状态。

2. 心肌细胞兴奋性的变化特点 细胞兴奋后，其兴奋性发生周期性变化，是所有神经细胞和肌细胞共有的特征。心室肌细胞兴奋性的变化特点是有效不应期特别长，达 200 ～ 300 毫秒，几乎占据整个收缩期和舒张早期。也就是说，从收缩开始到舒张早期，心肌不能再次产生兴奋和收缩，只有在收缩完毕开始舒张以后，进入相对不应期或超常期时，才可能再次接受刺激发生兴奋和收缩。因此，心肌不能像骨骼肌那样产生强直性收缩，而始终保持收缩与舒张交替进行，这对保证心脏射血和充盈、提高心脏泵血效率有重要意义。

3. 影响心肌兴奋性的因素

（1）静息电位水平 心肌的兴奋性在一定范围内与静息电位呈反变关系。静息电位绝对值增大时，其与阈电位的距离加大，引起兴奋所需的阈值增大，故兴奋性降低；反之，静息电位绝对值减小时，兴奋性升高。但若静息电位过低，Na^+ 通道不能从失活状态恢复到备用状态，兴奋性反而降低，甚至丧失兴奋性。

（2）阈电位水平 阈电位上移，与静息电位间的差距增加，则兴奋性降低；阈电位下移，与静息电位间的差距减小，则兴奋性增高。一般情况下阈电位变化较少。

（3）Na^+ 通道性状 Na^+ 通道有备用、激活、失活三种状态。当膜电位在静息水平时，Na^+ 通道处在可被激活的备用状态，此时适宜刺激可激活 Na^+ 通道，引起 Na^+ 内流而发生 0 期去极化，继之 Na^+ 通道很快失活关闭，使 Na^+ 内流停止，此时 Na^+ 通道处在不能被立即激活的失活状态，只有当其恢复备用状态后才能被激活。Na^+ 通道的激活、失活和复活既受膜电位变化的控制，又有时间依赖性，特别是复活过程需时较长。可见，细胞膜上 Na^+ 通道是否处于备用状态是决定心肌细胞兴奋性高低的关键。

4. 期前收缩和代偿间歇 正常情况下，整个心脏是按照窦房结发出的兴奋节律进行活动的。如果在有效不应期之后、下一次窦房结的兴奋到达之前，有人工或病理性额外刺激作用于心肌，将导致心肌产生一次提前出现的兴奋，即期前兴奋，由期前兴奋引起的收缩称为期前收缩（premature systole），又称早搏。期前收缩也有自己的有效不应期，如果窦房结的正常节律性兴奋正好落在心室期前收缩的有效不应期中，便不能引起心室兴奋，即出现一次兴奋“脱失”，必须等到下一次窦房结的兴奋到来才能引起心室的兴奋和收缩。因此，在一次期前收缩之后往往出现一段较长时间的心室舒张期，称为代偿间歇（compensatory pause）（图 4–5）。

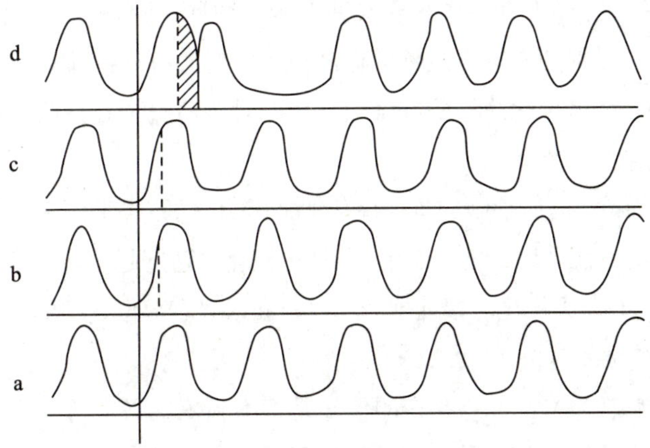

刺激 a、b、c 落在有效不应期内，不引起心肌兴奋和收缩；刺激 d 落在相对不应期内，引起期前收缩与代偿间歇。

图 4–5 期前收缩和代偿间歇

正常人可以因情绪激动，过度疲劳，过量吸烟或饮酒、饮茶等原因偶尔出现期前收缩，因持续时间短，对血液循环的影响不大。但病理情况下的“频发早搏”可造成严重的心律失常，甚至危及生命。

（三）传导性

1. 传导性 心肌细胞具有传导兴奋的能力或特性，称为传导性（conductivity）。心肌细胞之间的兴奋传导是通过局部电流实现的，传导性的高低可用兴奋的传导速度衡量。

2. 心脏内兴奋传导的途径 正常情况下，窦房结的兴奋通过心房肌直接传至右心房和左心房，同时由心房内“优势传导通路”快速传至房室交界区，再经房室束和左右束支、浦肯野纤维传至左右心室，先引起内膜侧的心室肌兴奋，然后通过心室肌直接将兴奋由内膜侧向外膜侧扩布，迅速引起两侧心室肌兴奋。兴奋在心脏内的传导途径如图 4–6 所示。

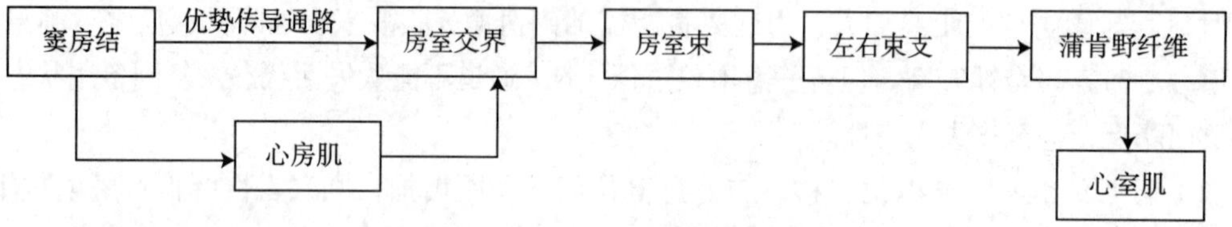

图 4–6 兴奋在心脏内的传导途径

3. 兴奋在心脏内传导的速度和特点

（1）心房内的传导 兴奋通过心房肌传导的速度为 0.4m/s，通过心房内优势传导通路的速度为 1.0 ～ 1.2m/s。窦房结的兴奋经心房内特殊传导组织和心房肌传至整个心房和房室交界，约需 0.06 秒。

（2）房室交界的传导 房室交界是窦房结的兴奋从心房传向心室的必经之路。因其传导速度最慢，只有 0.02m/s，故兴奋需在此延搁约 0.1 秒才能传向心室。兴奋在房室交界区传导速度很慢的现象称为房室延搁（atrioventricular delay）。房室延搁使心室的活动迟于心房，避免房室同时收缩，有利于心室充盈和射血。

（3）心室内的传导 兴奋通过房室交界后，再经房室束、左右束支和浦肯野纤维传向心室肌。房室束及浦肯野纤维传导速度极快，达 2 ～ 4m/s，心室肌的传导速度也较快，约 1m/s。故兴奋一旦通过房室交界，只需 0.06 秒即可传至整个心室肌。

综上所述，心内兴奋传导的特点有：①兴奋在心房的传导速度快，为 0.06 ～ 0.11s，这可使左右心房同时收缩；②兴奋在房室交界的传导速度慢，约有 0.1 秒的房室延搁，从而使心室收缩必然在心房收缩之后，以保证心室有足够的血液充盈，对心脏发挥功能有重要意义；③兴奋在心室的传导速度最快，一旦到达浦肯野纤维，几乎同时传遍整个心室肌，从而保证左右心室同步收缩，以提高心室射血效率。

4. 影响传导性的因素 心肌细胞的电生理特性是影响心肌传导性的主要因素。

（1）动作电位 0 期去极化的速度和幅度 0 期去极化的速度越快，达到阈电位水平的速度越快，故兴奋传导越快；0 期去极化的幅度越大，兴奋和未兴奋部位之间的电位差越大，形成的局部电流越强，兴奋的传导就越快。

（2）邻近部位细胞膜的兴奋性 兴奋的传导是细胞膜依次兴奋的过程。只有邻近部位细胞膜的兴奋性正常，兴奋才能正常传导。如果某种原因造成邻近部位静息电位与阈电位之间的差距增大，兴奋性降低，产生动作电位所需的时间延长，则传导速度减慢。

在上述因素出现异常的情况下，起源于窦房结的兴奋不能正常向全心传导，可能在某一部位发生停滞，称为传导阻滞。最常见的阻滞部位是房室交界区，称为房室传导阻滞。

（四）收缩性

心肌接受一次有效刺激而发生收缩反应的能力称为心肌的收缩性。心肌的收缩原理与骨骼肌基本相同，即先出现动作电位，然后通过兴奋－收缩耦联引起肌丝滑行，从而使整个肌细胞收缩，但心肌细胞的收缩也具有明显的特点。

1. 同步收缩（全或无式收缩） 心房和心室内传导速度快，且心肌细胞间闰盘电阻很小，因此，当一处心肌细胞兴奋时，兴奋很快便传导到所有的心肌细胞，故可将心脏看作一个功能上的合胞体。阈下刺激不能引起心肌收缩，当刺激强度达到阈值后，可引起所有的心房（或心室）肌细胞几乎同步收缩，称为全或无式收缩（all or none contraction），即心房肌纤维或心室肌纤维要么完全不收缩，要么全部收缩。这种方式的收缩力量大，有利于泵血。

2. 不发生强直收缩 心肌细胞的有效不应期特别长，相当于心肌的整个收缩期和舒张早期。因此，心肌不像骨骼肌那样可发生多个收缩过程的融合。心肌只有在收缩完毕并开始舒张后，才可能接受新的刺激而产生第二次兴奋和收缩，所以不会形成强直收缩。这使心肌始终保持收缩与舒张交替进行的节律性活动，从而保证心脏有序地充盈与射血。

3. 对细胞外液中 Ca^{2+} 浓度的依赖性 心肌细胞的肌质网终池很不发达，容积较小，Ca^{2+} 贮量少。因此，心肌兴奋－收缩耦联所需的 Ca^{2+} 除从终池释放外，还需由细胞外液通过肌膜和横管膜内流（心室肌动作电位 2 期 Ca^{2+} 内流）。因此，心肌细胞的收缩对细胞外液 Ca^{2+} 浓度有明显依赖性。兴奋过后，肌浆中的 Ca^{2+} 一部分返回终池贮存，另一部分则转移出细胞。心肌细胞的横管系统远比骨骼肌的发达，因而为 Ca^{2+} 内流提供了有利的条件。

在一定范围内，细胞外液的 Ca^{2+} 浓度升高，兴奋时内流的 Ca^{2+} 增多，心肌收缩增强；反之，细胞外液的 Ca^{2+} 浓度降低，则心肌收缩减弱。因缺氧、代谢障碍等因素使慢通道受抑制时，Ca^{2+} 内流显著减少，心脏可兴奋（产生动作电位），却不发生收缩，这一现象称为兴奋－收缩脱耦联。因此，临床上心电图不能作为判断心脏停搏与否的直接依据。

（五）理化因素对心肌生理特性的影响

1. 温度 可影响心肌的代谢速度，尤其对窦房结的自律性影响较为显著。体温在一定范围内升高，可使心率加快；反之，则心率减慢。一般体温每升高 1℃，心率约增加 10 次 / 分。

2. 酸碱度 当血液 pH 值降低时，心肌收缩能力减弱；血液 pH 值升高时，心肌收缩能力增强。

3. 离子对心肌生理特性的影响 心肌生理特性多与心肌细胞生物电活动的特点有关，而心肌细胞的生物电活动是以跨膜离子流为基础的。因此，细胞外液中离子浓度的变化必然对心肌生理特性产生影响。其中以 K^+、Ca^{2+} 对心肌的影响最为重要。

（1）K^+ 血 K^+ 浓度升高时，心肌的自律性、传导性和收缩性均下降，表现为心动过缓、传导阻滞和心肌收缩能力减弱，严重时心肌的活动可停止在舒张状态。故临床上给患者补 K^+ 时，K^+ 的浓度不能过高，缓慢静脉滴注，以免引起心脏停搏。血 K^+ 浓度降低时，心肌的自律性、兴奋性和收缩性均增强，但传导性减弱，易发生期前收缩及异位心律。

（2）Ca^{2+} Ca^{2+} 是心肌收缩所必需的离子，有增强心肌收缩能力的作用。当血 Ca^{2+} 浓度明显降低时，心肌收缩能力减弱；反之则增强。一般生理条件下，Ca^{2+} 浓度的变化达不到明显影响心功能的水平。

知识链接

中医脏腑功能与循环生理

中医学认为血是行于脉中而循环流注全身的具有营养和滋润作用的红色液体，是构成和维持人体生命活动的基本物质之一。血必须在脉中正常运行，才能发挥其生理功能，而血液的正常运行是各个脏腑共同作用的结果。

心为君主之官，是机体生命活动的主宰，《灵枢·邪客》说："心者，五脏六腑之大主也……"心与血液循环的关系主要体现在"心主血脉"。心主血脉指心有推动血液在脉管内运行以营养全身的功能，包括主血和主脉两个方面，心与脉直接相连，血液在心和脉中不停流动，循环往复。心、脉、血三者共同组成一个循行于全身的密闭系统，而心起主导作用。

四、心电图

（一）体表心电图

心脏的搏动，由窦房结发出兴奋，沿心内传导系统，依次传向心房和心室，引起整个心脏的兴奋。在正常人体内，这种生物电变化通过心脏周围的导电组织和体液，传导到全身体表，因此，体表各部位在每一个心动周期中都发生有规律的电变化。用心电图机在体表记录出来的心脏电变化曲线就是体表心电图，即临床所说的心电图（electrocardiogram，ECG）。心电图反映心肌细胞的生物电活动，但不是单个心肌细胞的电位图，它是整个心脏兴奋的发生、传导和恢复过程中电变化的综合。

1. 心电图的导联 心电图机两个电极与体表一定部位的连接方式称为导联。将两电极置于人体表面不同的两点，用导线与心电图机连接构成电路，即可描记出心电图波形。在临床中，为了便于对不同患者或同一患者不同时期的心电图进行比较，对电极的放置部位和导线的连接方式做了严格的规定。目前，临床上常用的导联包括标准导联（Ⅰ、Ⅱ、Ⅲ）、加压单极肢体导联（aVR、aVL、aVF）及胸导联（V_1、V_2、V_3、V_4、V_5、V_6）三种导联。标准导联为双极导联，描记的心电图波形反映双极下的相对电位差；加压单极肢体导联和胸导联则属于单极导联，能直接反映电极下的心肌电变化。

2. 正常心电图的波形及意义 心电图记录纸上印有 1mm 间隔的横竖线，横向小格表示时间，由于心电图记录纸通常以 25mm/s 的速度移动，故横向每一小格表示 0.04 秒；竖向小格表示电压，每一小格表示 0.1mV。

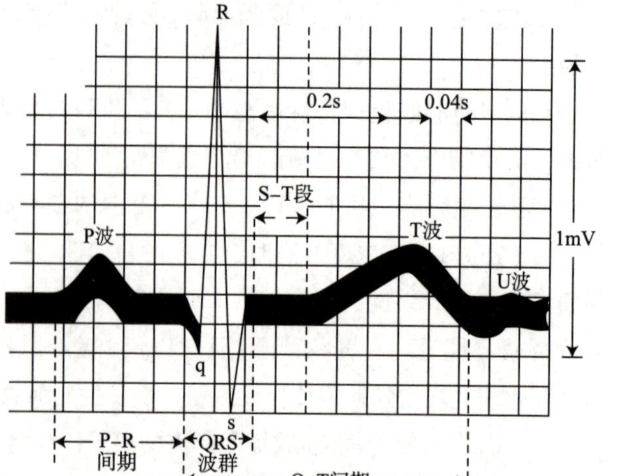

图 4–7 正常人体心电图模式图

每个导联的心电图波形各有特点，但基本波形都包括 P 波、QRS 波群和 T 波，有时在 T 波之后还会出现一个小的 U 波（图 4–7）。

（1）P 波 反映左、右心房的去极化过程，在心电图上最早出现。P 波的起点标志心房兴奋的开始，终点表示左、右心房已全部兴奋。P 波波形小而圆钝，历时 0.08 ～ 0.11 秒，波幅不超过 0.25mV。当心房肥大时，P 波时间和波幅超过正常。

（2）QRS 波群　代表左、右心室去极化过程的电位变化。典型的 QRS 波群包括三个紧密相连的电位波：第一个向下波为 q 波，以后是高而尖峭的向上的 R 波，最后是一个向下的 s 波。但在不同导联中，这三个波不一定都出现。正常 QRS 波群历时 0.06 ～ 0.10 秒，代表心室肌兴奋扩布所需的时间，各波波幅在不同导联中变化较大。在心室肥大或心室内兴奋传导异常时，QRS 波群将发生改变。

（3）T 波　反映心室复极化过程的电位变化。T 波的波幅一般为 0.1 ～ 0.8mV，在 R 波较高的导联中，T 波不应低于 R 波的 1/10。T 波历时 0.05 ～ 0.25 秒。T 波的方向与 QRS 波群的主波方向相同。当心肌损伤、缺血或血液中离子浓度发生变化时，T 波将发生改变。

（4）P-R 间期（或 P-Q 间期）　指从 P 波开始到 QRS 波群开始的时间，代表窦房结产生的兴奋经心房、房室交界和房室束到达心室，并引起心室兴奋所需的时间，故也称房室传导时间。P-R 间期正常值为 0.12 ～ 0.20 秒。心率越快，P-R 间期越短；房室传导阻滞时，P-R 间期延长。

（5）Q-T 间期　指从 QRS 波群开始到 T 波结束的时间，代表心室肌由开始去极化到复极化结束所需的总时间，正常成人一般为 0.36 ～ 0.44 秒。Q-T 间期延长，常见于心肌炎、心功能不全及血 Ca^{2+} 浓度过低。

（6）S-T 段　指从 QRS 波群结束到 T 波开始的时间。正常 S-T 段与基线平齐，代表心室肌完全进入去极化状态，心室各部分之间没有电位差存在。心肌缺血和急性心肌梗死等情况下，可出现 S-T 段异常偏移基线。

第二节　血管生理

血管具有参与形成和维持动脉血压、输送血液和分配器官血流量及实现血液与组织细胞间物质交换的功能。

一、各类血管的功能和特点

在血液循环中，由心室射出的血液流经动脉、毛细血管和静脉返回心房。根据生理功能不同，可将血管分为以下几类。

（一）弹性储器血管

弹性储器血管指包括主动脉、肺动脉主干及其发出的最大分支在内的大动脉。这些血管管壁厚，富含弹性纤维，具有良好的弹性和可扩张性。当左心室射血时，一方面推动主动脉内的血液向前流动，另一方面主动脉内压力升高，使主动脉被动扩张，容积增大。这样，左心室射出的血液在射血期内只有一部分流向外周，相当大一部分则储存在大动脉内，当左心室舒张、主动脉瓣关闭后，扩张的主动脉则发生弹性回缩，将射血期内储存在其内的血液继续推向外周，因此，心室的间断射血并没有影响到整个血管系统血液的连续流动。大动脉的这种作用称为弹性储器作用。

（二）分配血管

分配血管指从弹性储器血管以下到小动脉以上的中动脉，管壁主要由平滑肌组成，收缩性较好。由于这类血管的功能是将血液输送到各器官组织，故称为分配血管。

（三）阻力血管

小动脉和微动脉的管径小，尤其微动脉，管壁富含平滑肌，通过平滑肌的舒缩活动可使血管管径发生明显的变化，从而改变血流的阻力，进而影响血管所供应组织、器官的血流量，故称为阻力血管。

（四）交换血管

交换血管指毛细血管，这类血管管径小，数量多，管壁薄，只由一层内皮细胞构成，外面有一层基膜，通透性很高，是血液和组织液进行物质交换的场所。

（五）容量血管

静脉与同级的动脉相比，管壁薄、管径粗、数量多、容量大，而且可扩张性较大，较小的压力即可使其容积发生较大的变化。在静息状态下，循环血量的60%～70%容纳在静脉中，故把这类血管称为容量血管。

二、血流量、血流阻力和血压

血液循环是机体维持稳态的重要保证。血液在血管内流动既是一种物理现象，又是一种生物现象。血液的流动符合流体力学的一般规律，涉及血流量、血流阻力和血压等问题。但由于血液是非理想的液体，所以血流动力学又有其自身的特点。

（一）血流量

血液在血管内流动时，单位时间内流过血管某一截面的血量称为血流量，也称容积速度，其单位通常为mL/min或L/min。正常人的总血流量与心输出量相等，约为5L/min。单位时间内的血流量（Q）与管道两端的压力差（ΔP）及管道半径（R）成正比，与血管的阻力成反比，可表示为：$Q = \Delta P/R$。

（二）血流阻力

血液在血管内流动时所遇到的阻力称为血流阻力。血流阻力主要由血液与血管壁之间的摩擦力和血液内部各组成成分间的摩擦力（血液黏滞度）产生。对于某一器官而言，如果血液黏滞度不变，则器官的血流阻力主要取决于该器官阻力血管的管径，机体通过控制各器官阻力血管的管径调节各器官之间的血流分配。在人体内，小动脉和微动脉的管径小，故血液流经小动脉及微动脉时遇到的阻力最大。因心脏和大血管位于循环系统的“中心”，而小动脉、微动脉位于外周部分，因此，常将小动脉及微动脉处的阻力称为外周阻力。

（三）血压

血压（blood pressure）是血管内流动的血液对单位面积血管壁的侧压力，包括动脉血压、毛细血管血压和静脉血压。血压的计量单位通常用毫米汞柱（mmHg）或千帕（kPa）（1mmHg=0.133kPa）。

在体循环中，血压具有以下几个特征：①整个血管系统存在着压力差，即动脉血压＞毛细血管血压＞静脉血压，这个压力差是推动血液流动的基本动力；②一个心动周期中，动脉血压呈周期性波动，心脏收缩期升高，心脏舒张期下降；毛细血管和静脉距离心脏远，血压比较稳定，没有周期性变化；③血液从大动脉流向心房的过程中，由于克服血流阻力而不断消耗能量，血压逐渐下降，流经阻力血管（小动脉和微动脉）时血压降幅最大，到腔静脉时接近0。

三、动脉血压

（一）动脉血压的概念和正常值

1. 概念 动脉血压（arterial blood pressure）指血液对单位面积动脉血管壁的侧压力。在一个心动周期中，动脉血压呈现周期性变化，心室收缩时，动脉血压逐渐升高，升高达到的最高值称为收缩压（systolic pressure）；心室舒张时，动脉血压逐渐下降，下降达到的最低值称舒张压（diastolic pressure）；收缩压与舒张压之差称脉搏压（pulse pressure），简称脉压。在一个心动周期中，动脉血压的平均值称平均动脉压（mean arterial pressure）。心动周期中，心脏舒张期长于心脏收缩期，因此，平均动脉压更接近于舒张压，约等于舒张压 +1/3 脉压。

2. 正常值 通常所说的动脉血压指主动脉压。为了方便，一般以动脉血压降落很小的肱动脉血压代表主动脉压。动脉血压的测量结果习惯上写为“收缩压 / 舒张压”，读数时也应先读收缩压，后读舒张压。正常人在安静状态下的收缩压为 100 ～ 120mmHg，舒张压为 60 ～ 80mmHg，脉压为 30 ～ 40mmHg。

目前我国统一采用的标准：若长期持续存在收缩压≥ 140mmHg 和 / 或舒张压≥ 90mmHg 称为高血压；若长期持续存在收缩压＜ 90mmHg 和 / 或舒张压＜ 60mmHg 称为低血压。高血压的诊断通常需要非同日 3 次以上测量，以确保结果的准确性。

低血压可能由多种原因引起，包括生理性低血压和病理性低血压。生理性低血压通常无明显症状，不影响正常生活；病理性低血压则可能伴随头晕、乏力等症状，需及时就医治疗。

3. 动脉血压相对稳定的生理意义 动脉血压是克服外周阻力，推动血液流向各器官、组织的动力。一定水平的平均动脉压是维持各器官，特别是脑、心、肾等重要器官血流量的主要因素。动脉血压过低，可致各器官血流量减少，因缺血、缺氧造成严重后果；动脉血压过高，则可因心室肌后负荷长期过重致心肌重构，甚至发生心力衰竭，同时，长期高血压容易损伤血管壁，造成脑出血和脑梗死等严重后果。因此，动脉血压保持相对稳定，对保证重要器官的血液供应、减轻心血管的负荷具有重要的生理意义。

（二）动脉血压的形成

1. 循环血量 动脉血压形成的前提条件是必须有足够的血液充盈心血管系统，产生一定的充盈压，若循环血量不足，则血液对血管壁没有侧压力，血压的形成便无从谈起。循环系统中血管充盈的程度可用循环系统平均充盈压（mean circulatory filling pressure）表示。在动物实验中，采用一定方法使心脏暂停射血（如造成心室颤动），使血液均匀分布于心血管系统中，循环系统中各处的压力很快取得平衡，此时测得的压力称为循环系统平均充盈压，动物为 7mmHg，人的循环系统平均充盈压接近此数值。

2. 心脏的射血 心脏射血提供能量，推动血液进入血管。这些能量一部分克服阻力，以动能形式推动血液流动；另一部分以弹性势能的形式使主动脉扩张而将血液储存起来。当心脏舒张时，主动脉管壁弹性回缩，将弹性势能转变为动能，以推动心脏舒张期主动脉内的血液流动，使血液得以连续流动。由于心脏射血是间断的，故心动周期中动脉血压发生周期性变化。若心脏停止射血，血压就会立即下降，所以心脏是产生血压的动力，是形成血压的一个根本因素。

3. 外周阻力 外周阻力的存在也是血压形成的一个必要条件。如果没有外周阻力，心脏每次射入动脉的血液将很容易全部流到外周。此时，心室肌收缩所释放的能量将全部成为血液的动能，而不对动脉血管壁产生侧压力，即不形成动脉血压。

4. 大动脉血管壁的弹性 正常情况下，左心室收缩时向主动脉内射出约 70mL 血液，由于外周阻力的存在和大动脉的可扩张性，在心脏收缩期内，只有 1/3 的血液流向外周，其余部分暂时储存于富有弹性的主动脉和大动脉内，使主动脉和大动脉扩张，主动脉和大动脉血压随之上升，即左心室收缩释放的能量，大部分以弹性势能的形式储存在大动脉中，发挥弹性储器血管的功能。

心室舒张时，心脏射血停止，动脉血压下降，大动脉在弹性回缩力的作用下回缩，压迫心脏收缩期储存在大动脉内的血液继续流向外周，使血液在心脏舒张期内仍能以一定速度继续向前流动，不会中断，同时，动脉血压下降缓慢，仍维持在一定水平，不致过低（图 4-8）。

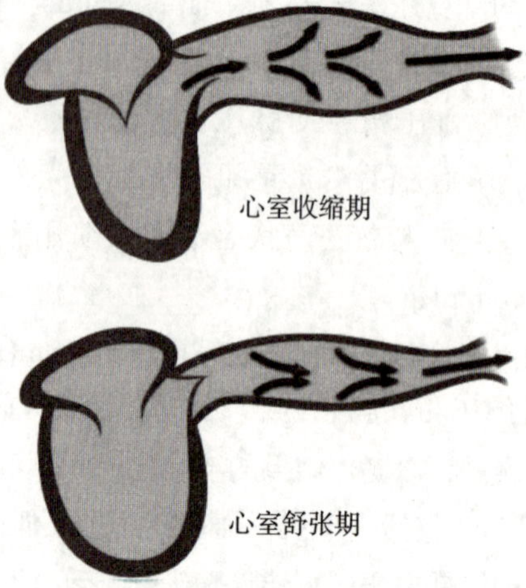

图 4-8　大动脉的弹性作用

总之，动脉血压形成的前提是有足够的血液充盈心血管系统；心脏射血和外周阻力是形成动脉血压的两个根本因素；大动脉管壁的弹性能缓冲收缩压、维持舒张压及保持血液的连续流动。

（三）影响动脉血压的因素

动脉血压的形成与心脏射血、外周阻力、大动脉管壁的弹性及心血管系统内有足够的血液充盈量等因素有关，凡改变上述因素，动脉血压都将受到影响。动脉血压的变化往往不是某个因素的单独作用，而是多个因素共同作用的结果。

1. 搏出量　其他因素不变时，搏出量增加可使心脏收缩期射入动脉的血量增多，血管壁承受的侧压力增大，收缩压升高。由于主动脉扩张程度增加，心脏舒张期时，动脉弹性回缩力增大，推动血液向外周流动的速度加快，主动脉内增多的血量仍可流向外周，此时增多的血量不明显，舒张压升高不多，故脉压增大。反之，当心室肌收缩能力减弱，搏出量减少时，主要表现为收缩压降低。因此，在一般情况下，收缩压的高低主要反映心脏搏出量的多少。

静脉回心血量与搏出量呈正变关系。在其他条件不变的情况下，静脉回心血量增多，心输出量亦增多，动脉血压增高；反之，若静脉回心血量减少，则动脉血压降低。

2. 外周阻力　当搏出量不变，外周阻力增加时，由于心脏舒张期血液流向外周减慢，导致主动脉内储存血量增加，使舒张压升高；但在收缩期，由于动脉血压升高使血流速度加快，仍能使一部分血液较快地进入外周，因而收缩压升高不如舒张压升高明显，故脉压减小。反之，当外周阻力减小时，脉压增大。可见，一般情况下，舒张压的高低主要反映外周阻力的大小。临床上，高血压患者由于小动脉硬化、变性、小血管管径变小，使外周阻力增加，引起舒张压升高明显，可以用血管扩张药降压。

3. 心率　其他因素不变时，心率在一定范围内加快，对动脉血压的影响表现为舒张压明显升高，脉压减小。因为心率加快时，心脏舒张期缩短较收缩期明显，在该期内通过小动脉流出的血液减少，则舒张期末存留在大动脉内的血液增多，故舒张压升高较多。反之，心率减慢则舒张压降低较收缩压明显，脉压增大。

4. 大动脉的弹性储器作用 对动脉血压有两方面作用：一方面，靠弹性回缩力，使舒张压维持在较高水平，虽然心室间断地射血，但动脉内血液持续地流动；另一方面，能缓冲血压的波动，使收缩压不致过高、舒张压不致过低。当大动脉弹性下降时，扩张能力下降，缓冲能力减弱，使收缩压升高而舒张压降低，脉压增大。随着年龄的增长，主动脉和大动脉管壁的弹性纤维逐渐减少，而胶原纤维增多，导致血管的弹性降低，弹性储器作用减弱，从而出现收缩压升高，脉压增大。正常人随着年龄的增长，收缩压有增高的趋势，至 60 岁时，收缩压约为 140mmHg。但老年人阻力血管的弹性也会有所降低，被动扩张能力降低，外周阻力增大，所以舒张压也随着年龄的增长而升高，但升高的程度不如收缩压，因此老年人的脉压较大。

5. 循环血量与血管容积 正常情况下，循环血量与血管容积相适应，保持血管内有足量血液充盈，这是形成动脉血压的重要前提。如果发生大量失血使循环血量明显减少，而血管容积未相应减小，则引起动脉血压急剧下降，应及时予输血、输液以补充循环血量。相反，细菌毒素的作用或过敏反应使全身小动脉扩张时，血管容积增大，循环血量不变，血管充盈度降低，血压急剧下降，此时应使用血管收缩药，使血管收缩，血管容积变小，血压回升。

以上讨论的是假定其他因素不变，单一因素改变对动脉血压的影响。实际上，在完整人体内，仅单一因素改变而其他因素不变的情况几乎是不存在的。因此，在某些生理或病理情况下，动脉血压的变化往往是各种因素相互作用的综合结果，故分析影响动脉血压的因素时要多种因素综合考虑。

上述五种因素对血压的单独影响见表 4–2。

表 4–2 影响动脉血压的各种因素对血压的影响

影响因素	变化情况	收缩压	舒张压	脉压
搏出量	↑	↑↑	↑	↑
心率	↑	↑	↑↑	↓
外周阻力	↑	↑	↑↑	↓
大动脉弹性	↓	↑	↓	↑
循环血量 / 血管容积	↑	↑↑	↑	↑

（四）动脉脉搏

在每个心动周期中，由于心脏的收缩和舒张，动脉内的压力和容积发生周期性变化而导致动脉管壁周期性扩大与缩小的搏动，称为动脉脉搏（arterial pulse），简称脉搏。这种搏动起始于主动脉，然后以波浪的形式沿动脉管壁向末梢血管传导，用手指即能在浅表动脉所在处的皮肤表面触摸到，也可用脉搏描记仪记录。桡动脉是临床上最常用的动脉脉搏检测部位。

1. 脉搏波的发生和传导 左心室收缩时将血液快速射入主动脉，主动脉内压力急剧上升，动脉管壁向外扩张；左心室舒张时，主动脉内压力降低，动脉管壁回缩。主动脉的这种搏动可沿动脉管壁向外周血管传导。脉搏波是沿血管壁传导的一种行波，并非血液在血管内流动引起的，其传导速度比血流速度快得多。几乎在一次心脏搏动的同时，桡动脉部位即可触到这次心脏搏动所引起的脉搏。动脉管壁的弹性越大，脉搏波的传导速度越慢。主动脉管壁弹性最大，脉搏波传导最慢，为 3 ～ 5m/s。大动脉脉搏波的传导速度为 7 ～ 10m/s，小动脉脉搏波的传导速度可加快至 15 ～ 39m/s。老年人血管弹性降低，脉搏波的传导速度较青年人快。由于小动脉、微动脉对血流的阻力很大，故脉搏波在微动脉后段大幅减弱，到毛细血管基本消失。

2. 脉搏波的波形及意义 用脉搏描记仪记录到的浅表动脉搏动的波形称为脉搏图。典型的脉搏图由一个上升支和一个下降支组成。

（1）上升支 是心室快速射血时动脉血压迅速上升，使管壁突然扩张所致。因此，上升支的斜率和幅度可以反映射血速度及射血时所遇阻力的大小。

（2）下降支 在减慢射血期，射血速度减慢，动脉血压逐渐降低，扩张的动脉开始回缩，形成下降支的前段。随后，心室舒张，动脉血压继续下降，形成下降支的其余部分。下降支中间有一个小波，称为降中波，降中波左侧的切迹称为降中峡。降中峡是由于心室开始舒张时心室压急骤下降到低于主动脉内压，血液向主动脉瓣方向回流引起的。降中波是由于心室舒张，主动脉瓣突然关闭，血液向瓣膜冲击，引起血流反冲，形成一个反冲波，使动脉血压小幅上升，动脉又一次轻度扩张而形成的。此后，心室继续舒张，血液不断流向外周，动脉血压缓慢下降，形成较平坦的下降支后段。

在正常情况下，脉搏的频率与心率是一致的，为 60 ～ 100 次 / 分，脉搏的节律反映心脏活动的节律，脉搏的强弱可以反映心肌收缩能力的大小。因此，脉搏可以反映心血管系统功能活动的改变。临床上，脉搏常用于检查心率的快慢，亦可用于判断血管弹性的好坏。中医脉诊是一种独特而深奥的诊断方法，医生通过手指对脉搏的触摸判断心肌收缩能力、心律、动脉弹性等情况，通过脉诊，医生可以更加全面地了解患者的健康状况和疾病情况，从而为患者提供更加精准的治疗。

知识链接

原发性高血压的预防

原发性高血压的发病率逐年升高，与社会心理和饮食两方面因素相关。社会因素使人们长期情绪紧张，导致交感缩血管中枢紧张性增高，交感缩血管神经传出的冲动增多，使小动脉收缩，导致外周阻力增加，动脉血压升高。高盐饮食导致循环血量明显增加；高脂饮食导致血液黏滞度增高，使血流阻力增大，动脉血压升高。对于原发性高血压的预防，在社会心理因素方面，要注意生理平衡的调整和心理平衡的调适，以排除对心血管的不利影响；在饮食方面，要养成合理的饮食习惯，低盐低脂饮食，以控制循环血量、降低血液黏滞度。

四、静脉血压与静脉回心血量

静脉是血液回流入心的通道，由于其管径较相应的动脉大，且具有较大的顺应性，故具有血液储存库的作用。静脉的收缩或舒张能有效地调节回心血量和心输出量，以适应机体各种生理活动的需要。

（一）静脉血压

当体循环血液经过动脉和毛细血管到达微静脉时，由于能量被不断消耗，血压降至 15 ～ 20mmHg。越接近心脏，静脉血压越低，至下腔静脉时，血压为 3 ～ 4mmHg。右心房作为体循环的终点，血压降至最低，接近 0。

通常把右心房和胸腔内大静脉的血压称为中心静脉压（central venous pressure）。临床上常将静脉导管插到位于胸腔内的某一体循环的大静脉内以测定中心静脉压。中心静脉压值较低，正常变动范围为 4 ～ 12cmH_2O（1cmH_2O=98Pa）。各器官的静脉血压称为外周静脉压（peripheral venous pressure）。

中心静脉压的高低取决于中心静脉处血量的多少，而血量的多少则取决于心脏射血能力和静脉回心血量之间的关系。如果心脏射血能力较强，能及时将回流心脏的血液射入动脉，则中心静脉压较低；反之，心脏射血能力减弱时，中心静脉压升高。此外，如果静脉回流速度加快，中心静脉压也会升高。可见，中心静脉压是反映心血管功能的一项重要指标，测定中心静脉压可了解心脏的泵血功能和确定补液的速度及量。如果中心静脉压偏低或有下降趋势，常提示输液量不足；如果中心静脉压高于正常并有进行性升高的趋势，则提示输液过快或心脏射血功能不全。当心脏射血功能减弱而使中心静脉压升高时，静脉回流将减慢，较多的血液滞留在外周静脉内，故外周静脉压也升高。

（二）静脉回心血量及其影响因素

静脉回心血量（venous return）指单位时间内由静脉回流入心脏的血量，取决于外周静脉压与中心静脉压之差，以及静脉对血流的阻力。能影响外周静脉压、中心静脉压及静脉阻力的因素，都能影响静脉回心血量。

1. 体循环平均压　又称体循环平均充盈压，是反映血管系统充盈程度的重要指标，是由循环血量和血管容积之间的相对关系决定的。当循环血量增加或血管容积减小时，体循环平均压升高，静脉回心血量增多；反之，当循环血量减少或血管容积增大时，体循环平均压降低，静脉回心血量减少。

2. 心肌收缩能力　心肌收缩能力改变是影响静脉血回流最重要的因素。心肌收缩能力增强时，心输出量增多，心室排空较完全，使舒张末期心室内剩余血量减少，心室压较低，对心房和大静脉内血液的“抽吸”作用增强，中心静脉血量较少，则中心静脉压低，有利于静脉血回心；反之，心肌收缩能力减弱，使静脉回心的血流速度减慢，回心血量即减少。若发生右心衰竭，右心室收缩力减弱，射血力量显著减弱，心室内剩余血量增加，舒张期右心室压较高，使静脉回心血量减少，血液淤积在体循环静脉内，患者可出现颈静脉怒张、肝大、下肢水肿等体循环淤血体征；左心衰竭时，左心室收缩力减弱，引起肺静脉回流受阻，左心房压和肺静脉压升高，造成肺循环障碍，出现肺淤血、肺水肿等。

3. 骨骼肌的挤压作用　骨骼肌的节律收缩可挤压肌肉间和肌肉内的静脉，促使静脉血回流，静脉瓣可防止血液反流。肌肉收缩时，挤压肌肉内和肌肉间的静脉，使静脉血流加快，因为静脉瓣的作用，血液只能向心脏方向流动。肌肉舒张时，由于血液受静脉瓣的阻挡不能回流，静脉内压力下降，有利于毛细血管和微静脉的血液流入静脉，使静脉充盈。骨骼肌交替、节律地舒缩和静脉瓣一起对静脉血的回流起“泵”的作用，称为肌肉泵。长期站立可阻碍下肢静脉血液回流，同时降低静脉瓣的功能，易形成静脉曲张；长期卧床导致下肢肌肉萎缩，肌肉泵的作用减弱，如果突然站立，可能因静脉回心血量突然减少而晕厥。此外，妊娠时由于静脉回流受阻，外周静脉扩张，下肢出现静脉曲张或水肿，分娩后这些现象自然消失。

4. 呼吸运动　在吸气时，胸腔容积加大，胸膜腔负压进一步增大，使胸腔内的大静脉和右心房更加扩张，由于容积增大，压力进一步降低，因此有利于外周静脉内的血液回流右心房。由于回心血量增加，心输出量相应增加。呼气时，胸膜腔负压减小，由静脉回流右心房的血量相应减少。可见，呼吸运动对静脉回流也具有“泵”的作用。

5. 体位改变　血管内的血液除受心脏做功引起血管扩张外，还因重力的作用而产生一定的静水压。在平卧位时，全身静脉与心脏处于同一水平位，血液重力对静脉回心血量的影响不大。从卧位变为直立位时，心脏水平以下部位的静脉由于重力作用扩张充血，可多容纳约500mL血液，因而静脉回心血量减少。正常人有时候从蹲位突然变为直立位时，出现眩晕、眼前发黑，甚至晕倒的现象，是由于直立时血液的静水压使下肢静脉扩张，静脉回心血量减少，搏出量减少，血压骤降，导致脑供血不足所致。

五、微循环

微循环（microcirculation）指微动脉与微静脉之间的血液循环。微循环的最基本功能是进行血液与组织之间的物质交换，其次是调节组织器官血流量、参与维持动脉血压和影响毛细血管内外体液的分布。

（一）微循环的组成和血流通路

微循环的结构因器官组织不同而不同。典型的微循环结构大致包括微动脉、后微动脉、毛细血管前括约肌、真毛细血管网、通血毛细血管、动静脉吻合支和微静脉七部分（图 4–9）。

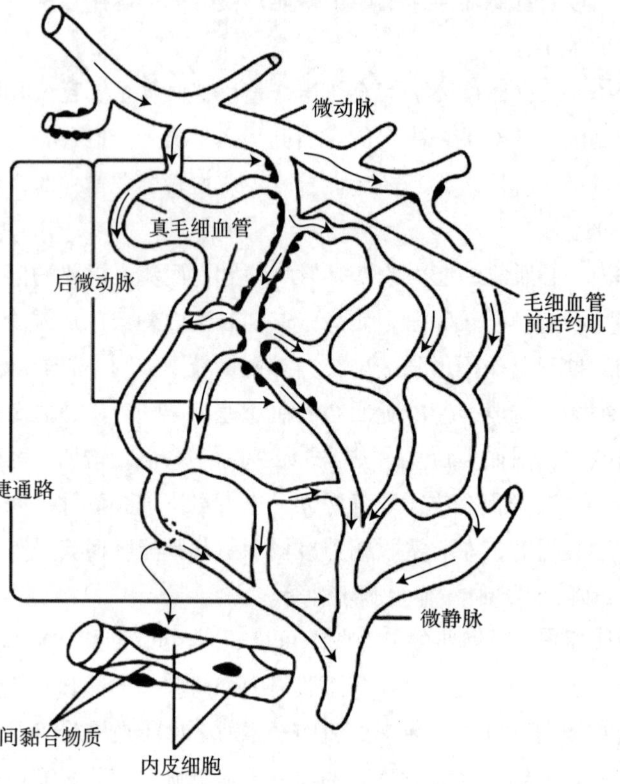

图 4–9 微循环模式图

微循环的血液可经过三条途径由微动脉流向微静脉，它们具有不同的生理意义。

1. 迂回通路 指血液经微动脉、后微动脉、毛细血管前括约肌、真毛细血管网进入微静脉的通路。真毛细血管间相互吻合成网，穿行于组织细胞之间，数量多，管壁薄，有较大通透性，血流缓慢，部分（20%）血管交替开放，是血液和组织液物质交换的部位。故此通路又称“营养通路”。

2. 直捷通路 指血液经微动脉、后微动脉和通血毛细血管进入微静脉的通路。通血毛细血管是后微动脉的延续，管壁无平滑肌，结构同真毛细血管。此通路血管经常处于开放状态，血流比较快，不与组织液进行物质交换，其主要功能是使一部分血液由微动脉直接进入微静脉而由静脉回流入心。

3. 动静脉短路 指血液由微动脉经动静脉吻合支直接进入微静脉的通路。它不与组织液进行物质交换，其主要功能是参与体温调节。这类通路在皮肤比较多，一般情况下，该通路经常处于关闭状态。当环境温度升高时，动静脉吻合支开放增多，局部血流量增加，有利于皮肤散热，调节体温。动静脉吻合支的开放增多，在一定程度上减少了血液与组织液之间的物质交换，能引起组织细胞相对缺氧。如感染性休克或中毒性休克时，由于动静脉吻合支大量开放，加重组织细胞缺氧，从而导致病情恶化。

三条微循环血流通路的比较见表 4–3。

表 4–3 三条微循环血流通路的血流特点和生理意义

血流通路	血流特点	生理意义
迂回通路	真毛细血管数量多、管壁薄，交替开放，血流缓慢	物质交换的主要场所
直捷通路	通血毛细血管经常开放，血流速度较快	保证血液迅速回流
动静脉短路	动静脉吻合支管壁厚，经常关闭，平时无血流通过	调节体温

（二）微循环的调节

微动脉、后微动脉、毛细血管前括约肌和微静脉的管壁都有平滑肌，其收缩和舒张将直接影响微循环的血流量。

1. 微动脉 管壁厚，管壁的中层主要是平滑肌，受神经 – 体液调节，收缩时可增加毛细血管的前阻力，减少进入微循环的血流量，舒张时相反。故微动脉称为微循环的“总闸门”。

2. 后微动脉和毛细血管前括约肌 后微动脉又称中间微动脉，是微动脉的直接分支。其管壁的平滑肌呈节段性分布，产生的阻力小于微动脉。毛细血管前括约肌位于毛细血管的入口处，有平滑肌包绕，受体液因素的影响，控制进入真毛细血管的血量。故毛细血管前括约肌被称为微循环的“分闸门”。

安静时，开放的毛细血管只占总数的 20% 左右。在神经 – 体液调节，特别是局部组织代谢产物的调节下，真毛细血管轮流开闭。毛细血管前括约肌受儿茶酚胺等缩血管物质和局部代谢舒血管物质的共同调节。毛细血管关闭时，该毛细血管周围组织中的代谢产物积聚，氧分压降低。代谢产物和低氧都能导致局部的后微动脉和毛细血管前括约肌舒张及毛细血管开放，于是局部组织内积聚的代谢产物被血流清除，后微动脉和毛细血管前括约肌又收缩，使毛细血管关闭，如此周而复始。当组织代谢活动加强时，越来越多的微动脉和毛细血管前括约肌舒张，使越来越多的毛细血管处于开放状态，从而使血液和组织细胞之间发生交换的面积增大、距离缩短。因此，微循环的血流量与组织的代谢活动水平相适应。

3. 微静脉 内皮较薄，直径和管壁平滑肌的量有差别，有平滑肌的微静脉是主要的毛细血管后阻力血管，在功能上称为微循环的“后闸门”。微静脉收缩，毛细血管后阻力增大，一方面使毛细血管血压升高，另一方面使静脉回流量减少。微静脉平滑肌也受交感缩血管神经和体液中血管活性物质的影响。交感缩血管神经兴奋，微静脉收缩，但不如微动脉明显；微静脉对儿茶酚胺的敏感性也较微动脉低，但对缺氧和酸性代谢产物的耐受性比微动脉大。

六、组织液和淋巴液的生成与回流

组织液是存在于血管外、组织细胞间隙的液体，绝大部分呈胶冻状，不能自由流动，少部分可自由流动。组织液是组织细胞直接所处的环境，组织细胞通过细胞膜与组织液发生物质交换，组织液与血液之间则通过毛细血管壁进行物质交换。因此，组织细胞与血液之间的物质交换需以组织液为中介。组织液是血浆经毛细血管滤过产生的，除蛋白质外，其他成分基本与血浆相同。

（一）组织液的生成与回流

组织液是血浆经毛细血管壁滤过而形成的，毛细血管壁的通透性是组织液生成的结构基础。组织液生成的动力是有效滤过压（effective filtration pressure）。毛细血管内存在毛细血管血压及血浆胶体渗透压，而组织间隙中有组织液静水压及组织液胶体渗透压。毛细血管内外这四种因素构成了两对力量，一对是毛细血管血压和组织液胶体渗透压，它们是促进组织液生成的力；另一对是血浆胶体渗透压和组织液静水压，它们是促使组织液回流的力。这两对力量之差称为有效滤过压。有效滤过压可用下式表示：

有效滤过压 =（毛细血管血压 + 组织液胶体渗透压）–（血浆胶体渗透压 + 组织液静水压）

若有效滤过压为正值，则造成组织液的生成；若有效滤过压为负值，则组织液回流入血。

动脉端毛细血管血压约为 30mmHg，静脉端毛细血管血压约为 12mmHg，血浆胶体渗透压约为 25mmHg，组织液胶体渗透压约为 15mmHg，组织液静水压约为 10mmHg，故：毛细血管动脉端有效滤过压 =（30+15）–（25+10）=10mmHg，毛细血管静脉端有效滤过压 =（12+15）–（25+10）=–8mmHg。

由此看来，毛细血管动脉端为净滤过，静脉端为净回流。血液在毛细血管中流过，血压逐渐下降，有效滤过压也逐渐降低，血压降至 0 后继续下降，有效滤过压转为负值，因此，流经毛细血管的血浆一部分在毛细血管动脉端以滤过的方式进入组织间隙，形成组织液，这些液体约 90% 在毛细血管静脉端被重吸收回血液，10% 左右的组织液则进入毛细淋巴管，成为淋巴液，淋巴液经淋巴系统又回到循环系统中去，形成组织液生成与回流的动态平衡（图 4–10）。

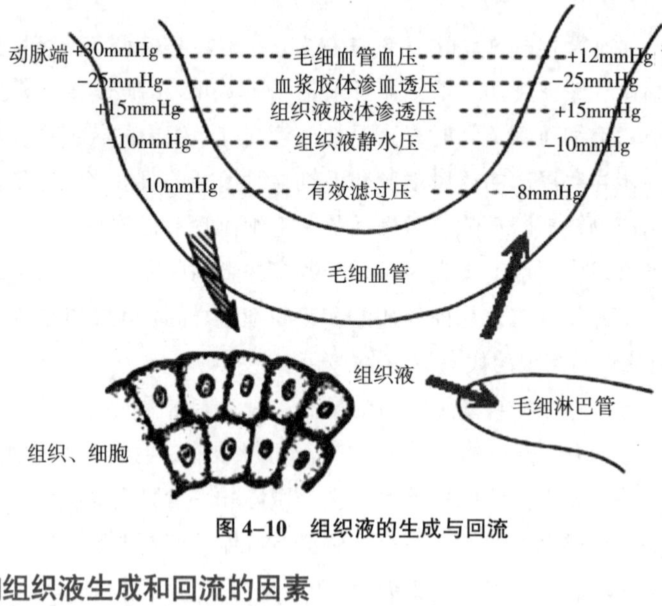

图 4–10　组织液的生成与回流

（二）影响组织液生成和回流的因素

正常情况下，组织液不断生成又不断回流，保持动态平衡，是保证血浆与组织液含量相对稳定的重要因素。如果由于某种原因，这种动态平衡被打破，造成组织液生成过多或回流过少，就会因组织液潴留在组织间隙而产生组织水肿。根据组织液的生成与回流机制，凡影响有效滤过压和毛细血管通透性的因素，都可以影响组织液的生成与回流。

1. 毛细血管血压　小动脉和微动脉扩张时，毛细血管血压升高，有效滤过压增大，组织液生成增加，运动的肌肉或炎症部位常出现这种现象。微静脉收缩或静脉压升高时，也可使组织液生成增加。如右心衰竭时，中心静脉压升高，静脉回流障碍，全身毛细血管后阻力增大，而使毛细血管血压增高，可引起全身水肿；炎症时，炎症部位小动脉扩张，毛细血管前阻力减小，进入毛细血管的血量增加而使毛细血管血压增高，引起局部水肿。

2. 血浆胶体渗透压　主要由血浆蛋白质分子形成，是促进组织液回流的因素。血浆蛋白质减少，如长期饥饿造成营养不良、肝病致血浆蛋白质减少或肾病引起蛋白尿（血浆蛋白质丢失过多），都可使血浆胶体渗透压降低，有效滤过压增大，组织液生成过多、回流减少而造成组织水肿。

3. 淋巴回流　由于约 10% 的组织液经淋巴管回流入血，故当淋巴液回流受阻（如丝虫病、肿瘤压迫等）时，受阻部位远心端的组织液积聚出现局部水肿。

4. 毛细血管通透性　正常情况下，蛋白质难以通过毛细血管壁，使血浆胶体渗透压高于组织液胶体渗透压。若毛细血管通透性异常增加，致部分血浆蛋白质漏出血管，使血浆胶体渗透压降低，组织液胶体渗透压升高，有效滤过压增大，组织液生成增多，回流减少，引起局部水肿。如在过敏、烧伤等病理情况下，局部释放大量组胺、缓激肽等，使毛细血管通透性增大，部分血浆蛋白质渗出毛细血管，使病变部位组织液胶体渗透压升高，有效滤过压增大而发生局部水肿。

（三）淋巴循环

组织液进入淋巴管即成为淋巴液，进入的途径主要在毛细淋巴管。毛细淋巴管为一盲管，在其起始端，内皮细胞的边缘像瓦片般互相覆盖，形成向管腔内开启的单向活瓣，组织液只能流入，不能倒流。组织液中的蛋白质及其代谢产物、漏出的红细胞、侵入的细菌，以及经消化吸收的小脂肪滴都很容易经细胞间隙进入毛细淋巴管。全身的淋巴液回流聚集，最后汇成右淋巴导管和胸导管两条淋巴干，它们分别在两侧经静脉进入血液循环。因此，淋巴系统是血液循环回流过程中的一个辅助系统。

1. 淋巴液的生成　健康成人的淋巴液生成量约为 120mL/h，每日生成量为 2 ～ 4L，大致相当于人体的血浆总量。淋巴液生成的动力是组织液与淋巴液的压力梯度。组织液压力升高时，淋巴液的生成速度加快。

2. 淋巴液生成的意义

（1）调节血浆和组织液之间的液体平衡　每天在毛细血管动脉端滤过的液体总量约 24L，其中约 3L 经淋巴循环回到血液中去，即一天中回流的淋巴液量大致相当于人体的血浆总量。如果毛细淋巴管阻塞，滤过的液体不能沿淋巴管回流，就会产生组织水肿。

（2）回收蛋白质　每天组织液中有 75 ～ 200g 蛋白质由淋巴液回收到血液中，使组织液的蛋白质保持较低水平，这对维持血管内外胶体渗透压及水平衡具有重要的生理意义。

（3）运输脂肪及其他营养物质　由小肠吸收的营养物质可经小肠绒毛的毛细淋巴管吸取而流入血液，尤其脂肪，80% ～ 90% 是由小肠绒毛的毛细淋巴管吸收的。

（4）防御和免疫功能　通过淋巴回流，可将组织中的大分子物质、红细胞和细菌运输到淋巴结处理。

第三节　心血管活动的调节

人体在不同的生理状态下，各器官、组织的代谢水平不同，对血流量的需求也在不断变化。机体通过神经和体液调节，改变心肌收缩能力和心率，以调节心输出量；改变阻力血管管径，以调节外周阻力；改变容量血管的管径，以调节循环血量，从而维持正常的血压，满足各器官、组织在不同情况下对血流量的需要。

一、神经调节

心肌和血管平滑肌主要受交感神经和副交感神经支配，心血管活动的神经调节是通过各种心血管反射来完成的。

（一）心脏的神经支配

支配心脏的传出神经为心迷走神经和心交感神经。

1. 心交感神经及其作用 心交感神经的节前纤维起自脊髓胸段第 1 ～ 5 节中间内侧柱的神经元，在星状神经节或颈交感神经节换元，节后纤维组成心上、心中、心下神经进入心脏后支配窦房结、房室交界、房室束、心房肌和心室肌。支配窦房结的交感神经纤维主要来自右侧心交感神经，支配房室交界的交感神经纤维主要来自左侧心交感神经。左、右心交感神经在心脏内的分布不对称。

心交感神经节后纤维末梢释放的递质是去甲肾上腺素，它与心肌细胞膜的 β 肾上腺素受体结合，使细胞膜对 Ca^{2+} 的通透性增高和对 K^{+} 的通透性降低，总的结果是对心脏的活动起兴奋作用。具体效应是导致心率加快、心肌收缩能力加强、房室传导加快，可分别称为正性变时作用、正性变力作用和正性变传导作用。普萘洛尔等 β 受体阻滞剂可阻滞心交感神经对心脏的兴奋作用。

2. 心迷走神经及其作用 心迷走神经的节前纤维起自延髓迷走神经背核和疑核，节前神经元发出的节前纤维在迷走神经干中下行，进入心脏后在心内神经节更换神经元，节后纤维支配窦房结、心房肌、房室交界、房室束及其分支，也有少量心室肌受迷走神经纤维支配。左、右两侧心迷走神经对心脏的支配有所不同，右侧心迷走神经主要影响窦房结的活动，左侧心迷走神经主要影响房室交界的功能。

心迷走神经节后纤维末梢释放乙酰胆碱，与心肌细胞膜的胆碱能 M 型受体结合，使细胞膜对 K^{+} 的通透性增大，促进 K^{+} 外流，对 Ca^{2+} 的通透性降低，减少 Ca^{2+} 内流，对心脏的活动起抑制作用，表现为心房肌收缩能力减弱、房室传导减慢，分别称为负性变力作用和负性变传导作用。心迷走神经兴奋，导致窦房结起搏细胞自律性降低，心率减慢，称为负性变时作用。阿托品是 M 型受体阻滞剂，能阻滞心迷走神经对心脏的抑制作用。

（二）血管的神经支配

除真毛细血管外，血管壁内都有平滑肌分布，绝大部分血管平滑肌受自主神经支配。支配血管平滑肌的血管运动神经纤维可分为缩血管神经纤维和舒血管神经纤维两大类，两者统称为血管运动神经纤维。

1. 交感缩血管神经纤维 节前纤维起自脊髓胸腰段的中间外侧柱，在椎旁或椎前神经节换神经元，节后纤维分布于血管平滑肌，其末梢释放去甲肾上腺素，主要与血管平滑肌细胞膜的 α 肾上腺素受体结合，引起缩血管效应。

在安静状态下，交感缩血管神经纤维持续发放低频（1 ～ 3 次 / 秒）神经冲动，使血管平滑肌维持一定程度的收缩，称为交感缩血管紧张。在此基础上，交感缩血管神经纤维紧张性增强时，血管平滑肌进一步收缩；交感缩血管神经纤维紧张性减弱时，血管平滑肌舒张。以此来调节不同器官的血流阻力和血流量。

2. 舒血管神经纤维 主要有以下两种：

（1）交感舒血管神经纤维　主要支配骨骼肌血管。这类神经纤维平时没有紧张性活动，只在人体情绪激动、恐慌或肌肉运动时才发放冲动，其节后纤维末梢释放的递质是乙酰胆碱，与血管平滑肌的胆碱能 M 型受体结合，使血管舒张，血流量增多。

（2）副交感舒血管神经纤维　支配脑、唾液腺、胃肠道外分泌腺和外生殖器等少数器官的血管平滑肌，作用范围局限。其节后纤维末梢释放的递质是乙酰胆碱，与血管平滑肌细胞膜的胆碱能 M 型受体结合，使血管舒张。其活动只对组织、器官的局部血流量起调节作用，对循环系统总外周阻力的影响很小。

（三）心血管中枢

在中枢神经系统中，与调节心血管活动有关的神经元相对集中的部位称为心血管中枢（cardiovascular center），这些神经元广泛地分布在从脊髓至大脑皮质的各级水平。各级中枢对心血管系统活动调节具有不同的作用，它们互相联系、协调配合，使心血管系统的活动协调一致并与整个机体的活动相适应。

1. 延髓心血管中枢 心血管活动的基本中枢位于延髓。在延髓腹外侧部存在心交感中枢和交感缩血管中枢，分别发出神经纤维控制脊髓内心交感和交感缩血管神经的节前神经元。心迷走中枢位于延髓的迷走神经背核和疑核，发出心迷走神经的节前纤维。这些中枢在平时都有紧张性活动，分别称为心交感紧张、交感缩血管紧张和心迷走紧张。在整体情况下，各种心血管反射并不是由延髓心血管中枢独立完成的，而是在延髓以上各有关中枢的参与下共同完成的。

2. 延髓以上心血管中枢 在延髓以上的脑干、下丘脑、小脑和大脑中都存在与心血管活动有关的神经元，它们对心血管活动的调节作用主要表现为在心血管活动与机体其他功能之间发挥复杂的整合作用，把许多不同的生理反应统一起来，形成一个完整、协调的生理过程。中枢部位越高，整合功能越强。所谓整合，指把许多不同的生理反应统一起来，构成一个完整的互相配合、互相协调的生理过程。如大脑边缘系统的结构能影响下丘脑和脑干其他部位的心血管神经元活动，使心血管活动与情绪激动相配合。可见，心血管活动的中枢调节是通过上下联系、相互作用、协调统一来完成的整合功能。

（四）心血管反射

心血管的神经调节以反射的方式进行。人体有多种心血管反射，其意义在于维持内环境的相对稳定并适应外环境的各种变化。

1. 颈动脉窦和主动脉弓压力感受器反射 在颈动脉窦和主动脉弓血管壁外膜下有丰富的感觉神经末梢，分别称为颈动脉窦压力感受器和主动脉弓压力感受器，它们的适宜刺激是血液对动脉壁的机械牵张（图 4-11）。颈动脉窦压力感受器的传入神经为窦神经，它并入舌咽神经进入延髓；主动脉弓压力感受器的传入神经并入迷走神经后进入延髓。压力感受器反射的传出神经为心迷走神经、心交感神经和交感缩血管神经，效应器为心脏和血管。

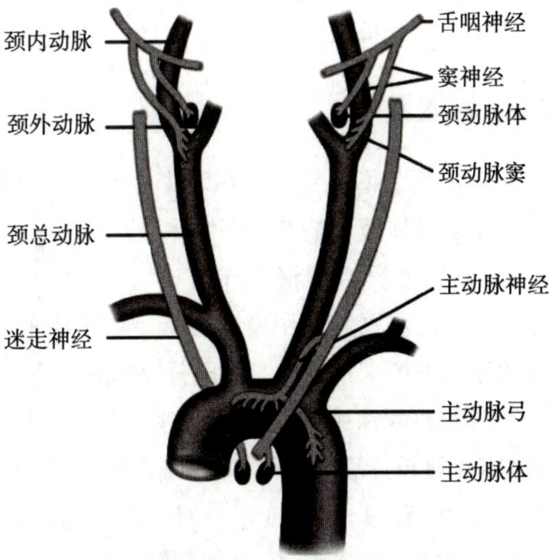

图 4-11　颈动脉窦与主动脉弓的压力感受器

当血压上升时，压力感受器兴奋性增强，

窦神经和主动脉神经传入延髓心血管中枢的冲动增多，使心迷走中枢的紧张性活动增强，心交感中枢和缩血管中枢的紧张性活动减弱，通过心迷走神经、心交感神经和交感缩血管神经传出到达心脏和血管，使心率减慢、心肌收缩能力减弱，心输出量减少，血管舒张，外周阻力下降，静脉舒张，回心血量减少，最后导致血压下降。因此，颈动脉窦和主动脉弓压力感受器反射又称减压反射（depressor reflex）。

减压反射是一种负反馈调节，它的生理意义在于维持动脉血压相对稳定。当动脉血压升高时，通过此反射使血压降低；当血压下降时，从颈动脉窦和主动脉弓压力感受器发出的传入冲动频率降低，导致血压上升。

颈动脉窦、主动脉弓压力感受器反射对突然发生的动脉血压变化进行快速、准确的调节，使动脉血压稳定在正常范围之内，不至于发生过大的波动。原发性高血压患者的压力感受器产生适应现象，对牵张刺激的敏感性降低，压力感受器反射在高于正常水平的范围内工作，所以不会通过压力感受器反射使血压下降到正常水平。

2. 颈动脉体和主动脉体化学感受器反射 在颈总动脉的分叉处和主动脉弓下方分别有颈动脉体化学感受器和主动脉体化学感受器，它们对血液中一些化学成分的变化非常敏感，其传入神经纤维也经舌咽神经和迷走神经进入延髓。

当血液中 O_2 含量降低、CO_2 含量升高、H^+ 浓度升高，化学感受器受到刺激而兴奋，冲动传入延髓后主要兴奋呼吸中枢，使呼吸加深加快，同时引起除脑、心外的其他部位血管收缩，外周阻力增大，回心血量增多。此外，呼吸增强可以反射性地引起心率加快，心输出量增加，血压升高。

在正常生理情况下，颈动脉体和主动脉体化学感受器反射对心血管活动的调节作用不明显，只有在低氧、窒息、失血、动脉血压过低和酸中毒等紧急情况下，对维持动脉血压和重新分配血量，保证心、脑等重要器官的血液供应有重要意义。

3. 心肺感受器反射 在心房、心室和肺循环大血管存在许多调节心血管活动的感受器，称为心肺感受器，其中心房壁上感受血容量增多的感受器称为容量感受器（volume receptor），其传入神经纤维主要走行于迷走神经干内。当心房、心室或肺循环大血管内压力升高或血容量增大时，感受器发生兴奋；一些化学物质，如前列腺素、缓激肽等也可使感受器兴奋。大多数心肺感受器兴奋时引起的效应是交感神经紧张性降低，心迷走神经紧张性加强，导致心率减慢，心输出量减少，外周阻力降低，血压下降。心肺感受器兴奋后，抑制肾交感神经，肾素、抗利尿激素释放减少，使肾血流量增加，尿量增多，以调整循环血量。

二、体液调节

体液调节指血液和组织液中一些化学物质对心血管活动的调节作用。根据其作用范围，可分为全身性体液调节和局部性体液调节。

（一）全身性体液调节

1. 肾上腺素和去甲肾上腺素 血液中的肾上腺素和去甲肾上腺素主要来自肾上腺髓质，肾上腺素能纤维末梢释放的去甲肾上腺素仅有一小部分进入血液。

肾上腺素和去甲肾上腺素对心血管都有兴奋的作用，但两种激素的作用又有不同之处，主要是对不同的肾上腺素受体的结合能力不同。肾上腺素受体分为 α 受体和 β 受体两种，β 受体又分 β_1 和 β_2 两个亚型。肾上腺素与两种受体结合的能力均较强；去甲肾上腺素与 α 受体的结合能力较强，与 β 受体的结合能力较弱。α 受体和 β_1 受体被激活后主要产生兴奋效应，而 β_2 受体被激活后产生的效应主要表现为抑制。

在心脏，肾上腺素与心肌细胞上的 β_1 受体结合，表现为心率加快，心肌收缩能力加强，心输出量增大。在血管，肾上腺素的作用取决于血管平滑肌上 α 受体和 β 受体的分布情况。皮肤、肾、胃、肠等器官的血管 α 受体占优势，肾上腺素的作用是使这些器官的血管收缩；骨骼肌、肝脏的血管则是 β_2 受体占优势，生理浓度的肾上腺素引起血管舒张，但大剂量时也兴奋 α 受体，引起血管收缩。由于肾上腺素对血管既有收缩作用又有舒张作用，所以对外周阻力的影响不大。

去甲肾上腺素主要与 α 受体结合，而与 β_2 受体的结合力很弱，因此，主要引起强烈的缩血管作用，使外周阻力增大，动脉血压升高。临床工作中常常把肾上腺素作为强心药，而将去甲肾上腺素作为缩血管的升压药。

2. 肾素 – 血管紧张素系统 肾素是由肾球旁细胞合成和分泌的一种酸性蛋白酶。肾素进入血液后，将肝脏合成的血管紧张素原水解成血管紧张素Ⅰ（十肽），后者在经过肺循环时，在血管紧张素转换酶作用下被水解成血管紧张素Ⅱ（八肽），血管紧张素Ⅱ在血浆和组织中的氨基肽酶作用下脱去一个氨基酸残基后形成血管紧张素Ⅲ。

血管紧张素Ⅰ不具活性，血管紧张素Ⅲ缩血管作用较弱，但可刺激肾上腺皮质合成、释放醛固酮，血管紧张素Ⅱ对循环系统的作用最强，主要作用如下：①直接使全身小动脉、微动脉收缩，外周阻力增高；②使静脉收缩，回心血量增加；③作用于交感神经节后纤维，使其释放递质增多；④促使交感缩血管中枢紧张性增加；⑤促进肾上腺皮质释放醛固酮，醛固酮可促进肾小管对 Na^+、水的重吸收，使循环血量增加。因此，血管紧张素Ⅱ总的作用是升高血压。由于肾素、血管紧张素和醛固酮之间关系密切，所以把它们称为肾素 – 血管紧张素系统或肾素 – 血管紧张素 – 醛固酮系统，这一系统对于血压的长期调节有重要的意义。

在病理情况下，如大量失血时，血压迅速下降，肾血流量减少，可刺激球旁细胞大量分泌肾素，使血液中血管紧张素增多，从而促使血压回升和血量增加。

3. 血管升压素 血管升压素（vasopressin，VP）又称抗利尿激素（antidiuretic hormone，ADH），在下丘脑的视上核和室旁核合成，经下丘脑垂体束运输到神经垂体储存，在适宜刺激下释放入血。其主要作用是促进肾远曲小管和集合管对水的重吸收，使尿量减少，即抗利尿作用；对循环系统的主要作用是引起全身血管平滑肌收缩，血压升高。它是已知最强的缩血管物质之一，生理剂量只出现抗利尿效应，剂量高于正常时，才有收缩血管、升高血压的作用。在大量失血、严重失水等情况下，血管升压素大量释放，对保证体内液体量、维持动脉血压具有重要意义。

4. 心房钠尿肽 心房钠尿肽（atrial natriuretic peptide，ANP）又称心钠素，是由心房肌细胞合成和释放的一种多肽激素，具有强烈的利尿和排钠作用，并能使血管平滑肌舒张，血压降低，还能抑制肾素分泌，使血管紧张素Ⅱ的生成减少。

（二）局部性体液调节

1. 激肽释放酶 – 激肽系统 激肽释放酶是体内的一类蛋白酶，能水解激肽原生成激肽。激肽具有舒血管活性。

激肽释放酶分为两类：一类存在于血浆中，称血浆激肽释放酶，能使血浆中的激肽原生成缓激肽；另一类存在于肾、唾液腺、胰腺、汗腺及胃肠黏膜组织中，称组织激肽释放酶，能使激肽原生成胰激肽（又称血管舒张素、赖氨酰缓激肽）。胰激肽可在氨基肽酶作用下脱去赖氨酸，成为缓激肽。缓激肽可在激肽酶作用下水解失活。

缓激肽和胰激肽是目前已知的最强舒血管活性物质，能使血管平滑肌舒张、毛细血管通透性增加，局部血流量增加。循环血液中的激肽也参与对动脉血压的调节，使血管舒张，外周阻力减小，血压降低。

2. 血管内皮细胞生成的血管活性物质 血管内皮细胞能生成和释放多种血管活性物质，引起血管平滑肌的舒张或收缩。

在舒血管物质中，比较重要的是一氧化氮（nitric oxide，NO）。一氧化氮激活血管平滑肌细胞内的鸟苷酸环化酶，使环磷酸鸟苷（cGMP）浓度升高，游离 Ca^{2+} 浓度降低，故血管舒张。

在缩血管物质中，研究比较深入的是内皮素（endothelin，ET），它是目前已知的血中最强的缩血管物质之一。其作用机制是与血管平滑肌上的特异性受体结合，促进肌质网释放 Ca^{2+}，从而使血管平滑肌收缩加强。

3. 组胺 是由组氨酸在脱羧酶的作用下生成的。皮肤、肺和胃肠道黏膜的肥大细胞中含有大量的组胺。当组织受到损伤、发生炎症或过敏反应时，都可释放组胺。组胺具有强烈的舒血管作用，并使毛细血管和微静脉的通透性增加，血浆漏入组织，形成局部组织水肿。

4. 前列腺素 是脂肪酸类物质，活性强、种类多、功能复杂，几乎存在于全身各种组织中，不同类型的前列腺素对血管平滑肌的作用不同。如前列腺素 E_2（PGE_2）、前列环素（PGI_2）有强烈的舒血管作用；前列腺素 $F_{2\alpha}$（$PGF_{2\alpha}$）使静脉收缩。

【复习思考题】

一、单项选择题

1. 下列对心动周期的描述不正确的是（ ）
   A. 包括一个收缩期和一个舒张期 B. 一个心动周期等于一次心跳
   C. 心房收缩期短于心室收缩期 D. 心房舒张期长于心室舒张期
   E. 正常成人安静时心动周期历时 0.8 秒
2. 心动周期中，左心室容积最大的时期是（ ）
   A. 等容收缩期末 B. 等容舒张期末
   C. 射血期末 D. 充盈期初
   E. 心房收缩期末
3. 第一心音标志着（ ）
   A. 等容收缩期末 B. 等容舒张期末
   C. 射血期末 D. 充盈期初
   E. 心房收缩期末
4. 下列不常用作心脏功能评价的是（ ）
   A. 心指数 B. 心输出量 C. 射血分数 D. 外周阻力 E. 搏出量
5. 比较不同个体心脏泵血功能最好的指标是（ ）
   A. 搏出量 B. 心输出量 C. 射血分数 D. 心指数 E. 回心血量
6. 心肌的后负荷指（ ）
   A. 外周阻力 B. 动脉血压 C. 心率 D. 心指数 E. 回心血量
7. 心室肌细胞动作电位的特征主要是（ ）
   A. 0 期去极化快 B. 形成平台期
   C. 复极相分 4 期 D. 4 期自动去极化
   E. 动作电位复杂
8. 心脏传导系统中，容易产生房室传导阻滞的部位是（ ）
   A. 窦房结 B. 房室束 C. 房室交界 D. 浦肯野纤维 E. 心室肌

9. 心肌不发生强直收缩的主要原因是（　　）

A. 有平台期
B. 动作电位时程长
C. 有效不应期长
D. 终池不发达
E. 具有房室延搁

10. 影响血流外周阻力的主要因素是（　　）

A. 血管管径　B. 血流量　C. 血管壁弹性　D. 血液黏滞度　E. 血流速度

11. 心率加快时，以下关于血压变化的描述正确的是（　　）

A. 舒张压升高为主
B. 收缩压升高为主
C. 舒张压降低
D. 收缩压降低
E. 收缩压和舒张压均降低

12. 期前收缩产生的原因是额外刺激落在（　　）

A. 绝对不应期内
B. 局部反应期
C. 有效不应期内
D. 有效不应期内之后
E. 只要刺激强度够大，任何时期都可

13. 严重高血钾的患者心脏活动可产生（　　）

A. 心率加快
B. 心肌收缩能力增强
C. 停搏于舒张状态
D. 停搏于收缩状态
E. 心肌兴奋传导速度加快

14. 以下关于微循环中迂回通路的描述，错误的是（　　）

A. 血流速度慢
B. 进行物质交换的场所
C. 经常保持开放状态
D. 毛细血管路途长
E. 通过真毛细血管网

15. 调节心血管活动的中枢位于（　　）

A. 脊髓　B. 延髓　C. 脑桥　D. 下丘脑　E. 大脑皮质

二、名词解释

1. 自动节律性
2. 心动周期
3. 每搏输出量
4. 心输出量
5. 血压
6. 中心静脉压
7. 减压反射

三、简答题

1. 简述影响动脉血压的因素。
2. 简述影响静脉回心血量的因素。
3. 简述心血管的神经支配，各类神经末梢释放什么递质？各有何作用？
4. 简述颈动脉窦与主动脉弓压力感受器反射的反射弧组成。
5. 用所学知识试分析以下病例水肿的原理：

（1）右心衰竭患者，出现颈静脉怒张、肝脾肿大和双下肢水肿。

（2）严重肝硬化患者，出现腹水。

扫一扫，查阅
复习思考题答案

扫一扫，查阅本章 PPT、视频等数字资源

第五章 呼 吸

【学习目标】

1. 掌握：呼吸的概念、基本环节和生理意义；肺通气的动力；胸膜腔内压的意义；肺通气功能的主要评价指标；化学感受性呼吸反射的概念和调节机制。

2. 熟悉：肺泡表面活性物质的作用与意义；肺换气和组织换气过程；O_2 和 CO_2 在血液中的运输形式；肺牵张反射的概念及意义。

3. 了解：呼吸中枢的概念、部位和作用；防御性呼吸反射的类型及意义。

案例导入

张某，男，5 岁，因“发热、咳嗽 1 周”入院。患儿 1 周前洗澡受凉后出现发热，体温高达 40℃，伴咳嗽、咳痰，喘促。查体：呼吸 25 次 / 分，鼻翼扇动，有三凹征，两肺可闻及哮鸣音和小水泡音。辅助检查：WBC 11.7×10^9/L，N 79%，E 1%，L 20%，PLT 210×10^9/L。结合 CT 检查结果，西医初步诊断为大叶性肺炎。

中医四诊：发热，咳嗽、痰黄黏，舌边尖红，苔黄，脉浮数。中医诊断：风热袭肺证。

问题与思考：

患儿鼻翼扇动、三凹征的原因是什么？

机体在新陈代谢的过程中，需要不断地从外界环境中摄取 O_2，并把产生的 CO_2 排出体外，这种机体与外界环境之间的气体交换过程称为呼吸（respiration），它是维持机体正常新陈代谢和生命活动所必需的基本生理过程之一。人和高等动物的呼吸过程由三个相互联系并同时进行的基本环节组成。①外呼吸：指外界环境与肺毛细血管血液之间的气体交换，包括肺通气与肺换气两个过程，通常所称的呼吸一般指外呼吸；②气体在血液中的运输：指血液把从肺泡摄取的 O_2 运送到组织细胞，同时将组织细胞产生的 CO_2 运送到肺泡的过程；③内呼吸：指血液与组织细胞之间的气体交换过程，又称组织换气。

呼吸的生理意义是维持机体内环境中 O_2 和 CO_2 浓度的相对稳定，保证生命活动的正常进行。因此，其中任何一个环节发生障碍，均可使组织细胞缺氧和二氧化碳蓄积，导致内环境紊乱，从而影响新陈代谢的正常进行和其他生理功能的正常发挥。呼吸一旦停止，生命也将随之终止。

第一节 肺通气

肺通气（pulmonary ventilation）指肺与外界环境之间的气体交换过程。实现肺通气的结构包

括呼吸道、肺泡、胸廓、呼吸肌等。呼吸道是气体进出肺的通道，同时对吸入的气体具有加温、加湿、滤过、清洁作用；肺悬于胸廓内，两者之间有密闭的胸膜腔；附着于胸廓的呼吸肌通过收缩及舒张活动改变胸廓容积，为肺通气提供动力。

【知识拓展】

认识雾霾的危害

雾气看似温和，实则其中所含的对人体有害的细颗粒、有毒物质达 20 多种，包括酸、碱、盐、胺、酚等，以及尘埃、花粉、螨虫、病毒、结核分枝杆菌、肺炎球菌等，其含量是普通大气水滴的几十倍。与雾相比，霾对人体健康的危害更大。由于霾中细小粉粒状飘浮颗粒物的直径一般在 0.01μm 以下，可直接通过呼吸道进入支气管，甚至肺部。所以，霾影响最大的就是人的呼吸系统，造成的疾病主要集中在呼吸道疾病、脑血管疾病、鼻腔炎症等。同时，雾霾天气时，气压降低、空气流动性差，空气中可吸入颗粒物骤增，有害细菌和病毒向周围扩散的速度变慢，导致空气中有害物质浓度增高，疾病传播的风险很高。

一、肺通气的原理

气体经呼吸道进出肺，取决于推动气体流动的动力与气体流动时遇到的阻力。肺通气是由肺通气的动力克服肺通气的阻力而实现的。

（一）肺通气的动力

气体总是从压力高处向压力低处扩散，大气压与肺内压之间的压力差是实现肺通气的直接动力。通常情况下，大气压是相对恒定的，气体能否进出肺，主要取决于肺内压的变化。但肺本身并不具有主动扩张和回缩的能力，其容积的变化依赖于胸廓的扩大与缩小，而胸廓的扩大与缩小是通过呼吸肌的收缩和舒张来实现的。因此，呼吸肌的收缩和舒张活动是实现肺通气的原动力。

1. 呼吸运动 通过呼吸肌的收缩和舒张引起胸廓节律性扩大和缩小的过程称为呼吸运动（respiratory movement）。胸廓扩大称为吸气运动，胸廓缩小则称为呼气运动。每分钟呼吸运动的次数称为呼吸频率。正常人安静时的呼吸频率为 12 ～ 18 次 / 分，可随年龄、性别、肌肉活动和情绪等不同而变化。如新生儿呼吸频率比成人快，运动时呼吸可暂时加快。根据呼吸深度及参与活动的呼吸肌的主次、多少不同，可将呼吸运动分为以下几种类型。

（1）*平静呼吸* 安静状态下，平缓而均匀的呼吸称为平静呼吸（eupnea）。平静呼吸主要是由膈肌和肋间外肌的舒缩完成的。当膈肌收缩时，膈穹窿下降，使胸廓的上下径增大（图 5–1A），同时肋间外肌收缩，肋骨上提，使胸廓的前后、左右径均增大（图 5–1B）。膈肌和肋间外肌收缩，使胸腔容积增大，通过胸膜腔的耦联作用，引起肺扩张，肺容积增大，肺内压下降，当低于大气压时，外界气体进入肺，形成吸气。膈肌和肋间外肌舒张，胸廓弹性回位，胸腔容积缩小，肺发生弹性回缩，使肺容积缩小，肺内压升高，当高于大气压时，肺内气体被呼出，形成呼气。因此，平静呼吸的特点是吸气动作由吸气肌收缩产生，属于主动过程；而呼气动作是吸气肌舒张产生的，呼气肌不参与活动，属于被动过程。

（2）*用力呼吸* 人在劳动或运动时深而快的呼吸称为用力呼吸（forced breathing）。用力吸气时，除膈肌和肋间外肌加强收缩外，胸锁乳突肌、斜角肌等辅助吸气肌也参与收缩，使胸廓和肺容积进一步扩大，肺内压更低，以吸入更多的气体；用力呼气时，除吸气肌舒张外，肋间内肌和腹壁肌等呼气肌群也参与收缩，使胸腔和肺的容积进一步缩小，肺内压更大，以呼出更多的气体。由于用力呼吸时，吸气肌、呼气肌和辅助呼吸肌都参与呼吸运动，因此，用力呼吸的特点是无论吸气过程还是呼气过程都是主动的。

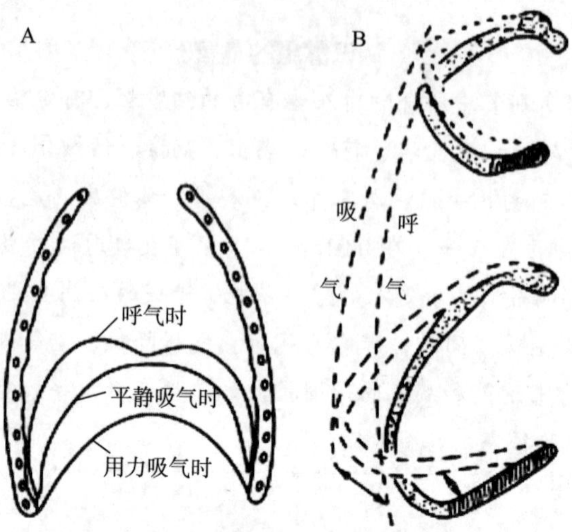

A. 膈运动；B. 肋骨运动。
实线表示呼气时位置，虚线表示用力呼气时位置。

图 5-1　呼吸肌活动引起的胸腔容积变化

（3）胸式呼吸和腹式呼吸　以肋间外肌的收缩、舒张为主，主要表现为胸壁起伏明显的呼吸运动，称为胸式呼吸（thoracic breathing）。以膈肌的收缩、舒张活动为主，主要表现为腹壁起伏明显的呼吸运动，称为腹式呼吸（abdominal breathing）。一般情况下，正常成人多为腹式和胸式共存的混合式呼吸。只有在胸部或腹部活动受限时才会出现某种单一形式的呼吸运动。

2. 肺内压　肺泡内的压力称为肺内压（intrapulmonary pressure）。在呼吸运动中，肺内压随胸腔的容积变化而变化。吸气之初，肺容积随胸廓逐渐扩大而相应增大，肺内压下降，当低于大气压 1 ～ 2mmHg 时，空气在此压力差的推动下经呼吸道进入肺泡。随着肺内气体逐渐增多，肺内压也逐渐升高，至吸气末，肺内压与大气压相等，气体停止流动，吸气结束。呼气开始时，肺容积随着胸廓的逐渐缩小而相应减少，肺内压逐渐升高并超过大气压，肺泡内气体经呼吸道呼出体外。随着肺内气体逐渐减少，肺内压逐渐下降，至呼气末，肺内压又降到与大气压相等，气体又停止流动，呼气结束（图 5-2）。

呼吸过程中，肺内压变化的幅度与呼吸运动的深浅、缓急和呼吸道的通畅程度有关。若呼吸浅而快，则肺内压变化幅度较小；反之，呼吸深而慢，或呼吸道不够通畅，则肺内压变化幅度较大。用力呼吸时，肺内压的升降幅度会有所增加。

【课堂互动】

你知道什么是人工呼吸吗？试着说说人工呼吸的机理。

3. 胸膜腔内压　胸膜腔内的压力称为胸膜腔内压（intrapleural pressure）。胸膜腔内没有气体，仅有一薄层浆液。胸膜腔内的薄层浆液一方面在两层胸膜之间起润滑作用，减小呼吸运动中两层胸膜相对滑动的摩擦阻力；另一方面，浆液分子之间的内聚力可使两层胸膜紧贴在一起，不易分开。因此，密闭的胸膜腔将肺和胸廓两个弹性体连结在一起，使自身不具有主动舒缩能力的肺能随胸廓容积的变化而扩大和缩小。

胸膜腔内压可采用直接法和间接法进行测定。直接法是将与检压计相连接的注射针头斜刺入胸膜腔内，直接测定胸膜腔内压，其缺点是有刺破脏胸膜和肺的危险。间接法是通过测定食管内压来间接反映胸膜腔内压。由于胸膜腔内压始终低于大气压，习惯上称为胸膜腔负压，简称胸腔负压（图 5–2）。

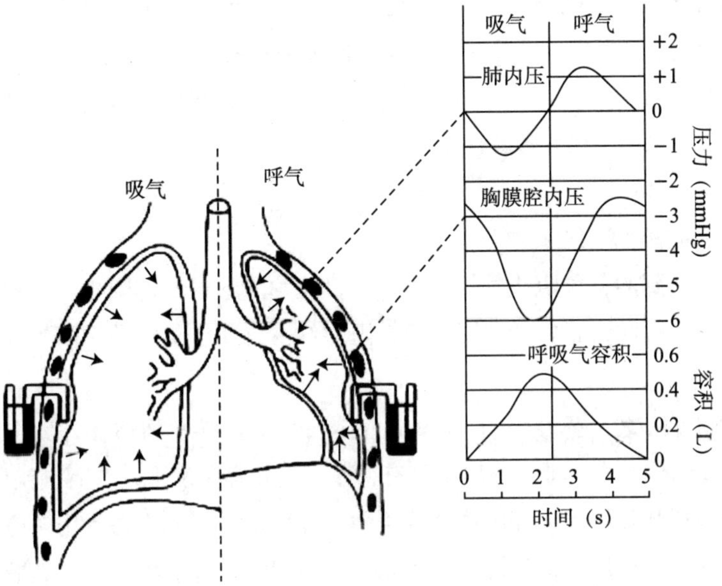

图 5–2　呼吸时肺内压、胸膜腔内压及呼吸气容积的变化（右）及胸膜腔内压直接测量示意图（左）

胸膜腔负压自出生即形成，并随着胸廓和肺的生长发育而逐渐加大。胎儿一出生，立即进行呼吸，肺一旦张开（第一次吸气后），就不能恢复到原来的状态，即使最强呼气，肺泡也不可能完全被压缩。而且胎儿出生后胸廓的生长速度比肺快，因此，肺总处于被扩张状态，只是呼气时被扩张的程度较小而已。此外，肺是弹性组织，并借呼吸道与大气相通，当其被动扩张时，总存在回缩倾向，故胸膜腔实际上通过脏胸膜受到肺内压（使肺扩张）与肺弹性回缩力（使肺泡缩小）两种方向相反的力的影响。因此，胸膜腔内的实际压力为：

胸膜腔内压 = 肺内压 – 肺弹性回缩力

正常人不论在吸气末还是呼气末，由于气流停止，此时肺内压与大气压相等，因而：

胸膜腔内压 = 大气压 – 肺弹性回缩力

若将大气压视为 0，则：

胸膜腔内压 =– 肺弹性回缩力

由此可见，胸膜腔负压实际上是由肺弹性回缩力造成的，因此，其值也随呼吸运动的变化而变化。吸气时，肺扩张，肺弹性回缩力增大，胸膜腔负压绝对值增大；呼气时，肺缩小，肺弹性回缩力减小，胸膜腔负压绝对值也减小。

胸膜腔负压的生理意义：①使肺总是处于扩张状态，而不至于萎陷，并使肺能随胸廓的扩大而扩张；②使腔静脉和胸导管等扩张，有利于静脉血和淋巴液的回流。由于胸膜腔负压的形成与维持是以胸膜腔的密闭性为前提的，故在胸壁贯通伤或肺损伤累及脏胸膜使胸膜受损时，气体将顺压力差进入胸膜腔内，造成气胸。此时胸膜腔负压绝对值减小甚至消失，肺将因自身的回缩力而萎陷，造成肺不张，导致肺通气功能障碍。严重的气胸不仅影响呼吸功能，同时会导致纵隔向健侧移位，造成静脉血液与淋巴液回流障碍，而危及生命。

【知识拓展】

自发性气胸

自发性气胸指因肺部疾病使肺组织和脏胸膜破裂，或靠近肺表面的肺大疱、细微气肿性肺大疱自行破裂，使肺和支气管内空气逸入胸膜腔。本病多见于男性青壮年或患有慢性支气管炎、肺气肿、肺结核者。本病属急症之一，严重者可危及生命。

自发性气胸的临床表现：气胸发作时患者均有呼吸困难，常突然出现刺痛和刀割痛，疼痛部位不固定，偶有刺激性咳嗽等症状。

（二）肺通气的阻力

肺通气过程中遇到的各种阻止气体流动的力，统称为肺通气的阻力。肺通气的阻力分为弹性阻力和非弹性阻力两种，正常情况下，弹性阻力约占总通气阻力的70%，非弹性阻力约占总通气阻力的30%。

1. 弹性阻力和顺应性 弹性阻力（elastic resistance）指弹性物体在外力作用下变形时，具有对抗变形和自动回位的力。肺和胸廓都具有弹性，当其容积发生改变时，就会产生弹性阻力。因此，弹性阻力包括肺弹性阻力和胸廓弹性阻力。弹性阻力的大小通常用顺应性表示。顺应性（compliance）指在外力作用下，弹性组织扩张的难易程度。容易扩张者，其顺应性大，弹性阻力小；不易扩张者，其顺应性小，弹性阻力大。可见，顺应性与弹性阻力呈反比关系，即顺应性 =1/ 弹性阻力。

（1）肺弹性阻力 来自两个方面，一是肺泡表面张力（surface tension of alveoli），即肺泡的内表面覆盖着薄层液体，与肺泡内气体之间形成液 - 气界面，由于液体分子之间存在着吸引力（内聚力），从而产生使液体表面尽量缩小的力。对半球状肺泡来说，表面张力指向肺泡腔，合力构成向心的回缩力，使肺泡趋于缩小。肺泡表面张力约占肺弹性阻力的2/3。表面张力越大，肺泡越不易扩张，且可使肺泡失去稳定性。二是肺的弹性回缩力，即肺组织内含有弹性纤维，当肺扩张时，这些纤维被牵拉后产生弹性回缩力。肺弹性回缩力约占肺弹性阻力的1/3。在一定范围内，肺扩张得越大，其弹性回缩力越大，弹性阻力也就越大。肺气肿时，弹性纤维被破坏，弹性阻力减小，致肺泡气体不易呼出，肺内余气量增大，不利于肺通气。

肺泡表面活性物质（alveolar surfactant）由Ⅱ型肺泡细胞合成并分泌，是一种复杂的脂蛋白混合物，主要成分是二棕榈酰卵磷脂。它以单分子层的形式覆盖在肺泡液体的表面，具有降低肺泡表面张力的作用。生理意义：①降低吸气阻力，有利于肺的扩张；②减少肺间质和肺泡内组织液的生成，防止肺水肿的发生，有利于肺泡处气体交换；③调节大、小肺泡内压，维持大、小肺泡容积稳定。根据拉普拉斯定律（Laplace law），肺泡回缩压（P）与肺泡表面张力（T）成正比，与肺泡半径（r）成反比，即 $P=2T/r$。正常人的肺由大小不等的肺泡构成，且肺泡彼此连通，如果大、小肺泡的表面张力相等，则大肺泡因半径大而回缩压小，小肺泡因半径小而回缩压大，那么气体顺压力差从小肺泡流入大肺泡，从而导致大肺泡膨胀，小肺泡萎陷。但实际上，在正常人体内并不会发生这种情况。这是因为在正常人体内，大、小肺泡表面活性物质的分子密度不同，其降低肺泡表面张力作用的程度也不相同。大肺泡表面积大，表面活性物质分子密度小，降低表面张力的作用较弱；而小肺泡表面积小，表面活性物质分子密度大，降低表面张力的作用较强。这就使大、小肺泡内的压力趋于稳定，既防止大肺泡的过度膨胀，又防止小肺泡的萎陷，从而保持大、小肺泡的稳定性。

（2）胸廓弹性阻力　胸廓的弹性阻力与肺不同。肺的弹性回缩力始终是吸气的阻力，其方向使肺回缩；而胸廓弹性回缩力的方向则可随胸廓所处的位置不同而改变。当胸廓处于自然位置时，胸廓无变形，其弹性阻力为0。平静呼气末，当胸腔容积小于自然容积时，胸廓被牵引向内而缩小，其弹性回缩力向外，成为吸气的动力、呼气的阻力；用力吸气时，当胸腔容积大于自然容积时，胸廓被牵引向外而扩大，其弹性回缩力向内，构成吸气的阻力、呼气的动力。胸廓畸形、胸腔积液、肥胖等患者，胸廓弹性阻力增大，不利于肺通气。

2. 非弹性阻力　非弹性阻力（inelastic resistance）包括气道阻力、黏滞阻力和惯性阻力，约占呼吸总阻力的1/3。气道阻力是气体流经呼吸道时，气体分子间和气体分子与气道壁之间的摩擦力；黏滞阻力是呼吸时，胸廓、肺等组织相对位移产生的摩擦力；惯性阻力是气流在发动、变速、换向时因气流和组织的惯性所产生的阻力。80%～90%的非弹性阻力来自气道阻力，气道阻力异常是通气障碍最常见的病因。气道阻力受气流速度、气流形式和气道管径等的影响。由于气道阻力与呼吸道半径的4次方成反比，因此，气道管径的变化是影响气道阻力的主要因素。

【知识拓展】

肺气的宣发与呼吸的关系

中医理论认为肺主气、司呼吸，肺将外界的清气吸入，肃降于内，将体内浊气呼出，宣发于外。由此可见，肺气宣发和肃降的功能是呼吸运动的基础。若风寒和风热之邪影响肺的宣发与肃降，造成肺气宣降不利，则产生咳嗽、打喷嚏等症状。其病理变化是支气管黏膜充血水肿，纤毛上皮脱落，黏液腺肥大，分泌物增加，黏膜下层水肿，致呼吸道阻力增大，肺通气、换气障碍。应用宣降肺气的药，有助于缓解肺气郁滞，保持呼吸道通畅，减小肺循环阻力。

二、肺通气功能的评价

肺通气是呼吸过程的一个重要环节，使用肺量计测得的肺容积和肺容量是评价肺通气功能的基础指标。

（一）肺容积

肺容积（pulmonary volume）指不同状态下肺能容纳的气体量，随呼吸运动而变化。肺容积通常可分为潮气量、补吸气量、补呼气量和余气量，它们互不重叠，全部相加后等于肺总量（图5-3）。正常成人男性约为5L，女性约为3.5L。

1. 潮气量（tidal volume）　指平静呼吸时每次吸入或呼出的气量，可随呼吸的幅度而变化。正常成人平静呼吸时，潮气量为400～600mL，平均为500mL。用力呼吸时，潮气量增大。

2. 补吸气量（inspiratory reserve volume）　指平静吸气末，再尽力吸气所能吸入的气量。正常成人补吸气量为1500～2000mL。潮气量与补吸气量之和等于深吸气量，反映吸气的储备量。

3. 补呼气量（expiratory reserve volume）　指平静呼气末，再尽力呼气所能呼出的气量，反映呼气贮备能力。正常成人补呼气量为900～1200mL。

4. 余气量（residual volume） 指最大呼气后仍残留在肺内不能被呼出的气量。正常成人余气量为 1000 ～ 1500mL。老年人因肺弹性降低，余气量比青壮年大；支气管哮喘和肺气肿患者，余气量增大。余气量过大，表示肺通气功能不良。

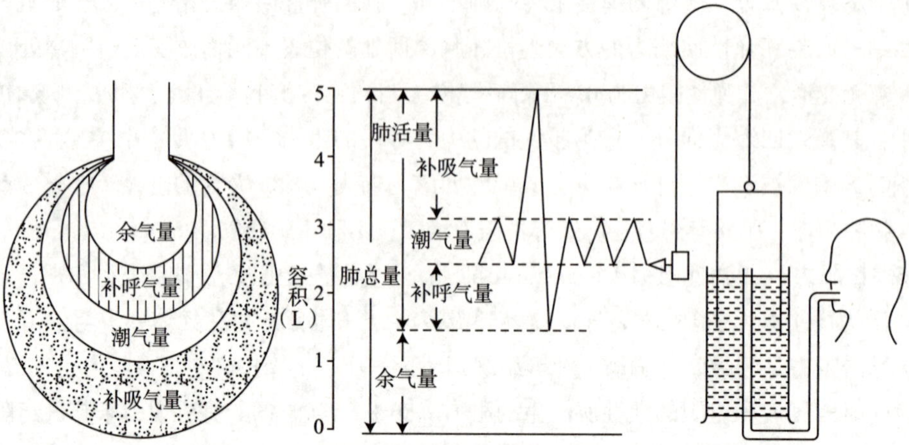

图 5-3 肺容量与肺容积

（二）肺容量

肺容量（pulmonary capacity）指肺容积中两项或两项以上的联合气体量，包括深吸气量、功能余气量、肺活量和肺总量。

1. 深吸气量（inspiratory capacity） 指从平静呼气末做最大吸气时所能吸入的气体量。它是潮气量与补吸气量之和，是衡量最大通气潜力的指标之一。

2. 功能余气量（functional residual capacity） 指平静呼气末，肺内余留的气量。它是余气量与补呼气量之和，正常成人约为 2500mL。肺气肿患者功能余气量增加，肺实质病变时功能余气量减少。

3. 肺活量、用力肺活量和用力呼气量 在最大吸气后，再做最大呼气所能呼出的气量称为肺活量（vital capacity），肺活量 = 潮气量 + 补吸气量 + 补呼气量。其数值有较大的个体差异，与身材、性别、年龄、体位、呼吸肌强弱等有关。正常成年男性约为 3500mL，女性约为 2500mL。肺活量的大小反映肺一次通气的最大能力，是最常用的测定肺通气功能的指标之一。

由于肺活量测定时，仅测呼出气量而不限制呼气时间，故某些肺通气功能障碍患者可通过延长呼气时间，使测出的肺活量仍在正常范围之内。因此，为了充分反映肺组织的弹性状态和气道通畅程度，可测量用力肺活量和用力呼气量。用力肺活量（forced vital capacity，FVC）指一次最大吸气后，做最大力量、最快速度的呼气所呼出的最大气体量。正常时，用力肺活量略小于在没有时间限制条件下测得的肺活量。

用力呼气量（forced expiratory volume，FEV）又称时间肺活量（timed vital capacity，TVC），指一次最大吸气后，在一定时间内用力尽快呼气所能呼出的气体量。通常以第 1、2、3 秒末呼出的气量所占用力肺活量的百分比来表示。正常人的 FEV_1/FVC、FEV_2/FVC、FEV_3/FVC 分别为 83%、96%、99%，其中，第一秒用力呼气量占用力肺活量百分率的应用价值最大，是临床上鉴别阻塞性肺疾病和限制性肺病最常用的指标。用力呼气量可反映肺的动态呼吸功能，它不仅能反映肺活量的大小，还能反映呼吸阻力的变化，如肺组织的弹性状态和气道的通畅程度，因此，是衡量肺通气功能的一项理想指标。肺纤维化等限制性肺病和哮喘等阻塞性肺疾病患者，用力呼气量均明显降低。

4. 肺总量（total lung capacity） 指肺所能容纳的最大气体量，是肺活量与余气量之和，其大小因性别、年龄、身材、运动量和体位而异，成年男性约为5000mL，女性约为3500mL。

（三）肺通气量

肺通气量指单位时间入肺或出肺的气体总量，包括每分通气量与肺泡通气量。

1. 每分通气量（minute ventilation） 指每分钟吸入或呼出的气量，是潮气量与呼吸频率的乘积。平静呼吸时，正常成人的呼吸频率为12～18次/分，潮气量约为500mL，则每分通气量为6000～9000mL。

每分通气量随年龄、性别、身材和活动量的不同而有差异。劳动和运动时，每分通气量增大。在单位时间内以最快速度和最大深度呼吸时，所能吸入或呼出的气量称为最大随意通气量（maximal voluntary ventilation）。测定时，一般只测量10秒或15秒最深、最快的呼出或吸入气量，再换算成1分钟的最大通气量。正常成人最大通气量一般可达150L。最大随意通气量是估计机体能进行最大运动量的生理指标之一。

2. 肺泡通气量（alveolar ventilation） 指每分钟吸入肺泡的新鲜气体量。由于呼吸过程中，每次吸入的气体并不都能进行有效的气体交换，故将有通气但不进行气体交换的区域称为无效腔。无效腔包括解剖无效腔和肺泡无效腔，两者合称为生理无效腔。每次吸入的气体，有一部分留在鼻或口至终末细支气管之间的呼吸道内，不参与肺泡与血液之间的气体交换，这部分传导性呼吸道容积称为解剖无效腔（anatomical dead space）。一般正常成人解剖无效腔的容量较恒定，约为150mL。肺泡无效腔（alveolar dead space）指气体可以进入肺泡，但因为血流在肺内分布不均，使部分气体不能与血液进行交换所占据的肺泡容积。健康成人平卧时，肺泡无效腔接近0。

从气体交换的角度而言，只有进入肺泡并与血液进行气体交换的新鲜气体量，才是真正有效的通气量，因此，肺泡通气量的计算公式为：

$$\text{肺泡通气量}=(\text{潮气量}-\text{无效腔气量})\times\text{呼吸频率}$$

按以上公式，如果平静呼吸时潮气量为500mL，呼吸频率为12次/分，无效腔气量为150mL，则每分肺泡通气量为4200mL，相当于每分通气量的70%左右。

由于解剖无效腔是个常数，所以肺泡通气量主要受潮气量和呼吸频率的影响，但两者的变化对每分通气量和肺泡通气量的影响是不同的。当潮气量加倍但呼吸频率减半，或潮气量减半而呼吸频率加倍时，每分通气量都保持不变，但肺泡通气量发生明显改变，如表5-1所示。因此，从气体交换的角度考虑，在一定范围内，深而慢的呼吸比浅而快的呼吸效率高。

表5-1 呼吸的深度和频率对肺通气的影响

	潮气量（mL）	呼吸频率（次/分）	每分通气量（mL）	每分肺泡通气量（mL）
平静呼吸	500	12	500×12=6000	（500-150）×12=4200
浅快呼吸	250	24	250×24=6000	（250-150）×24=2400
深慢呼吸	1000	6	1000×6=6000	（1000-150）×6=5100

第二节 气体的交换和运输

气体的交换包括肺换气和组织换气。肺换气指肺泡与肺毛细血管血液之间的气体交换过程；组织换气指血液与组织细胞之间的气体交换过程。

一、气体交换的原理

（一）气体的扩散

气体分子总是从压力高处向压力低处扩散，直至各处压力相等，这一过程称为气体扩散。肺换气和组织换气都是通过气体扩散方式进行的。单位时间内气体扩散的量称为气体扩散速率（diffusion rate of gas）。气体扩散速率与气体的分压差（ΔP）、气体在溶液中的溶解度（S）、扩散面积（A）和温度（T）成正比，与气体分子量（MW）的平方根、扩散距离（d）成反比。

$$D \propto \frac{\Delta P \cdot T \cdot A \cdot S}{d \cdot \sqrt{MW}}$$

在正常机体内，O_2 和 CO_2 的扩散面积、温度和扩散距离是相同的，在上述诸因素不变的情况下，气体的分压差是影响气体扩散速率的主要因素。但 O_2 和 CO_2 的分子量及在溶液中的溶解度是不同的，CO_2 分子量的平方根是 O_2 分子量平方根的 1.17 倍，CO_2 在血浆中的溶解度约是 O_2 的 24 倍，所以，若再将 O_2 在动、静脉血液中的分压差比 CO_2 大这一因素综合起来，CO_2 的扩散速率则比 O_2 的扩散速率大。由于 CO_2 比 O_2 容易扩散，故临床上缺氧比二氧化碳潴留更为常见，呼吸困难的患者常先出现缺氧。

【课堂互动】

在什么情况下既有缺氧又有二氧化碳潴留？

（二）气体的分压

在混合气体中，某种气体所占的压力称为该气体的分压（partial pressure，P），混合气体的总压力等于各组成气体的分压之和。人在安静时，肺泡气、动脉血、静脉血、组织中的 PO_2 和 PCO_2 是不相同的（表 5-2）。分压差的大小决定气体交换的方向和交换量的多少。分压差越大，扩散速率越大。气体分压可按下式计算：

气体分压 = 总压力 × 该气体的容积百分比

表 5-2 O_2 和 CO_2 在各处的分压［mmHg（kPa）］

	海平面大气	肺泡气	动脉血	静脉血	组织
PO_2	159（21.2）	104（13.9）	100（13.3）	40（5.3）	30（4.0）
PCO_2	0.3（0.04）	40（5.3）	40（5.3）	46（6.1）	50（6.7）

二、气体交换的过程及影响因素

（一）肺换气的过程

如图 5-4 所示，肺泡气的 PO_2 高于静脉血的 PO_2，而 PCO_2 则低于静脉血，故肺动脉内的静脉血流经肺毛细血管时，在分压差的推动下，O_2 由肺泡扩散入血液，CO_2 则从血液扩散到肺泡。通过肺换气，使含氧量较低的静脉血变成了含氧量较高的动脉血。

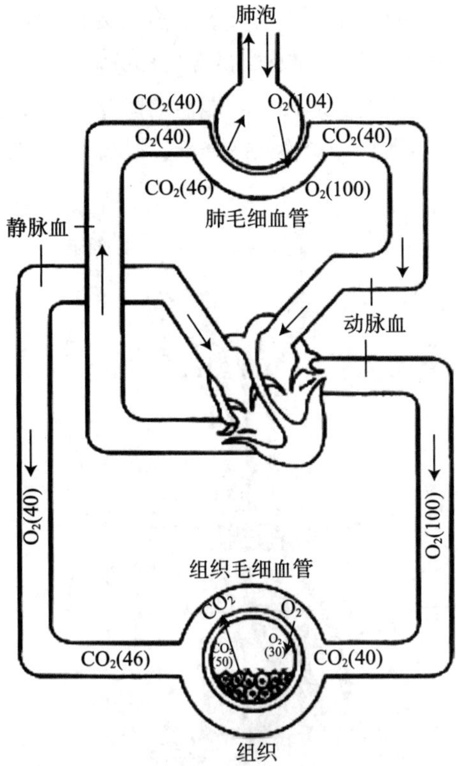

数字代表气体分压，单位为mmHg。

图 5-4　气体交换

（二）影响肺换气的因素

肺换气除主要受气体分压差影响外，还受呼吸膜的厚度和面积及通气 / 血流比值的影响。

1. 呼吸膜的厚度和面积　呼吸膜指肺泡气与肺毛细血管血液之间进行气体交换所通过的组织结构，由 6 层结构组成（图 5-5），这 6 层结构很薄，总厚度不到 1μm，有的部位仅 0.2μm，故通透性很好，气体分子很容易扩散通过。正常成人呼吸膜的总扩散面积约 $70m^2$，安静状态下，用于气体扩散的呼吸膜面积约 $40m^2$。气体扩散速率与呼吸膜面积成正比，与呼吸膜的厚度成反比。在病理情况下，呼吸膜的面积减小（如肺气肿、肺不张等）或呼吸膜的厚度增大（如肺炎、肺纤维化等），都会降低气体扩散速率，减少扩散量。

【知识拓展】

肺痿

肺痿指肺叶枯萎不荣或痿弱不用，临床以胸懑气短、咳吐浊唾涎沫为主要症状，是肺脏的慢性虚损性疾病。病位主要在肺，与脾、胃、肾等脏腑密切相关。发病机理主要为热在上焦，肺燥津伤；或肺气虚冷，气不化津，以致津气亏损，肺失濡养，肺叶枯萎。辨证有肺脏虚热和虚冷两大类，以虚热证较为多见。治疗以补肺生津为总原则。某些慢性肺实质病变，如肺纤维化、肺不张、肺硬变等，临床表现为肺痿特征者，可按肺痿辨证论治。

2. 通气 / 血流比值（ventilation/perfusion ratio）　指每分肺泡通气量（V_A）和每分肺血流量（Q）的比值（V_A/Q），正常成人安静时约为 4.2/5=0.84。当 $V_A/Q=0.84$ 时，肺泡通气量和肺血流量为最适匹配，气体交换的效率最高；如果 $V_A/Q > 0.84$，意味着肺通气过剩或肺血流不足，部分肺泡气未能与血液进行气体交换，相当于增大了肺泡无效腔（如部分肺动脉栓塞）；反之，如果 $V_A/Q < 0.84$，则意味着肺通气不足或肺血流过多，部分血液流经通气不良的肺泡，未得到充分的气体交换就又流回了心脏，相当于形成了功能性动静脉短路（如支气管痉挛、异物时）。由此可见，V_A/Q 增大或减小都将导致气体交换效率降低，妨碍气体交换。

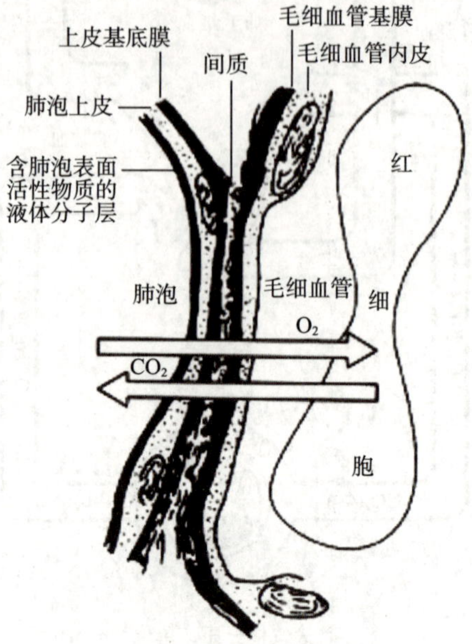

图 5–5 呼吸膜结构

（三）组织换气

当血液流经组织时，由于细胞代谢不断消耗 O_2 并产生 CO_2，使组织内 PO_2 低于动脉血 PO_2，而组织内 PCO_2 高于动脉血 PCO_2。在气体分压差的推动下，O_2 由血液向组织细胞扩散，CO_2 则由组织细胞向血液扩散。通过组织换气，使动脉血变成了含 O_2 较少、含 CO_2 较多的静脉血。

三、气体在血液中的运输

由肺泡扩散入血液的 O_2 必须通过血液循环运送到各组织，从组织扩散入血液的 CO_2 也必须由血液循环运送到肺泡。因此，气体在血液中的运输是实现肺换气和组织换气的重要环节。O_2 和 CO_2 在血液中的运输形式有两种，即物理溶解和化学结合。其中，物理溶解的量较少，却是气体实现化学结合的必要环节。这是由于进入血液的气体必须先溶解，才能进行化学结合；同样，结合状态的气体也要先溶解于血液，才能从血液中逸出。而化学结合可大幅提高血液运输 O_2 和 CO_2 的能力，为主要运输形式。

（一）O_2 的运输

血液中以物理溶解形式存在的 O_2 量仅占血液总 O_2 含量的 1.5% 左右，化学结合的 O_2 约占 98.5%。扩散入血液的 O_2 进入红细胞后，与红细胞内的血红蛋白结合，以氧合血红蛋白的形式运输。

1. 血红蛋白与 O_2 结合的特征

（1）快速性和可逆性 血红蛋白与 O_2 的结合反应快、可逆，主要受 PO_2 的影响。当血液流经 PO_2 高的肺部时，血液中的 O_2 扩散入红细胞后，与红细胞内的血红蛋白结合，形成氧合血红蛋白（oxyhemoglobin，HbO_2）；当血液流经 PO_2 低的组织时，氧合血红蛋白迅速解离，释出 O_2，成为去氧血红蛋白（deoxyhemoglobin，Hb），可用下式表示：

$$Hb + O_2 \underset{PO_2\text{低}}{\overset{PO_2\text{高}}{\rightleftharpoons}} HbO_2$$

（2）是氧合而非氧化 Fe^{2+} 与 O_2 结合后仍是二价铁，所以，该反应是氧合，而不是氧化。

（3）血红蛋白与 O_2 结合的量 血液含氧的程度通常用血氧饱和度（SO_2）表示。在足够的氧分压下，1g 血红蛋白可以结合的实际 O_2 量为 1.34mL。如果按正常成人血液中血红蛋白浓度为 150g/L 计算，100mL 血液中血红蛋白能结合的最大 O_2 量为 20.1mL。血红蛋白所能结合的最大 O_2 量称为血红蛋白氧容量，简称血氧容量；血红蛋白实际结合的 O_2 量称为血红蛋白氧含量，简称血氧含量；血氧含量占血氧容量的百分比称为血氧饱和度。氧合血红蛋白呈鲜红色，去氧血红蛋白呈紫蓝色。当血液中去氧血红蛋白含量达 50g/L 以上时，皮肤、黏膜呈暗紫色，这种现象称为发绀（cyanosis）。出现发绀常提示机体缺氧，但也有例外。如红细胞增多（如高原性红细胞增多症）时，去氧血红蛋白含量可达 50g/L 以上而出现发绀，但机体并不一定缺氧。相反，严重贫血或一氧化碳中毒时，机体有缺氧但并不出现发绀。

2. 氧解离曲线及其影响因素 氧解离曲线（oxygen dissociation curve）是表示血液 PO_2 与血氧饱和度关系的曲线（图 5-6）。从图可见，在一定范围内，血氧饱和度与氧分压成正比，即随着 PO_2 降低，氧解离增多，血氧饱和度下降。但血氧饱和度与氧分压之间并非完全呈线性关系，而是呈近似"S"形曲线，这种"S"形曲线有重要的生理意义。当 PO_2 在 60 ～ 100mmHg 波动时，曲线较平坦，表明该范围内 PO_2 的变化对血氧饱和度或血氧含量影响不大。因此，即使在高原、高空或某些呼吸系统疾病患者，吸入气或肺泡气 PO_2 有所下降，但只要不低于 60mmHg，血氧饱和度仍能维持在 90% 以上，血液仍可携带足够量的 O_2，不致出现缺氧。曲线的下部陡直，PO_2 在 15 ～ 40mmHg 时尤为明显，表明在这个范围内，PO_2 稍有下降，就会有较多的 O_2 从氧合血红蛋白中解离出来，血氧饱和度就会明显下降，这一特点有利于组织细胞摄取 O_2。

氧解离曲线受许多因素的影响，主要影响因素有血液 PCO_2、pH 值和温度。PCO_2 升高、pH 值降低、体温升高使氧解离曲线右移，即血红蛋白与 O_2 的亲和力降低，有利于 O_2 的释放；反之，曲线左移，血红蛋白与 O_2 的亲和力增加，氧合血红蛋白形成增多。

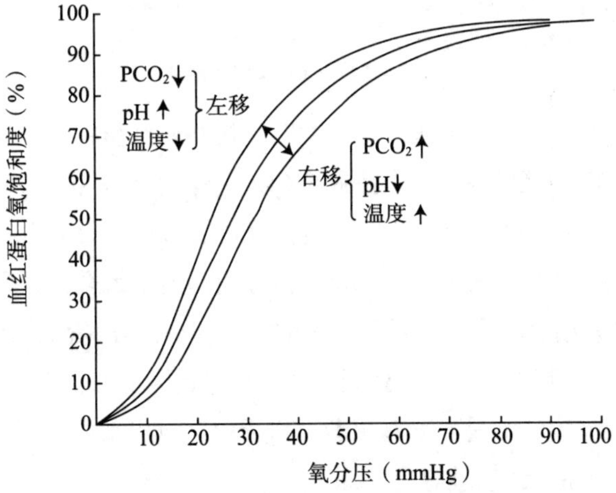

图 5-6 氧解离曲线及其影响因素

（二）CO_2 的运输

1. 物理溶解 CO_2 在血液中的溶解度比 O_2 大，100mL 血液中可溶解 3mL CO_2，约占血液中 CO_2 总运输量的 5%。

2. 化学结合 以化学结合形式运输的 CO_2 占 95%。CO_2 在血液中的化学结合形式有以下两种：

（1）碳酸氢盐 以碳酸氢盐形式运输的 CO_2 约占血液 CO_2 总运输量的 88%，是 CO_2 运输的主要形式。细胞代谢产生的 CO_2 扩散进入红细胞内，在红细胞内碳酸酐酶的催化下，与 H_2O 结合生成H_2CO_3，H_2CO_3又迅速解离成HCO_3^-和H^+。红细胞膜对负离子（如HCO_3^-和Cl^-）有极高的通透性，生成的HCO_3^-除小部分与细胞内的K^+结合成$KHCO_3$外，大部分扩散入血浆与Na^+结合生成$NaHCO_3$，同时，血浆中的Cl^-则向细胞内转移，以使红细胞内、外保持电荷平衡，这种现象称为氯转移（图5-7）。红细胞中生成的HCO_3^-与血浆中的Cl^-互换，避免了HCO_3^-在细胞内的堆积，有利于CO_2的运输。由于红细胞膜对正离子的通透性极小，反应中产生的H^+不能伴随HCO_3^-外移，大部分与氧合血红蛋白结合，同时释放出O_2，故血红蛋白是红细胞内重要的缓冲物质。

当静脉血流至肺泡时，肺泡内PCO_2较低，上述反应向相反的方向进行，即HCO_3^-自血浆进入红细胞，在碳酸酐酶的催化下形成H_2CO_3，再解离出CO_2扩散入血浆，然后扩散入肺泡，排出体外。

从CO_2的运输中不难看出，CO_2与H_2CO_3、HCO_3^-及H^+有密切的关系。在体内酸碱平衡的调节中，有许多缓冲对都起着重要的作用，其中$NaHCO_3/H_2CO_3$尤为重要。因此，机体内CO_2含量的变化将直接影响H_2CO_3、HCO_3^-和H^+的变化，从而调节酸碱平衡。临床上因呼吸衰竭而引起的二氧化碳潴留可导致酸中毒，称为呼吸性酸中毒（respiratory acidosis）。

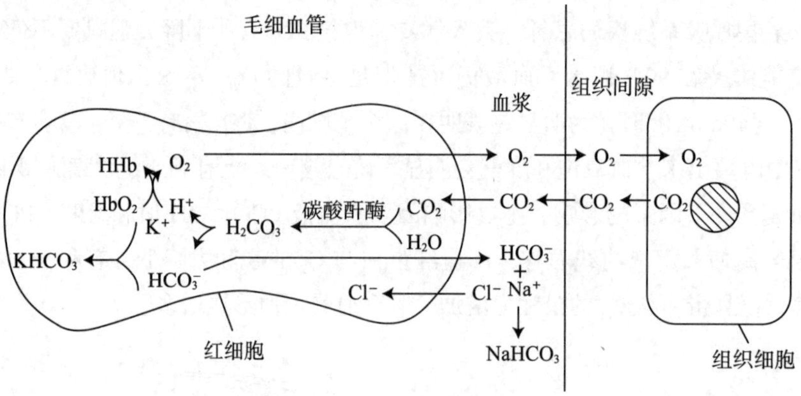

图5-7 CO_2在血液中的运输

（2）氨基甲酸血红蛋白　进入红细胞的CO_2能直接与血红蛋白的氨基结合，形成氨基甲酸血红蛋白（HHbNHCOOH），以该种形式运输的CO_2约占总运输量的7%。这一反应迅速、可逆，不需要酶的参与，其结合量主要受血红蛋白含氧量的影响。氧合血红蛋白与CO_2结合的能力比血红蛋白与O_2的结合力小，因此，当动脉血流经组织时，氧合血红蛋白解离释出O_2，同时促进去氧血红蛋白与CO_2结合，形成大量氨基甲酸血红蛋白。在肺部，O_2与血红蛋白的结合促使氨基甲酸血红蛋白解离，释放CO_2。虽然通过这一形式运输的CO_2仅占总运输量的7%，但在肺排出的CO_2总量中却约有18%是经氨基甲酸血红蛋白释放出来的，可见这种运输形式的效率较高，对CO_2的排出具有重要的生理意义。

第三节　呼吸运动的调节

呼吸运动是整个呼吸过程的基础，是呼吸肌的一种节律性舒缩活动，其节律性起源于呼吸中枢。呼吸运动的深度和频率可随体内、外环境的改变而发生相应改变，以适应机体代谢的需要。如在肌肉活动时，代谢增强，呼吸运动加深加快，肺通气量增大，机体可摄取更多的O_2，

排出更多的 CO_2。此外，机体在完成某些功能活动（如说话、唱歌、吞咽，以及喷嚏反射、咳嗽反射等）时，呼吸运动也将受到相应调控，使机体得以实现上述功能活动。

一、呼吸中枢与呼吸节律的形成

（一）呼吸中枢

在中枢神经系统内，产生和调节呼吸运动的神经细胞群称为呼吸中枢（respiratory center）。呼吸中枢广泛分布于中枢神经系统内，包括大脑皮质、间脑、脑桥、延髓和脊髓等，它们在呼吸节律的产生和调节中所起的作用不同，正常的节律性呼吸运动是在各级呼吸中枢的共同作用下实现的。

1. 脊髓 脊髓中有支配呼吸肌的运动神经元。在动物实验中，如果在延髓和脊髓之间做一横切，呼吸运动立即停止。该现象说明脊髓本身不能产生呼吸节律，脊髓的呼吸运动神经元是联系高位呼吸中枢和呼吸肌的中继站。

2. 低位脑干 低位脑干指脑桥和延髓。若在动物中脑和脑桥之间横断脑干，呼吸节律无明显变化；若在延髓和脊髓之间横断，则呼吸运动停止。这表明呼吸节律产生于低位脑干。如果仅在脑桥与延髓之间横断，动物仍有节律性呼吸，但呼吸不规则，表明延髓可产生基本的呼吸节律，是呼吸活动的基本中枢。如果在脑桥的上、中部之间横断，呼吸将变慢变深，这一结果提示脑桥上部有抑制吸气活动的中枢结构，称为呼吸调整中枢（pneumotaxic center）。低位脑干的呼吸运动调节系统是不随意的自主呼吸节律调节系统（图 5–8）。

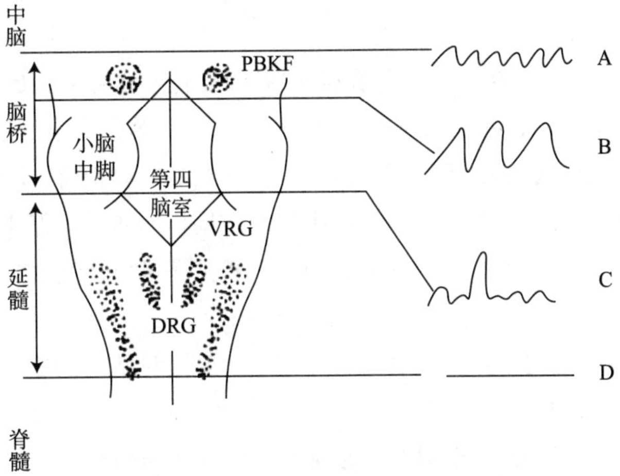

DRG：背侧呼吸组；VRG：腹侧呼吸组；PBKF：臂旁内侧核。
A、B、C、D 表示不同平面横断后呼吸的变化。

图 5–8 脑干内呼吸核团和在不同水平面横断脑干后的呼吸变化

3. 高位脑 呼吸运动还受脑桥以上中枢的影响，如大脑皮质、边缘系统、下丘脑等。大脑皮质可通过皮层脊髓束和皮层脑干束在一定程度上随意控制低位脑干和脊髓呼吸神经元的活动，以保证其他呼吸运动相关活动的完成，如说话、唱歌、哭笑、咳嗽、吞咽、排便等。一定程度的随意屏气或加深加快呼吸也靠大脑皮质的控制而实现。

（二）呼吸节律的形成

呼吸肌属骨骼肌，由躯体神经支配，无自律性。但在一般情况下，呼吸运动是有节律、不受意识支配的。这种自主的呼吸节律是如何形成的，一直是呼吸生理研究的课题之一。至今虽已肯定呼吸节律源于低位脑干，主要在延髓，但其形成的机制目前尚不完全清楚。被多数人认可的学说有两种：一是起搏细胞学说，该学说认为节律性呼吸是由延髓内具有起搏样活动的神经元节律性兴奋引起的；二是神经元网络模式学说，该学说认为呼吸节律的产生依赖于延髓内呼吸神经元之间复杂的相互联系和相互作用。有学者在大量实验研究的基础上提出中枢吸气活动发生器和吸气切断机制的看法，认为在延髓有一个中枢吸气活动发生器引发延髓吸气神经元渐增性放电，继而兴奋吸气肌的运动神经元，产生吸气；还有一个吸气切断机制，使吸气切断而发生呼气；当吸气切断机制的活动减弱时，又引起吸气（图 5–9）。上述两种学说尚有诸多不明之处，有待进一步研究证实。但有一点是肯定的——即使有起搏细胞存在，神经元网络对正常节律性呼吸活动的形式和频率的维持也是必不可少的。

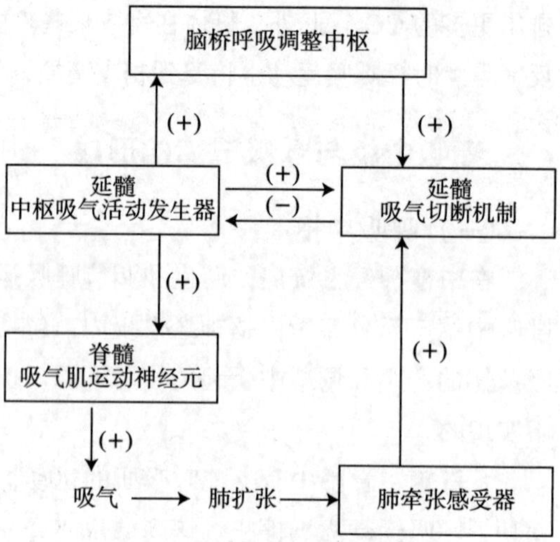

“+”表示兴奋；“–”表示抑制。

图 5–9 呼吸节律形成机制模式

二、呼吸运动的反射性调节

（一）机械性反射调节

呼吸的机械性反射调节包括肺牵张反射、呼吸肌本体感受性反射及防御性呼吸反射（如咳嗽反射、喷嚏反射）。

1. 肺牵张反射 由肺扩张或缩小引起的反射性呼吸变化，称肺牵张反射（pulmonary stretch reflex），又称黑 – 伯反射（Hering Breuer reflex）。肺牵张感受器主要分布在支气管和细支气管的平滑肌层中，对牵张刺激最敏感。吸气时，肺内气量达到一定容积时，肺牵张感受器兴奋，冲动沿迷走神经传入延髓，通过延髓和脑桥呼吸中枢的作用，促使吸气停止，转入呼气；呼气时则相反。所以肺牵张反射是一种负反馈调节机制，其意义是阻止吸气过深过长，从而使呼吸频率加快。

肺牵张反射有明显的种间差异，在动物（尤其是兔）较明显。正常成人平静呼吸时肺牵张反射不发挥作用，深吸气时才能引起肺牵张反射。病理情况下，如肺炎、肺水肿、肺充血等，由于肺顺应性降低、不易扩张，吸气时对牵张感受器的刺激作用增强，传入冲动增多，可引起肺牵张反射，使呼吸变浅变快。

2. 呼吸肌本体感受性反射 肌梭和腱器官是骨骼肌的本体感受器，肌梭受到牵张刺激时可反射性引起其所在的骨骼肌收缩，这种反射称为骨骼肌牵张反射（stretch reflex of muscle），属于本体感受性反射。麻醉的猫，切断其双侧迷走神经并在第 7 颈段平面横断脊髓，以排除相应传入冲动的影响后，牵拉膈肌可引起膈肌电活动增强；切断动物的胸段脊神经背根后，呼吸运动减弱。在人类，呼吸肌本体感受性反射也参与正常呼吸运动的调节，在呼吸肌负荷增加时能发挥较明显的作用。

3. 防御性呼吸反射 防御性呼吸反射是人体为了清除呼吸道刺激物、保护呼吸道而产生的一系列自然反应，主要包括咳嗽反射和喷嚏反射等。

（1）咳嗽反射 咳嗽反射（cough reflex）是常见的重要防御性反射，它的感受器位于喉、气管和支气管黏膜。当呼吸道受到刺激时，这些感受器会触发一系列协调的反射反应，引起咳嗽，从而将呼吸道内的异物或分泌物排出。

（2）喷嚏反射　喷嚏反射（sneeze reflex）与咳嗽反射类似，但刺激作用于鼻黏膜感受器，传入神经是三叉神经。喷嚏反射的效应是腭垂下降，舌压向软腭，呼出气主要从鼻腔喷出，以清除鼻腔中的刺激物。

（二）化学感受性呼吸反射

血液中 PCO_2、PO_2 和 H^+ 浓度的改变，可通过化学感受器反射性地改变呼吸运动，改变肺通气量，以维持血液中 PCO_2、PO_2 和 H^+ 的相对稳定。

1. 化学感受器　根据所在部位的不同，可将参与呼吸调节的化学感受器分为外周化学感受器和中枢化学感受器。

（1）外周化学感受器　外周化学感受器包括颈动脉体、主动脉体及存在于肺动脉、锁骨下动脉等处的化学感受器。动脉血 PCO_2 升高、H^+ 浓度升高或 PO_2 降低均可刺激该感受器，产生的冲动分别经窦神经（后并入舌咽神经）和主动脉神经（后并入迷走神经）传入延髓呼吸中枢，反射性地引起呼吸加深加快。在呼吸运动的调节中，颈动脉体的作用较主动脉体大。

（2）中枢化学感受器　位于延髓腹外侧浅表部位，对脑脊液中 H^+ 浓度的改变极为敏感。血液中的 H^+ 不易通过血脑屏障，故血液 pH 值的变化对中枢化学感受器的直接作用不大。血液中的 CO_2 能迅速通过血脑屏障，从脑血管扩散进入脑脊液，在碳酸酐酶的作用下，与 H_2O 结合生成 H_2CO_3，继而解离出 H^+，使化学感受器周围液体中的 H^+ 浓度升高，从而刺激中枢化学感受器，引起呼吸中枢兴奋。此外，中枢化学感受器对血液中 PO_2 的变化不敏感。

2. CO_2 对呼吸的影响　CO_2 是调节呼吸的最重要的体液因素。血液中一定浓度的 CO_2 是维持正常呼吸的重要生理刺激因素。人在过度通气时可发生呼吸暂停，这是由于 CO_2 排出过多，导致其对呼吸中枢的刺激减弱造成的。适当增加吸入气中 CO_2 含量，可使呼吸加深加快，肺通气量增加（图 5-10）。但当吸入过多含 CO_2 的气体时（CO_2 含量在 7% ～ 20% 时），反而会使呼吸中枢受到抑制，致体内 CO_2 堆积，引起呼吸困难、头痛、头晕，甚至昏迷、呼吸停止等，临床上称二氧化碳麻醉。CO_2 兴奋呼吸的作用是通过刺激中枢化学感受器和外周化学感受器两条途径实现的，使呼吸中枢兴奋，呼吸加深加快，但以前者为主，约占总效应的 80%，说明中枢化学感受器在 CO_2 引起的通气反应中起主要作用。

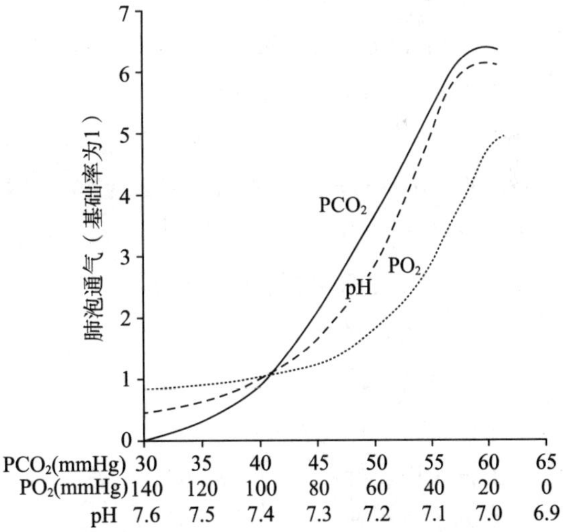

图 5-10　改变动脉血 PCO_2、PO_2、pH 三因素之一而维持另外两个因素正常时的肺泡通气反应

3. H^+ 对呼吸的影响　当血液中 H^+ 浓度升高时，可导致呼吸运动加强；反之，则呼吸运动减弱。虽然中枢化学感受器对 H^+ 的敏感性很高，但由于 H^+ 不易通过血脑屏障，故血液中的 H^+ 对呼吸的影响主要是通过外周化学感受器产生的反射性活动。

【课堂互动】

呼吸性酸中毒患者，呼吸为什么会变得深快？

4. 低氧对呼吸的影响 当吸入气体 PO_2 降低时，呼吸加深、加快，肺通气增加。低氧对呼吸的兴奋作用是完全通过外周化学感受器实现的。低氧对呼吸中枢的直接作用是抑制，这种抑制效应随低氧程度的加深而逐渐加强。轻度低氧可以通过刺激外周化学感受器来兴奋呼吸中枢，在一定程度上可以对抗低氧对呼吸中枢的直接抑制作用。在严重低氧时，外周化学感受器反射已不能对抗低氧对呼吸中枢的抑制，最终导致呼吸障碍，甚至呼吸暂停。

上面所述是 CO_2、H^+ 浓度及低氧三种因素对呼吸的影响。实际上，在人体内三者往往存在着相互关系，一种因素的改变会引起其余一种或两种因素相继改变，也可以是几种因素同时改变。因此，必须全面分析三者对机体的影响，综合考虑。

【复习思考题】

一、单项选择题

1. 下列哪项指标评价肺通气功能较好（　　）

A. 时间肺活量　B. 余气量　C. 潮气量　D. 深吸气量　E. 补呼气量

2. 肺总量等于（　　）

A. 余气量 + 肺活量　B. 功能余气量 + 肺活量

C. 功能余气量 + 潮气量　D. 肺活量 + 潮气量

E. 潮气量 + 余气量

3. 平静吸气末肺内压（　　）

A. 大于大气压　B. 等于大气压

C. 等于胸膜腔内压　D. 小于大气压

E. 小于胸膜腔内压

4. 呼吸的基本中枢位于（　　）

A. 脑桥　B. 脊髓　C. 延髓　D. 中脑　E. 骶髓

5. CO_2 对呼吸运动的调节作用，主要通过刺激（　　）

A. 延髓化学感受器　B. 颈动脉体和主动脉体化学感受器

C. 脑桥呼吸调整中枢　D. 延髓呼气神经元

E. 压力感受器

二、名词解释

1. 呼吸

2. 肺牵张反射

3. 肺泡通气量

4. 肺活量

三、简答题

1. 肺通气的动力是什么？

2. 胸腔负压的意义是什么？

3. 试述血液 PCO_2 升高、H^+ 浓度升高和 PO_2 降低对呼吸的影响。

扫一扫，查阅复习思考题答案

第六章　消化和吸收

扫一扫，查阅本章 PPT、视频等数字资源

【学习目标】

1. 掌握：消化和吸收的概念；胃液、胰液、胆汁的成分和作用；小肠在消化和吸收中的作用及交感神经和副交感神经对消化道的调节作用。

2. 熟悉：胃的运动形式及胃排空的概念；小肠的运动形式和作用；主要营养物质的吸收形式和途径。

3. 了解：胃肠激素的主要作用；食物在口腔及大肠内的消化。

案例导入

患儿，女，2 岁，发热、呕吐、腹泻 3 天。患儿 3 天前出现发热，体温 39℃；2 天前开始吐泻，每日呕吐 4～5 次，为胃内容物，每日大便 10 余次，为黄色稀水便，蛋花汤样，无黏液及脓血。发病后食欲差，尿少，近 8 小时无尿。查体：体温 38.4℃，脉搏 136 次 / 分，呼吸 39 次 / 分；急症面容，面色萎黄，烦躁，全身皮肤无黄染，皮肤弹性差，眼窝明显凹陷，哭无泪；舌苔白腻，脉细数。实验室检查：Hb 110g/L，WBC 8.6×10^9/L，PLT 250×10^9/L；便常规偶见白细胞。西医诊断：秋季腹泻；中医诊断：外感泄泻（脾虚型）。

问题与思考：

1. 请查阅资料分析秋季腹泻产生的机制。

2. 食物是如何被消化的?

3. 何谓呕吐?

人需要不断摄取食物以提供机体各种生命活动所需要的物质和能量。食物中的主要营养物质（蛋白质、脂肪和糖类）都是结构复杂的大分子物质，不能直接被人体利用，必须在消化道内分解成结构简单、可被吸收的小分子物质，才能被机体吸收和利用。

食物在消化道内被分解成可以被吸收的小分子物质的过程称为消化（digestion），包括两种方式：①机械性消化：通过消化道的运动将食物磨碎，使其与消化液充分混合，并将食物向消化道的远端推送；②化学性消化：通过消化液中各种消化酶的化学作用，将食物中的大分子物质（主要是蛋白质、脂肪和多糖）分解为可吸收的小分子物质。消化后的小分子物质及水、无机盐、维生素等通过消化道黏膜进入血液和淋巴液的过程称为吸收（absorption）。不能被消化和吸收的食物残渣最终形成粪便，排出体外。消化和吸收是两个相辅相成、紧密联系的过程。

第一节 概 述

在整个消化道中，除口、咽、食管上端和肛门外括约肌是骨骼肌外，其余肌肉均属平滑肌。消化道平滑肌除具有肌肉组织的兴奋性、传导性和收缩性等共同特征外，还有自身的特点。

一、消化道平滑肌的一般生理特性

（一）兴奋性低、收缩缓慢

消化道平滑肌的兴奋性较骨骼肌低，收缩活动的潜伏期、收缩期和舒张期均很长，而且变异很大。这可使食物在消化道内停留较长的时间，有利于食物的充分消化和吸收。

（二）具有自律性

消化道平滑肌在离体后，置于适宜的环境中仍能自动地产生节律性兴奋和收缩，但与心肌相比，其节律缓慢而不规则。

（三）具有紧张性

消化道平滑肌经常保持微弱的持续收缩状态，即具有一定的紧张性。这能使消化道内经常保持一定的基础压力，使胃、肠能维持一定的形状和位置。紧张性收缩是平滑肌产生其他收缩活动的基础。

（四）富有伸展性

消化道平滑肌有较大的伸展性，特别是胃，进食后能容纳数倍于自身原有容积的食物，而消化管道内不发生明显的压力变化。

（五）对不同刺激的敏感性不同

消化道平滑肌对电刺激不敏感，对机械牵张、温度和化学刺激特别敏感，这一特点与消化道的功能是相一致的。消化道内食物对平滑肌的机械牵张及温度、化学刺激可促进消化腺分泌及消化道运动，有利于食物的消化。

二、消化道平滑肌的电生理特性

消化道平滑肌细胞生物电活动的形式比骨骼肌和心肌复杂，大致可分为静息电位、慢波电位和动作电位。

（一）静息电位

消化道平滑肌的静息电位不稳定，波动较大，其绝对值比骨骼肌静息电位小，测定值为 –60 ～ –50mV。静息电位主要是 K^+ 外流和 Na^+ 泵的活动形成的。

（二）慢波电位

消化道平滑肌细胞可在静息电位基础上产生自动去极化和复极化的节律性电位波动，其频率较慢，称为慢波电位。因为慢波电位决定消化道平滑肌的收缩节律，故又称基本电节律。慢波电位的波动范围为 10 ～ 15mV，持续时间为数秒至十几秒，频率则随部位不同而异，胃为 3 次 / 分，十二指肠为 11 ～ 12 次 / 分，回肠末端为 8 ～ 9 次 / 分。

慢波电位也可以引起肌肉收缩，一旦它产生的去极化使膜电位达到阈电位，就可以触发动作电位（图 6–1）。

（三）动作电位

慢波去极化达阈电位（约 -40mV）时，就可触发一个或多个动作电位，动作电位数目越多，平滑肌收缩越强。动作电位去极相主要是由于 Ca^{2+} 内流引起的，上升速度慢，持续时间长；复极相是 K^{+} 外流引起的。总之，消化道平滑肌在慢波的基础上产生动作电位，动作电位引起平滑肌收缩，平滑肌收缩的强度取决于动作电位的频率，动作电位的频率高则平滑肌收缩的强度增加（图 6-1）。因此，慢波是平滑肌收缩的起步电位，动作电位是引发平滑肌收缩的电位。

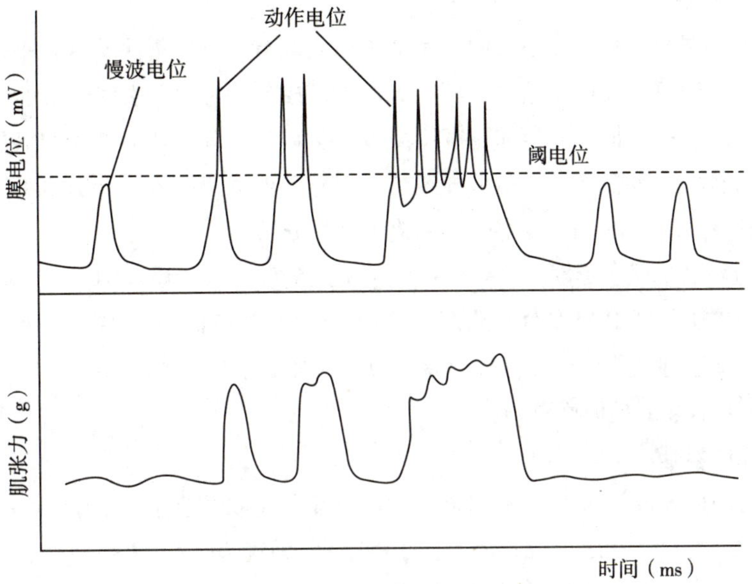

图 6-1　消化道平滑肌电活动及其与收缩的关系

第二节　消　化

人体在生命活动中，不仅要从外界摄取足够的氧气，还必须摄取营养物质，以维持正常的新陈代谢。营养物质来源于食物，食物中的营养物质主要包括蛋白质、脂肪、糖类、维生素、水、无机盐。消化系统的基本功能是消化食物和吸收营养物质，以提供人体新陈代谢所需的物质和能量，并将未被消化和吸收的物质残渣排出体外。

消化系统具有对食物进行消化和吸收的主要功能，某些消化器官还能分泌多种胃肠激素，具有重要的内分泌功能。

一、口腔内消化

消化过程是从口腔开始的，食物在口腔内经过咀嚼被磨碎，并与唾液混合形成食团，经吞咽由食管入胃。

（一）唾液的分泌

唾液是由口腔内三对大唾液腺（腮腺、下颌下腺和舌下腺）及众多散在的小唾液腺分泌的混合液。

1. 唾液的性质和成分　唾液是无色、无味、近于中性（pH 6.6 ～ 7.1）的低渗液体。正常成人每日分泌量为 1.0 ～ 1.5L，其中水分约占 99%；有机物主要是黏蛋白、唾液淀粉酶、溶菌酶、免疫球蛋白、氨基酸、尿素等；无机物有 Na^+、K^+、HCO_3^-、Cl^- 等。

2. 唾液的作用 唾液的主要生理作用有：①湿润和溶解食物，便于吞咽并引起味觉；②清洁和保护口腔，可冲洗和清除口腔中的食物残渣，减少细菌繁殖，唾液中的溶菌酶和免疫球蛋白有杀灭细菌和病毒的作用；③唾液中含有唾液淀粉酶，可将淀粉分解为麦芽糖；④排泄功能，进入体内的某些异物可随唾液排出，如铅、汞、狂犬病毒等。

急性传染病或发热患者，由于唾液分泌减少，口腔内的食物残渣发酵，导致细菌生长繁殖、产生口臭等，对这类患者应加强口腔护理。

3. 唾液分泌的调节 唾液分泌的调节完全是神经调节，包括条件反射和非条件反射。进食前，食物的形状、颜色、气味及进食的环境等都能形成条件反射，引起唾液的分泌。进食过程中，食物对口腔黏膜的机械、化学和温度刺激可引起口腔、舌和咽部黏膜的感受器兴奋，冲动沿三叉神经、面神经、舌咽神经、迷走神经到达中枢，再由面神经、舌咽神经的副交感和交感神经纤维到唾液腺（以副交感神经为主），引起唾液的分泌。

唾液分泌的初级中枢在延髓，高级中枢位于下丘脑和大脑皮质。副交感神经兴奋时释放递质乙酰胆碱，作用于腺细胞 M 受体，引起分泌量多而含有机物较少的稀薄唾液，同时伴有唾液腺的血管扩张。交感神经节后纤维释放的递质为去甲肾上腺素，作用于腺细胞 β 受体，引起分泌量少而含有机物较多的黏稠唾液。

（二）咀嚼和吞咽

1. 咀嚼（mastication） 指由咀嚼肌群的顺序收缩所完成的节律性动作。咀嚼的作用：①将食物切碎、研磨、搅拌，使之形成食团，便于吞咽；②使食物与唾液充分混合，有利于化学性消化；③加强食物对口腔内各种感受器的刺激，引起味觉，并反射性地引起胃腺、胰腺、胆汁的分泌和消化道的运动，为食物的进一步消化做好准备。

2. 吞咽（deglutition） 指食团由口腔经食管进入胃的过程，是由一系列动作组成的复杂的反射活动。根据食团经过的部位，可将吞咽动作分为三期。

第一期：食团由口腔到咽，是受大脑皮质控制的随意运动，主要通过舌肌和下颌舌骨肌的顺序收缩把食团推向咽部。

第二期：食团由咽到食管上端，是食团刺激咽部的触觉感受器引起的一系列急速反射动作。

第三期：食团由食管到胃，由食管的蠕动完成。蠕动（peristalsis）是消化道平滑肌的顺序性舒缩而形成的一种向前推进的波形运动，是消化道平滑肌的基本运动形式之一。食管蠕动时，食团的前面是舒张波，后面是收缩波，食团被收缩波推挤而向前方运动。

在食管和贲门连接处，虽然不存在解剖学上的括约肌，但有一段 3 ～ 5cm 的高压区，该处管腔内的压力比胃内高 5 ～ 10mmHg，可阻止胃内容物逆流入食管，具有生理性括约肌的作用，故称食管下括约肌。当食团刺激食管壁时，食管下括约肌打开便于食物通过；食物入胃后，食管下括约肌收缩，防止胃内容物反流。此外，体液因素也可影响该括约肌的活动。

【知识拓展】

反流性食管炎

反流性食管炎的病因多为食管下括约肌结构、功能异常，也可见于食管黏膜屏障作用降低等，胃液中的盐酸、胃蛋白酶或十二指肠内容物反流入食管，引起食管黏膜糜烂、溃疡等炎症病变。本病多发于食管中下段，以下段尤为多见，临床表现为烧心、反酸、吞咽困难和胸骨后或剑突下疼痛等。

【课堂互动】

你知道反流性食管炎为什么会有烧心症状吗？

二、胃内消化

胃是消化道最膨大的部分，成人胃容量为 1 ～ 2L。胃具有暂时贮存和消化食物的功能。食物在胃内经过胃液的化学性消化和胃平滑肌的机械性消化形成食糜，通过幽门进入十二指肠。

（一）胃液的分泌

胃液是由胃的外分泌腺细胞分泌的一种无色、酸性液体，pH 0.9 ～ 1.5。正常成人每日分泌量为 1.5 ～ 2.5L。

1. 胃液的成分及作用　胃液除含大量水和无机盐外，主要成分为盐酸、胃蛋白酶原、内因子、黏液和碳酸氢盐。

（1）盐酸　又称胃酸，由壁细胞分泌。胃液中的盐酸有两种形式：一种是游离状态，即游离酸；另一种与蛋白质结合，称为结合酸。两者酸度的总和称总酸度。正常人空腹时，盐酸的排出量为 0 ～ 5mmol/h，即基础酸排出量。在食物或某些药物（如组胺）的刺激下，盐酸分泌量明显增加，最大排出量可达 20 ～ 25mmol/h。

胃腔中 H^+ 的最大浓度可达 150mmol/L，比壁细胞质中 H^+ 的浓度高 300 万～ 400 万倍，因此，胃液中的盐酸是由壁细胞逆巨大的浓度梯度主动分泌的。生成盐酸所需的 H^+ 来源于壁细胞内水的解离，水解离后产生的 H^+ 被细胞内分泌小管膜上的质子泵主动转运到胃腔，而 OH^- 则有待中和。壁细胞内含有丰富的碳酸酐酶（CA），可使 CO_2 与 H_2O 结合，形成 H_2CO_3，H_2CO_3 迅速解离为 H^+ 和 HCO_3^-，H^+ 与 OH^- 结合生成水，HCO_3^- 在底侧膜上通过 Cl^--HCO_3^- 逆向转运体与 Cl^- 交换，被转运出细胞，并经细胞间隙进入血液，与 Na^+ 结合生成 $NaHCO_3$，从而提高血液的 pH 值，出现“餐后碱潮”现象；而 Cl^- 进入细胞后通过细胞内分泌小管膜上的 Cl^- 通道进入小管腔，与 H^+ 形成 HCl（图 6–2）。

盐酸的作用：①激活胃蛋白酶原，使无活性的胃蛋白酶原转变为有活性的胃蛋白酶，并为胃蛋白酶提供适宜的酸性环境；②使食物中的蛋白质变性而易于水解；③杀灭进入胃内的细菌；④进入小肠后促进促胰液素及缩胆囊素的分泌，进而促进胰液、胆汁和小肠液的分泌；⑤在小肠内形成的酸性环境有利于小肠对钙和铁的吸收。

当胃酸分泌过少或缺乏时，胃内的细菌容易繁殖，使食物发酵、腐败，产生气体或有害物质，使人体出现嗳气、腹胀等消化不良症状；盐酸分泌过多，对胃和十二指肠黏膜有侵蚀作用，使黏膜层受损，是导致胃和十二指肠溃疡的原因之一。

（2）胃蛋白酶原　主要由胃泌酸腺主细胞分泌。胃蛋白酶原不具有活性，入胃腔后在盐酸或已被激活的胃蛋白酶的作用下，转变成有活性的胃蛋白酶。胃蛋白酶的最适 pH 值为 1.8 ～ 3.5，当 pH ＞ 5 时便失活。胃蛋白酶能催化蛋白质分解。

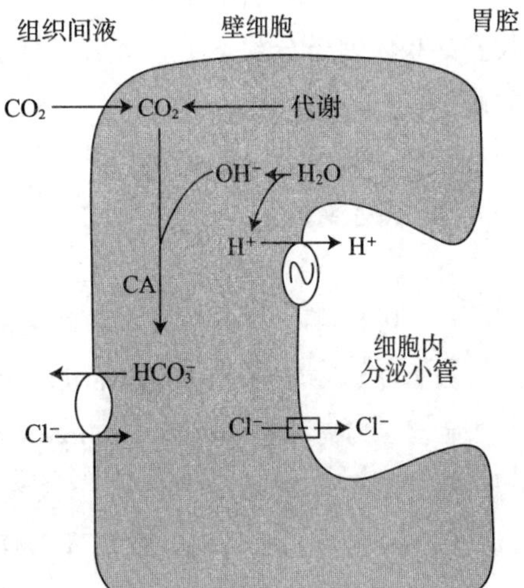

图 6–2　壁细胞分泌盐酸示意图

（3）黏液和碳酸氢盐　黏液主要由胃腺中的黏液细胞和胃黏膜表面上皮细胞共同分泌，其主要成分为糖蛋白，具有较高的黏稠度，易形成厚约0.5mm的凝胶状黏液层覆盖在胃黏膜表面。黏液和胃黏膜表面上皮细胞分泌的HCO_3^-一起构成黏液－碳酸氢盐屏障（mucus-bicarbonate barrier），其作用是：①有利于食糜在胃内移动；②保护胃黏膜免受坚硬食物的机械损伤；③防止胃酸和胃蛋白酶对胃黏膜的消化作用。当胃腔内的H^+向胃壁扩散时，由于黏液具有较高的黏稠度，能减慢H^+向胃壁扩散的速度。另外，H^+与HCO_3^-在黏液层相遇而发生表面中和作用，使黏液层内的pH值出现梯度变化（靠近胃腔侧的pH值较低，而靠近壁细胞侧仍然呈中性或弱碱性），从而有效防止胃酸和胃蛋白酶对胃黏膜的侵蚀（图6-3）。

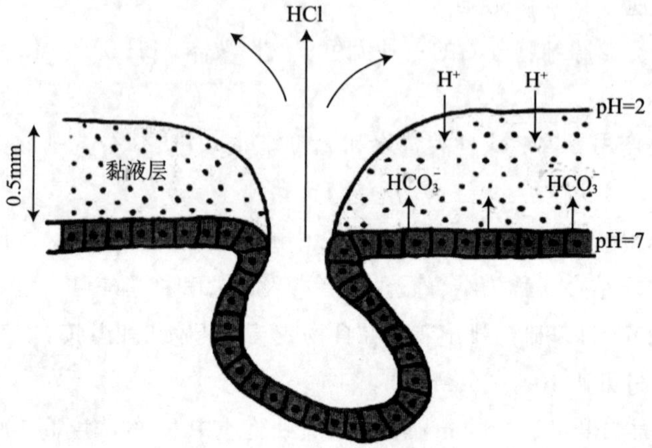

图6-3 黏液－碳酸氢盐屏障

除黏液－碳酸氢盐屏障外，胃黏膜上皮细胞顶端和相邻细胞侧膜之间紧密连接构成胃黏膜屏障（gastric mucosal barrier），能防止胃腔内H^+向胃黏膜内扩散。这样既能使盐酸在胃腔内满足消化的需要，又能保护胃壁各层免遭H^+逆向扩散的损害。许多因素（如乙醇、胆盐、非甾体抗炎药及幽门螺杆菌感染等）都可破坏或削弱胃黏膜屏障和黏液－碳酸氢盐屏障作用，引起消化性溃疡。

胃黏膜能合成和释放大量前列腺素，可抑制胃酸、胃蛋白酶原的分泌，刺激黏液和碳酸氢盐分泌，使胃黏膜微血管扩张，增加胃黏膜血流量，有助于维持胃黏膜的完整和促进黏膜的修复。

（4）内因子　是壁细胞分泌的一种糖蛋白，可与胃内的维生素B_{12}结合形成复合物，以保护维生素B_{12}不被消化酶破坏，并与回肠黏膜上皮细胞的特异性受体结合，促进维生素B_{12}的吸收。如果内因子分泌不足，将引起维生素B_{12}吸收障碍，影响红细胞的生成，引起巨幼红细胞贫血。

【知识拓展】

幽门螺杆菌的发现

1982年，澳大利亚皇家医院消化科医生巴利·马歇尔（Barry Marshall）和病理科医生鲁宾·华伦（Robin Warren）首次在《柳叶刀》杂志上报道了导致胃炎和胃溃疡的主要原因是幽门螺杆菌（helicobacter pylori，HP）感染。十二指肠溃疡患者的幽门螺杆菌感染率为90%～100%，胃溃疡患者的幽门螺杆菌感染率为80%～90%。胃内的幽门螺杆菌可产生脲酶，破坏胃黏膜屏障和黏液－碳酸氢盐屏障，最终导致消化性溃疡。幽门螺杆菌的发现从根本上改变了传统观点对胃病的认识。

2. 胃液分泌的调节　空腹时，胃液的分泌量很少；进食后，胃液大量分泌，称为消化期胃液分泌。根据消化道感受食物刺激的部位不同，人为地将消化期胃液分泌分为头期、胃期和肠期（图 6–4）。

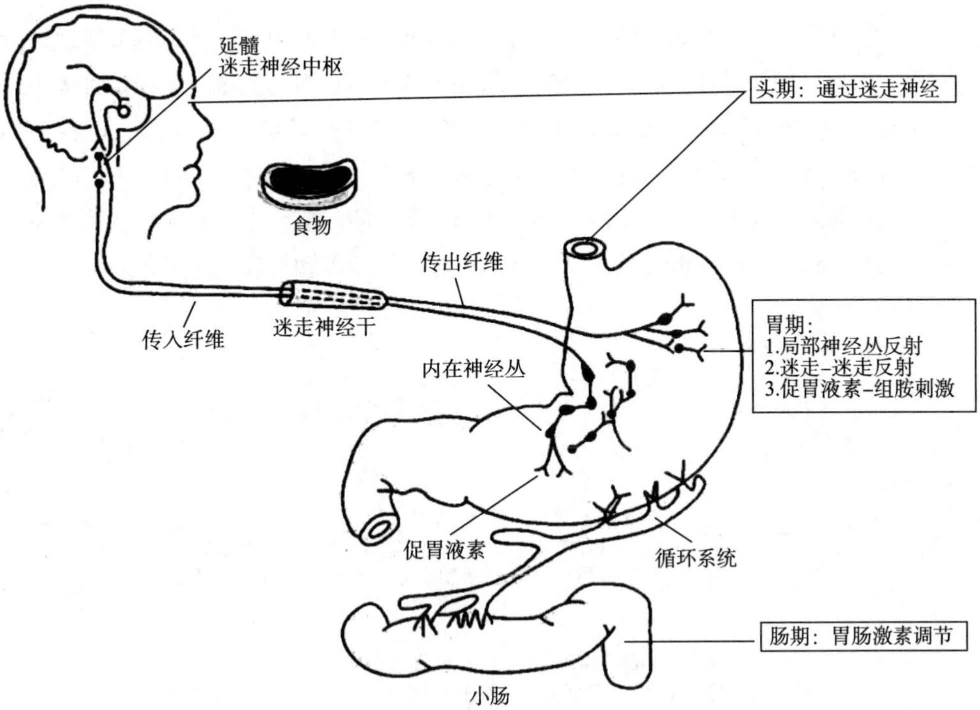

图 6–4　消化期胃液分泌的分期及调节

（1）*胃液分泌头期*　食物的形、色、味、声，以及咀嚼、吞咽等刺激眼、鼻、耳、口腔、咽等头部的感觉器官，反射性地引起胃液分泌。本期特点是胃液分泌量较多，占整个消化期胃液分泌量的 30%，胃液酸度和胃蛋白酶原含量都很高，因而消化力强。

（2）*胃液分泌胃期*　食物入胃后引起胃液继续分泌。本期特点是胃液分泌量大，占整个消化期胃液分泌量的 60%，胃液酸度很高，但胃蛋白酶原的含量比头期少，故消化力比头期弱。

（3）*胃液分泌肠期*　食物进入小肠后，对十二指肠和空肠上部产生化学刺激和牵张刺激，使十二指肠黏膜的 G 细胞分泌促胃液素，引起胃液分泌。本期特点是胃液分泌量较小，约占整个消化期胃液分泌量的 10%，总酸度和胃蛋白酶原含量均较低。

进食过程中，胃液分泌除受上述兴奋性因素调节外，还受到各种抑制性因素的调节，可防止胃酸过度分泌，保护胃黏膜。抑制胃液分泌的主要因素：①盐酸：当胃内 pH 值降至 1.2 ～ 1.5 或十二指肠处于酸化状态（pH ＜ 2.5）时，可抑制促胃液素的释放，使胃液分泌减少；②脂肪：进入小肠的脂肪可刺激肠抑胃素的释放，从而抑制胃液分泌；③高渗：高渗的食糜进入小肠后，可刺激小肠内的渗透压感受器，通过肠 – 胃反射抑制胃液分泌。

（二）胃的运动

胃的头区（胃底和胃体前部）运动较弱，主要功能是容纳食物；胃的尾区（胃体远端和胃窦）运动较强，主要功能是对食物进行机械性消化，使食物与胃液充分混合，形成食糜，并促进食糜向十二指肠排送。

1. 胃的运动形式

（1）*紧张性收缩*　胃壁平滑肌经常处于微弱而持续的收缩状态，称为紧张性收缩（tonic contraction）。紧张性收缩是胃其他运动形式的基础，其生理意义在于维持胃的正常位置和形态。

临床上出现的胃下垂或胃扩张都与胃的紧张性收缩降低有关。

（2）容受性舒张　进食时食物刺激口腔、咽、食管等处的感受器后，通过迷走－迷走反射引起胃底和胃体的平滑肌舒张，称为胃的容受性舒张（receptive relaxation）。其生理意义是使胃能够容纳大量食物，同时胃内压保持相对稳定。

（3）蠕动　食物入胃后约 5 分钟便开始有蠕动，蠕动从胃的中部开始，有节律地向幽门方向推进。胃蠕动每分钟发生约 3 次，每次蠕动约需 1 分钟到达幽门。蠕动波开始时较小，在向幽门方向推进的过程中蠕动波的幅度和速度逐渐增强，接近幽门时明显增强，可将一部分食糜排入十二指肠。当蠕动波超越胃内容物到达胃窦终末时，由于该部胃窦强有力的收缩，可将一部分食糜反向推回近侧胃窦或胃体（图 6–5）。胃蠕动的生理意义在于使食物和胃液充分混合，以利于化学性消化作用，也有利于块状食物被进一步磨碎和粉碎，并将食糜由胃排入十二指肠。

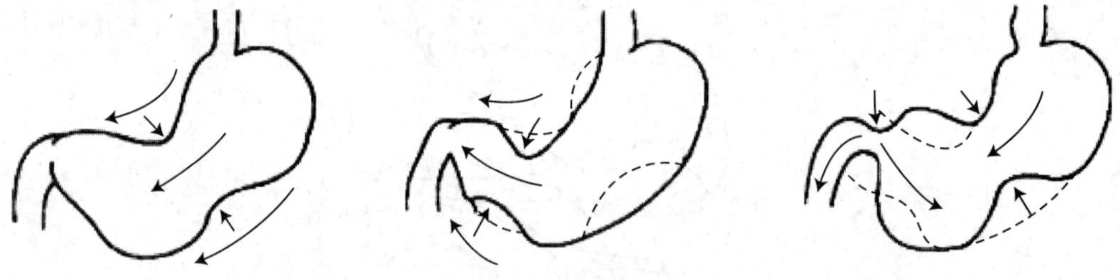

A　　B　　C

A. 胃蠕动始于胃中部，向幽门推进；B. 胃蠕动可将食糜推入十二指肠；
C. 强而有力的胃蠕动可将食糜反推入胃体或胃窦，食糜因而被进一步磨碎。

图 6–5　胃蠕动

2. 胃排空及其调控

（1）胃的排空过程　食糜由胃排入十二指肠的过程称为胃排空（gastric emptying）。食物进入胃 5 分钟即有部分食糜被排入小肠。胃排空的动力是胃运动时产生的胃内压，阻力是幽门及十二指肠的收缩。当胃内压大于十二指肠内压并足以克服幽门部阻力时，胃排空才能进行。胃排空的速度与食糜的物理性状和化学组成有关。一般流体食物比固体食物排空快；三大营养物质中，糖类排空最快，蛋白质次之，脂肪最慢；混合食物排空需 4 ～ 6 小时。

（2）胃排空的控制　胃排空是少量而间断的，受胃和十二指肠两方面因素的影响。

1）胃内促进排空的因素　食物对胃的牵张刺激可通过迷走－迷走反射或壁内神经丛反射引起胃运动加强；食物的化学和牵张刺激还可直接或间接地刺激胃窦部 G 细胞释放促胃液素，促胃液素对胃的运动有中等程度的兴奋作用。

2）十二指肠内抑制胃排空的因素　进入小肠的酸性食糜、脂肪、高渗溶液及食糜本身的体积等，均可刺激十二指肠壁上的化学、渗透压和机械感受器，通过肠－胃反射而抑制胃的运动。另外，当大量食糜，特别是酸性食糜或脂肪进入十二指肠后，可刺激小肠黏膜释放促胰液素、缩胆囊素、抑胃肽等，这些激素可抑制胃的运动，从而抑制胃的排空。

综上所述，胃内因素与十二指肠因素是互相配合、共同作用的。食物刚入胃时，胃内食物较多，而肠内食物较少，故此时排空速度较快；随后十二指肠内抑制胃运动的因素逐渐占优势，胃的排空则减慢；当进入十二指肠的酸性食糜逐渐被中和后，食物的消化产物被吸收，对胃运动的抑制逐渐消失，胃的运动又开始逐渐增强，推送另一部分食糜进入十二指肠，如此反复，直至食糜从胃排空。因此，胃排空是间断进行的，并与十二指肠内的消化和吸收相适应。

3. 呕吐　是将胃和十二指肠内容物经口腔强力驱出体外的过程。机械的和化学的刺激作用于舌根、咽部、胃、大小肠、胆总管和泌尿生殖器官等处的感受器，都可以引起呕吐，视觉和前庭的位置觉改变也可引起呕吐。呕吐前常出现恶心、流涎、呼吸急迫、心率加快而不规则等自主神经兴奋症状。剧烈呕吐时，呕吐物中常混有胆汁和小肠液。

呕吐的中枢位于延髓，当脑水肿、脑出血等引起颅内压增高时，可直接刺激该中枢引起呕吐。呕吐是一种具有保护意义的防御性反射，对于食物中毒者，可催吐把进入胃的有毒物质在未被吸收前排出体外，但剧烈、频繁的呕吐会影响进食和正常的消化活动，使消化液大量丢失，导致电解质紊乱和酸碱平衡失调。

三、小肠内消化

食糜由胃进入十二指肠，开始小肠内的消化。小肠是消化最重要的部位，食糜在小肠内通过胰液、胆汁和小肠液的化学性消化及小肠运动的机械性消化，最终将食物转变为可被吸收的小分子物质。食物在小肠内停留的时间因食物的性质不同而有差异，一般为 3 ～ 8 小时。

（一）胰液的分泌

1. 胰液的性质和成分　胰液是无色透明的碱性液体，pH 7.8 ～ 8.4，其渗透压与血浆相等。胰液由胰腺的腺泡细胞和胰导管细胞分泌，正常成人每日分泌量为 1 ～ 2L。胰液的主要成分有水、碳酸氢盐和多种消化酶。

（1）**胰淀粉酶**　是水解淀粉效率最高的一种酶，可将淀粉分解为麦芽糖。

（2）**胰脂肪酶**　是消化脂肪的主要消化酶，可将甘油三酯分解为甘油、甘油一酯和脂肪酸。

（3）**胰蛋白酶和糜蛋白酶**　两者均以无活性的酶原形式存在于胰液中，进入小肠后，在肠激酶的作用下，胰蛋白酶原被激活为胰蛋白酶，随后糜蛋白酶原由胰蛋白酶激活。胰蛋白酶和糜蛋白酶作用相似，都能将蛋白质水解。

（4）**碳酸氢盐**　由胰导管细胞分泌，其主要作用是中和进入十二指肠的胃酸，防止其对小肠黏膜的侵蚀。此外，HCO_3^- 形成的弱碱性环境也为小肠内的多种消化酶提供适宜的 pH 环境。

2. 胰液的作用　由于胰液中含有消化三种主要营养物质的消化酶，故胰液是所有消化液中消化力最强、消化功能最全面的消化液。当胰液分泌缺乏时，即使其他消化腺的分泌都正常，食物中的脂肪和蛋白质也不能被完全消化和吸收，常可引起脂肪泻；同时，也会影响脂溶性维生素（维生素 A、维生素 D、维生素 E 和维生素 K）的吸收，但对糖的消化和吸收影响不大。

知识链接

急性胰腺炎

暴饮暴食、酗酒、胆道疾病、胰管梗阻等可引起胰管内压力升高，致胰管和胰腺腺泡破裂，胰蛋白酶原逸入胰腺间质后被激活，当超过胰蛋白酶抑制物的作用后，便对自身组织进行消化导致急性胰腺炎。多数急性胰腺炎患者血清或尿中胰淀粉酶的含量高于正常值 3 ～ 5 倍。

（二）胆汁的分泌

1. 胆汁的性质和成分　胆汁由肝细胞不断生成，生成后自肝管、胆总管排入十二指肠，或由肝管转入胆囊管，贮存于胆囊。正常成人每日分泌量为 800 ～ 1000mL。消化期，胆汁可直接由肝脏及胆囊排入十二指肠参与消化。胆汁的成分复杂，除水和无机盐外，还有胆盐、胆色素、胆固醇、脂肪酸、卵磷脂。

胆汁中胆盐、胆固醇和卵磷脂的适当比例是维持胆固醇呈溶解状态的必要条件。当胆固醇分泌过多，或胆盐、卵磷脂合成减少时，胆固醇就容易沉积下来，形成胆结石。

2. 胆汁的作用 胆汁中不含消化酶，但对脂肪的消化和吸收具有重要意义，这主要依赖于胆盐的作用。胆汁的主要作用：①乳化脂肪，降低脂肪表面张力，增加脂肪与脂肪酶的接触面积，促进脂肪的消化分解；②胆盐可与脂肪分解产物形成水溶性复合物，从而促进脂肪分解产物的吸收；③促进脂溶性维生素（维生素 A、维生素 D、维生素 E 和维生素 K）的吸收；④利胆作用，进入小肠的胆盐大部分（90% 以上）被回肠末端吸收入血，由门静脉回到肝脏，再形成胆汁分泌入肠，这个过程称胆盐的肠肝循环（enterohepatic circulation），返回肝脏的胆盐有刺激肝细胞分泌胆汁的作用，称为胆盐的利胆作用。

（三）小肠液

小肠液是由十二指肠腺和小肠腺分泌的一种弱碱性液体，pH 值约为 7.6，渗透压与血浆渗透压相等。成人每日分泌量为 1 ～ 3L。小肠液中除水分外，还含有无机盐、黏蛋白和肠激酶。肠激酶可能是小肠腺分泌入肠腔内的唯一消化酶，它能激活胰蛋白酶原。

小肠液的作用：①稀释作用，大量小肠液可稀释消化产物，使其渗透压降低，有利于水和营养物质的吸收；②保护作用，小肠液能中和进入十二指肠的盐酸，保护十二指肠黏膜免受盐酸侵蚀；③消化作用，由小肠腺分泌的肠激酶可激活胰蛋白酶原转变为胰蛋白酶，促进蛋白质的消化。

（四）小肠的运动

1. 小肠的运动形式

（1）紧张性收缩 是小肠各种运动形式的基础，即使空腹时也存在，在进食后明显加强。小肠的紧张性收缩可使肠道维持一定的形态和肠腔内压力，有利于肠内容物的混合，使食糜与肠黏膜密切接触，有利于吸收。

（2）分节运动 是一种以小肠环形肌为主的节律性收缩和舒张活动，是小肠特有的运动形式。食糜所在的一段肠管，环形肌在许多部位同时收缩，把食糜分割成许多节段，随后，原来收缩的部位发生舒张，而原先舒张的部位发生收缩，将原先的食糜分成两半，而相邻的两半则合为一个新的节段，如此反复交替进行，使食糜不断分开又不断混合（图 6–6）。

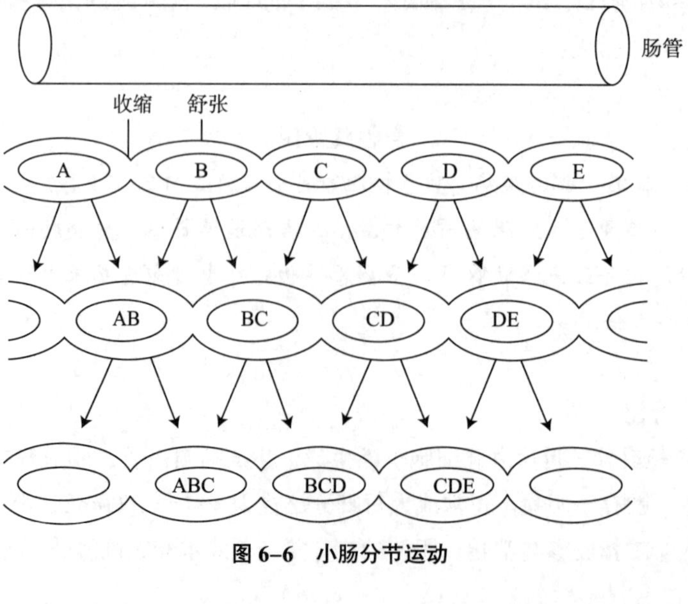

图 6–6 小肠分节运动

分节运动的意义主要在于使食糜与消化液充分混合，有利于化学性消化的进行；同时能增加食糜与小肠黏膜的接触，促进血液和淋巴液回流，为吸收创造良好的条件。小肠各段分节运动的频率不同，十二指肠约为 11 次 / 分，回肠约为 8 次 / 分。这种活动频率梯度对于食糜在小肠的推进具有一定作用。

（3）蠕动　可发生于小肠的任何部位，推进速度为 0.5 ～ 2.0cm/s，其作用是将食糜向远端推进后，在新的肠段进行分节运动。当吞咽、食糜进入十二指肠或黏膜受到刺激（如肠道感染）时，可引起一种进行速度很快、传导较远的蠕动，称为蠕动冲（peristaltic rush）。发生蠕动冲时，可一次把食糜从小肠始端推送到末端甚至结肠。

肠蠕动时，因肠内容物（包括水、气体）被推动而产生的声音，称为肠鸣音（bowel sound）。肠蠕动亢进时，肠鸣音活跃；肠麻痹时，则肠鸣音减弱或消失。临床上可根据肠鸣音的强弱判断肠管的活动情况。

2. 回盲括约肌的功能　回肠末段与盲肠交界处显著加厚的环形肌称为回盲括约肌（ileocecal sphincter）。其作用是：①使回肠内容物不致过快进入大肠，从而使食糜在小肠内有充分的时间进行消化和吸收；②具有活瓣作用，可阻止盲肠内容物反流入回肠。

四、大肠的功能

大肠没有重要的消化功能，其主要作用是吸收水分、无机盐，贮存消化吸收后的食物残渣并形成粪便。

（一）大肠液的分泌及作用

大肠液由大肠黏膜的柱状上皮细胞和杯状细胞分泌，主要成分是黏液和碳酸氢盐，pH 8.3 ～ 8.4。大肠液的作用发挥者主要是其中的黏液蛋白，能保护肠黏膜和润滑粪便。

大肠内有大量细菌，主要来自食物和空气。大肠内的环境和温度对这些细菌的生长极为适宜，粪便中的细菌占粪便固体总量的 20% ～ 30%。大肠内的细菌可利用肠内的简单物质合成维生素 B 族和维生素 K，若长期使用广谱抗生素，肠道内正常生长的细菌被抑制或杀灭，导致菌群失调，可引起相应类型的维生素缺乏。

（二）大肠的运动和排便

与小肠的运动相比，大肠的运动少、弱且慢，这有利于大肠吸收水分和贮存粪便。

1. 大肠的运动形式

（1）袋状往返运动　是空腹时最多见的一种运动形式，由环形肌无规律收缩引起，使结肠袋中的内容物向两个相反方向做短距离的往返移动，但并不向前推进。

（2）分节或多袋推进运动　主要由环形肌有规律地收缩引起，多个结肠袋同时收缩，使内容物向前推移。进食后或结肠受到副交感神经刺激时，这种运动增多。

（3）蠕动　大肠通常蠕动较慢，有利于吸收水分和储存粪便。此外，大肠还有一种行进很快、向前推进距离很远的强烈蠕动，称为集团蠕动（mass peristalsis），可将肠内容物从横结肠推至乙状结肠或直肠。集团蠕动最常见于餐后 1 小时内，属于生理现象，儿童较明显。

2. 排便　食物残渣在大肠内停留时，一部分水被吸收，同时经过大肠内细菌的发酵与腐败作用，以及大肠黏液的黏结作用，形成粪便。粪便中除有食物残渣外，还包括细菌、消化道脱落的上皮细胞碎片及某些代谢产物等，粪便主要贮存于结肠的下段，通常直肠内无粪便。肠蠕动将粪便推入直肠时，刺激直肠壁内的感受器，冲动沿盆神经和腹下神经传入初级排便中枢，即脊髓腰骶段，同时传到大脑皮质引起便意。当环境条件允许时，传出冲动沿盆神经下传，使降结肠、乙状结肠和直肠收缩，肛门内括约肌舒张；同时阴部神经冲动减少，使肛门外括约肌舒张，于是将粪便排出体外，发生排便反射。在排便时，腹肌和膈肌收缩，使腹内压增加，促进粪便的排出。

排便反射受大脑皮质的意识控制，昏迷或脊髓高位损伤时，初级排便中枢失去了大脑皮质的意识控制，可发生大便失禁。如排便反射的反射弧受损，大便不能排出，称为大便潴留。粪便在大肠内滞留过久，水分被肠道吸收过多而致大便干硬，可引起排便困难和排便次数减少，称为便秘。此外，直肠黏膜由于炎症刺激而敏感性提高，即使肠内只有少量粪便和黏液，也可引起便意及排便反射，并在便后有排便未尽的感觉，常见于肠炎或痢疾。

第三节 吸 收

一、吸收的部位

消化道不同部位的吸收能力和吸收速度是不同的，这主要取决于各部分消化道的组织结构，以及食物在各部位被消化的程度和停留的时间。在口腔和食管内，食物几乎不被吸收；在胃内，食物的吸收也很少，胃可吸收乙醇、少量水分和某些药物；糖类、蛋白质和脂肪的消化产物大部分是在十二指肠和空肠吸收的，回肠有独特的功能，即主动吸收胆盐和维生素 B_{12}（图 6-7）；大肠主要吸收水分和无机盐。

小肠是吸收的主要部位，因为：①吸收面积大，人的小肠长 4 ～ 5m，其黏膜具有环形皱褶，皱褶上有大量绒毛，肠绒毛上还有微绒毛，最终使小肠的吸收面积达 200m^2 左右；②食物在小肠内停留的时间较长，一般为 3 ～ 8 小时；③食物在小肠内已被消化成可吸收的小分子物质；④小肠绒毛内有丰富的毛细血管和淋巴管，为吸收提供了良好的途径（图 6-8）。

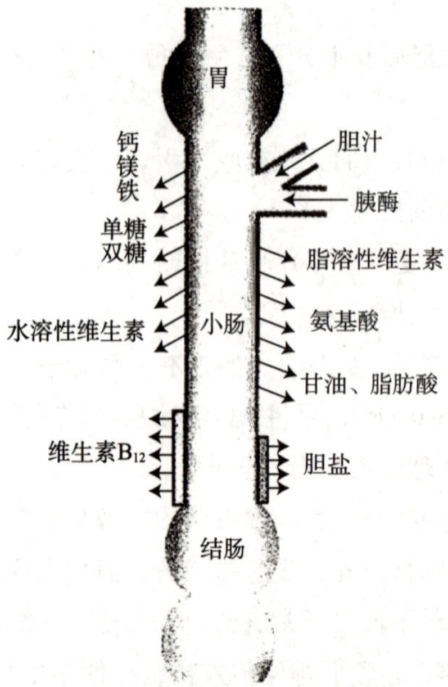

图 6-7 各种物质在小肠的吸收

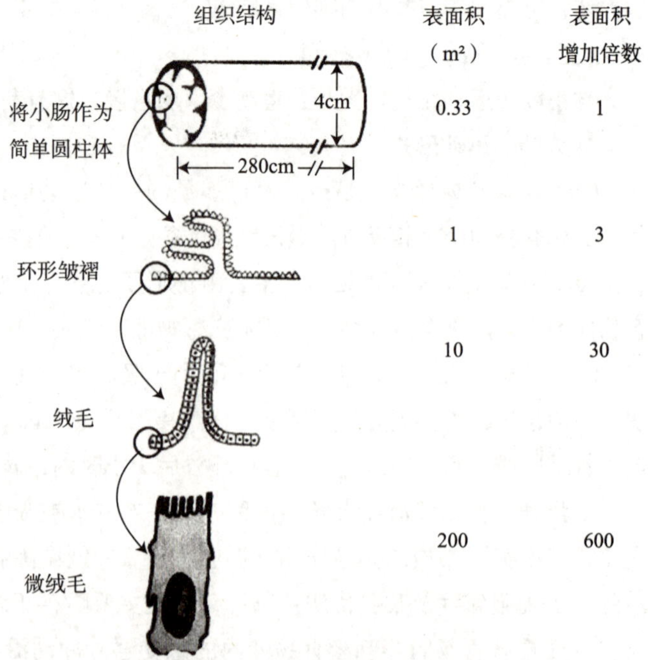

图 6-8 小肠黏膜结构

二、主要营养物质的吸收

（一）糖

食物中的糖类一般须被分解为单糖后才能被吸收。各种单糖的吸收速度有很大差别，其中以半乳糖和葡萄糖的吸收为最快，果糖次之，甘露糖最慢。

单糖的吸收是逆浓度差进行的继发性主动转运过程。肠黏膜上皮细胞刷状缘膜上有 Na^+– 葡萄糖和 Na^+– 半乳糖同向转运体，分别能将葡萄糖、半乳糖等单糖逆浓度差从肠腔转运到细胞内。细胞内葡萄糖或半乳糖浓度升高，通过基底侧膜上的载体以易化扩散的方式进入组织间液，再进入血液。进入细胞的 Na^+ 由基底侧膜的 Na^+ 泵主动转运入组织液。

（二）蛋白质

食物中的蛋白质必须在肠道中分解为氨基酸和小分子肽后才能被吸收。与葡萄糖的吸收相似，氨基酸的吸收也与 Na^+ 同向转运，也属于继发性主动转运。二肽和三肽进入细胞后进一步分解成氨基酸，再进入血液循环。

（三）脂肪和胆固醇

脂肪经脂肪酶消化后形成甘油、脂肪酸、甘油一酯，这些消化产物与胆汁中的胆盐结合成混合微胶粒，透过肠黏膜上皮细胞表面的静水层到达细胞的微绒毛，甘油一酯、脂肪酸和胆固醇又从混合微胶粒中释放出来，通过上皮细胞脂质膜进入细胞，而胆盐在回肠主动转运入血。长链脂肪酸和甘油一酯进入上皮细胞后重新合成甘油三酯，再与载脂蛋白一起构成乳糜微粒，然后以胞吐的方式进入细胞间隙，最后进入淋巴管（图 6–9）。甘油和中、短链脂肪酸在小肠上皮细胞内不再变化，因能溶于水，可直接被吸收进入血液。因动、植物油中含长链脂肪酸较多，所以，脂肪的吸收以淋巴途径为主。

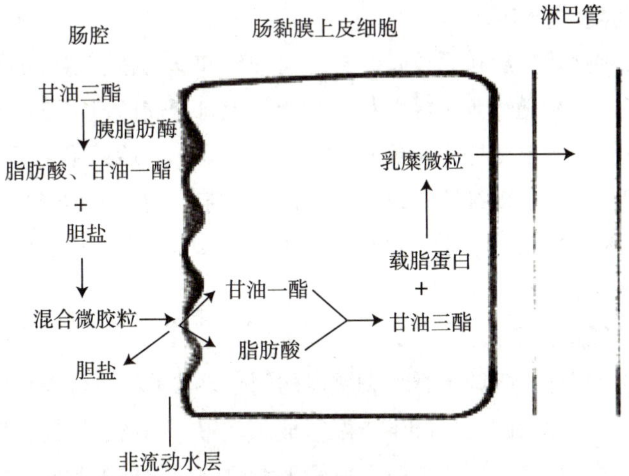

图 6–9　脂肪的吸收

（四）水、无机盐和维生素

水、无机盐和维生素不需消化，可被小肠直接吸收入血。成人每日摄入 1 ～ 2L 水，每日分泌的消化液为 6 ～ 8L，因此，胃肠道每日吸收的水约为 8L，每日随粪便排出的水仅有 0.1 ～ 0.2L。水的吸收主要通过渗透作用而被动吸收，NaCl 的主动吸收而产生的渗透压梯度是水吸收的动力。无机盐只有在溶解状态才能被吸收，其中 95% ～ 99% 的钠在小肠吸收回血液，结肠也可吸收钠。钠的吸收是通过 Na^+ 泵主动转运的，并为葡萄糖和氨基酸的吸收提供动力。铁和钙主要在小肠上段吸收，属主动过程，两者在酸性环境中溶解度大，吸收快。食物中的铁绝大部分为 Fe^{3+}，不易被吸收，须还原为 Fe^{2+} 才能被吸收，维生素 C 能将 Fe^{3+} 还原为 Fe^{2+} 而促进铁的吸收，维生素 D 可促进小肠对钙的吸收。

维生素分为脂溶性和水溶性两类。脂溶性维生素（维生素 A、维生素 D、维生素 E 和维生素 K）的吸收与脂类消化产物的吸收相同；水溶性维生素包括维生素 B_1、维生素 B_2、维生素 B_6、维生素 PP、维生素 C 等，主要是通过依赖于 Na^+ 的同向转运体被吸收的，维生素 B_{12} 必须先与胃黏膜中壁细胞分泌的内因子结合成复合物，通过回肠上皮细胞膜上的特殊受体才能被吸收。

第四节　消化器官活动的调节

消化系统的活动是在神经和体液的调节下进行的，各器官之间密切配合，共同协调完成食物的消化和吸收活动。消化系统的功能可根据人体的不同状态做出适应性变化，同时，作为人体生命活动的一部分，消化系统的功能始终与人体其他系统功能活动（如循环、呼吸、代谢等）协调一致。

一、神经调节

支配消化道的神经有外来神经和内在神经两大部分。外来神经包括交感神经和副交感神经，内在神经由存在于消化道管壁内的神经元和神经纤维组成的壁内神经丛构成，两者相互协调，共同调节胃肠功能。消化道除口腔、咽、食管上端的肌肉和肛门外括约肌受躯体神经支配外，其余均受交感神经和副交感神经的双重支配，其中以副交感神经的影响较大。

（一）副交感神经及其作用

支配消化器官的副交感神经包括迷走神经、盆神经和支配唾液腺的面神经、舌咽神经的副交感纤维。迷走神经起自延髓迷走神经背核；盆神经起自脊髓骶段。支配消化器官的副交感神经的节前纤维在器官旁神经节或壁内神经丛的神经节换元，节后纤维主要为胆碱能神经，分布至消化道内，支配腺细胞、上皮细胞、血管和平滑肌细胞。副交感神经兴奋时，节后纤维末梢释放乙酰胆碱，通过激活 M 受体，引起胃肠运动加强，腺体分泌增多，但引起胃肠括约肌舒张，对壁内神经元有兴奋作用。

（二）交感神经及其作用

支配消化器官的交感神经起源于脊髓胸腰段的侧角，节前纤维经腹腔神经节、肠系膜神经节和腹下神经节换元，换元后的节后纤维支配唾液腺、胃、小肠、结肠、肝、胆囊和胰腺的活动，少数节后纤维直接支配消化道平滑肌、血管平滑肌和消化道腺细胞。交感神经兴奋时，节后纤维末梢释放去甲肾上腺素，可引起胃肠运动减弱、腺体分泌减少和血流量减少，但对消化道括约肌（如胆总管括约肌、回盲括约肌和肛门括约肌）则引起收缩效应，对壁内神经元有抑制作用。

（三）壁内神经丛及其作用

消化道的内在神经系统分布在食管中段至肛门的消化道管壁内，故也称壁内神经丛，包括两类神经丛，一类是位于纵行肌和环行肌之间的肌间神经丛，另一类是位于黏膜下的黏膜下神经丛。内在神经系统中有大量神经元和神经纤维，包括感觉神经元、运动神经元和中间神经元。

感觉神经元对化学、温度和机械等刺激敏感，运动神经元支配消化道平滑肌、腺体及血管的活动。各种神经元之间通过神经纤维形成复杂的神经网络，当食物刺激消化道管壁时，不需要中枢参与就可独立完成局部反射活动，在胃肠活动调节中有重要作用，因而有“肠脑”之称。

二、体液调节

人体的消化道不仅是消化器官，也是体内最大的内分泌器官体系，它们散在分布于从胃到大肠的黏膜层内，有 40 多种内分泌细胞，细胞数量远大于体内所有内分泌腺所含细胞的总数。由消化道中内分泌细胞合成和分泌的激素统称为胃肠激素（gastrointestinal hormone），胃肠激素在化学结构上都属于肽类物质，故又称胃肠肽（gastrointestinal peptide），其中对消化器官功能影响较大的有促胃液素（gastrin）、促胰液素（secretin）、缩胆囊素（cholecystokinin，CCK）等（表 6–1）。

表 6–1　主要胃肠激素的分泌细胞、主要作用及引起释放的因素

胃肠激素	分泌部位	主要作用	引起释放的因素
促胃液素	胃窦、十二指肠 G 细胞	促进胃的运动和胃液分泌，促进胰液和胆汁的分泌，加强胆囊收缩，促进胃泌酸部位黏膜生长	迷走神经兴奋、胃和小肠上部蛋白质的消化产物
促胰液素	十二指肠、空肠 S 细胞	促进胰液、胆汁、小肠液的分泌，抑制胃的运动和胃液分泌	盐酸、脂肪酸、蛋白质的消化产物
缩胆囊素	十二指肠、空肠 I 细胞	促进胰液、胆汁和小肠液的分泌，加强胃肠运动及胆囊收缩，加强促胰液素的作用	盐酸、脂肪和蛋白质的消化产物

胃肠激素的主要作用是调节消化器官的功能，对其他器官的活动也可产生广泛的影响，主要表现为：

1. 调节消化腺的分泌和消化道的运动　如促胃液素能促进胃、肠平滑肌收缩和刺激胃酸、胰酶、胆汁、小肠液等的分泌。

2. 调节其他激素的释放　有些胃肠激素可调节其他激素的释放，如肠抑胃肽有刺激胰岛素分泌的作用，生长抑素、胰多肽、血管活性肠肽等对生长激素、胰岛素、胰高血糖素和促胃液素等激素的分泌均有调节作用。

3. 营养作用　某些胃肠激素可起到促进消化道代谢和组织生长的作用，如促胃液素能促进胃泌酸部位和十二指肠黏膜的生长，增加蛋白质、DNA 和 RNA 的合成。临床上，切除胃窦的患者可因促胃液素水平降低而发生胃黏膜萎缩，患胃泌素瘤者多伴有胃黏膜增生、肥厚，均是受胃肠激素营养作用的影响引起的。

【复习思考题】

一、单项选择题

1. 胃液中的酶能消化的营养物质是（　　）

A. 脂肪　B. 蛋白质　C. 糖类　D. 维生素　E. 无机盐

2. 下列不属于胆汁成分的是（　　）

A. 水　B. 胆盐　C. 消化酶　D. 无机盐　E. 胆色素

3. 消化作用最强的消化液是（　　）

A. 胃液　B. 胰液　C. 胆汁　D. 小肠液　E. 大肠液

4. 激活胰蛋白酶原的物质是（　　）

A. 糜蛋白酶　B. 促胰液素　C. 肠激酶　D. 胰脂肪酶　E. 内因子

5. 消化管的共同运动形式是（　　）

A. 分节运动　B. 容受性舒张　C. 蠕动　D. 集团蠕动　E. 紧张性收缩

6. 食物吸收的主要部位是（　　）

A. 口腔　B. 胃　C. 小肠　D. 大肠　E. 肝

7. 以下关于糖吸收的叙述，错误的是（　　）

A. 需要消化成单糖才能被吸收　B. 在小肠几乎完全被吸收

C. 需要 Na^+ 泵参与　D. 主要进入毛细淋巴管

E. 主要进入血液

8. 以下关于蛋白质吸收的叙述，错误的是（　　）

A. 分解为氨基酸后被吸收　B. 需要 Na^+ 泵参与

C. 靠单纯扩散　D. 主要在空肠被吸收

E. 主要进入血液

9. 以下关于脂肪吸收的叙述，错误的是（　　）

A. 以甘油、脂肪酸和甘油一酯的形式吸收

B. 胆盐与脂肪消化产物形成水溶性微胶粒

C. 在小肠上皮细胞内重新合成脂肪

D. 脂肪外面包一层膜为脂肪微滴

E. 主要进入淋巴

10. 与消化性溃疡形成关系密切的是（　　）

A. 胃酸和胃蛋白酶　B. 胰蛋白酶和多肽酶

C. 唾液淀粉酶和溶菌酶　D. 糜蛋白酶和脂肪酶

E. RNA 酶和 DNA 酶

二、名词解释

1. 消化

2. 吸收

3. 胃的排空

三、简答题

1. 简述胃酸的生理作用。

2. 为什么说小肠是消化与吸收的主要部位？

3. 简述三大营养物质的消化与吸收过程。

扫一扫，查阅复习思考题答案

第七章　能量代谢与体温

扫一扫，查阅本章 PPT、视频等数字资源

【学习目标】

1. 掌握：机体能量的来源；影响能量代谢的主要因素；基础代谢率的概念；体温的概念、正常值和生理波动；机体产热和散热的部位和形式。

2. 熟悉：基础代谢率的测定、正常值及临床意义；体温调节的机制。

3. 了解：能量代谢的测定方法；食物的热价、氧热价和呼吸商的概念。

案例导入

患者，男，40 岁，建筑工人，因“在高温环境中工作出现头昏、四肢无力、胸闷、心悸、口渴、大量出汗和恶心 1 小时”由工友护送入院。西医诊断：中暑。中医诊断：阳暑。立即予物理、药物降温，纠正电解质紊乱及对症治疗。患者经治疗后病情明显好转。

问题与思考：

1. 高温环境中，机体如何维持体温的相对恒定？

2. 中暑的原因是什么？

3. 常见的物理降温措施有哪些？其依据是什么？

第一节　能量代谢

新陈代谢是生命的基本特征之一，生物体持续不断地进行物质与能量的代谢。生理学中通常将生物体内物质代谢过程中伴随发生的能量的释放、转移、储存和利用称为能量代谢（energy metabolism）。

一、机体能量的来源与利用

（一）能量的来源

生命活动所需要的能量来源于食物中的能源物质，如糖、脂肪和蛋白质。这些能源物质分子结构中的碳氢键蕴含化学能，在氧化过程中，碳氢键断裂，生成 CO_2 和水，同时释放蕴含的能量。

1. 糖　是机体最主要的供能物质。人体所需能量的 50% ～ 70% 是由糖的氧化分解提供的。食物中的糖经过消化被分解为单糖，在被吸收的单糖中，葡萄糖占总量的 80%，通常所说的血糖指血中的葡萄糖。葡萄糖被吸收后一部分成为血糖供给全身细胞利用，另一部分经合成代谢

以肝糖原和肌糖原的形式储存在肝脏和肌肉中，还有少部分转化为脂肪。一般情况下，葡萄糖通过有氧氧化提供能量；而在剧烈运动时，骨骼肌因耗氧量明显增加而处于相对缺氧状态，葡萄糖进行无氧酵解，以满足机体急迫的能量需求。无氧酵解是人体内能源物质唯一不需氧的供能途径。成熟红细胞因缺乏有氧氧化的酶系，主要依靠糖的无氧酵解供能。而正常成人脑组织主要依赖葡萄糖的有氧氧化供能，由于脑组织的糖原储存量较少，对血糖的依赖性较高，加上脑组织的耗氧量高，对缺氧非常敏感，因此，低血糖可引起脑功能活动障碍，出现头晕等症状，重者可发生抽搐甚至昏迷。

2. 脂肪 成人体内脂肪的储存量较大，可占体重的20%左右。一般情况下，人体所需的能量30%～50%来源于脂肪。每克脂肪在体内氧化所释放的能量约为糖的2倍。当机体需要时，储存的脂肪首先在脂肪酶的催化下分解为甘油和脂肪酸，然后进一步在细胞内氧化释放能量。通常成人体内储存的脂肪所提供的能量可供机体使用10天至2个月之久。

3. 蛋白质 蛋白质的基本组成单位是氨基酸。不论由肠道吸收的氨基酸，还是由机体自身蛋白质分解所产生的氨基酸，都主要用于重新合成蛋白质，成为细胞的构成成分，以实现组织的自我更新，或用于合成酶、激素等生物活性物质。所以一般情况下，机体不靠蛋白质供能，只有在某些特殊情况下，如长期不能进食或体力极度消耗时，机体才会依靠由组织蛋白质分解所产生的氨基酸供能，以维持基本的生理功能。

（二）能量的利用

各种能源物质在体内氧化分解所释放的能量有50%以上迅速转化为热量以维持体温，其余部分则以化学能的形式储存于腺苷三磷酸（ATP）、磷酸肌酸（creatine phosphate，CP）等高能化合物的高能键中，而组织细胞进行各种功能活动所需的能量均由ATP直接提供。因此，ATP既是机体的重要储能物质，又是直接供能物质。体内ATP水解为腺苷二磷酸（ADP）及磷酸，并释放能量，供机体进行各种生理功能活动。

二、能量代谢的测定

热力学第一定律指出：能量在由一种形式转化为另一种形式的过程中，既不增加，也不减少。这是所有形式的能量（动能、热能、电能和化学能）互相转化的一般规律，也就是能量守恒定律。机体的能量代谢也遵循这一规律，即在整个能量转化过程中，机体所利用的蕴含于食物中的化学能与最终转化成的热能和所做的外功，按能量来折算是完全相等的。因此，机体的能量代谢率（单位时间内消耗的能量）可通过测定一定时间内机体产生的热量与所做的外功量进行定量，也可测定在一定时间内机体所消耗的营养物质，再按照营养物质的热价计算出它们所含有的热量。根据测定原理，测定能量代谢率通常采用直接测热法和间接测热法两类方法。

（一）直接测热法

直接测热法（direct calorimetry）是测定整个机体在单位时间内向外界环境发散的总热量，此总热量就是能量代谢率。如果在测定时间内做一定的外功，则应将外功（机械功）折算为热量一并计入。直接测热法的设备复杂，操作烦琐，使用不便，因而极少应用，一般采用间接测热法。

（二）间接测热法

在一般化学反应中，反应物的量与产物量之间呈一定的比例关系，这就是定比定律。如氧化 1mol 葡萄糖，需要 6mol O_2，同时产生 6mol CO_2 和 6mol H_2O，并释放一定量的热能（ΔH）。下列反应式表明了这种关系：

$$C_6H_{12}O_6+6O_2 \rightarrow 6CO_2+6H_2O+\Delta H$$

同一种化学反应，不论经过什么样的中间步骤，也不论反应条件差异多大，这种定比关系仍然不变。如在人体内氧化 1mol 葡萄糖，与在体外氧化燃烧 1mol 葡萄糖一样，都要消耗 6mol O_2，产生 6mol CO_2 和 6mol H_2O，而且产生的热量相等。间接测热法（indirect calorimetry）的基本原理就是利用这种定比关系，推算一定时间内机体氧化分解的糖、脂肪、蛋白质的量，进而计算出该段时间内机体释放出来的热量。在推算过程中必须明确以下几个概念：

1. 食物的热价　将 1g 食物氧化时所释放出来的能量称为食物的热价。食物的热价分为物理热价和生物热价。前者指食物在体外燃烧时释放的热量，后者系食物经过生物氧化所产生的热量。糖和脂肪的物理热价和生物热价是相等的，但蛋白质的生物热价小于其物理热价。这是因为蛋白质在体内不能被彻底氧化分解，有一部分主要以尿素、尿酸和肌酐等形式从尿排泄的缘故。

2. 食物的氧热价　某种食物氧化时，每消耗 1L 氧所产生的热量，称为该种食物的氧热价（thermal equivalent of oxygen）。氧热价在能量代谢的测算方面有重要意义，即可根据机体在一定时间内的耗氧量计算出该机体的能量代谢率。利用氧热价计算产热量的公式为：

某种食物的产热量 = 该食物的氧热价 × 该食物的耗氧量

三种主要营养物质的氧热价见表 7–1。

表 7–1　三种主要营养物质的热价、氧热价和呼吸商

营养物质	产热量（kJ/g）		氧热价（kJ/L）	耗氧量（L/g）	CO_2 产生量（L/g）	呼吸商
	物理热价	生物热价				
糖	17.2	17.2	21.1	0.83	0.83	1.00
脂肪	39.8	39.8	19.6	2.03	1.43	0.71
蛋白质	23.4	18.0	18.9	0.95	0.76	0.80

3. 呼吸商　机体依靠呼吸功能从外界摄取 O_2，以供各种营养物质氧化分解的需要，同时将代谢终产物 CO_2 呼出体外。单位时间内机体的 CO_2 产生量与 O_2 消耗量的比值称为呼吸商（respiratory quotient，RQ）。各种营养物质在细胞内氧化供能属于细胞呼吸过程，因而又将各种营养物质氧化时的 CO_2 产生量与 O_2 消耗量的比值称为某物质的呼吸商。

在人的日常生活中，营养物质不是单纯的，是糖、脂肪和蛋白质的混合膳食。所以，呼吸商常变动于 0.71 ～ 1.00。测定呼吸商可以估计在某特定时间内机体能量的主要来源。若呼吸商接近 1.00，说明该时间内所利用的能量主要来自糖类；若呼吸商接近 0.71，则说明能量主要来自脂肪代谢；在长期病理性饥饿情况下，能量主要来自机体自身的蛋白质，则呼吸商接近 0.80。一般情况下，摄入混合食物时，呼吸商常在 0.85 左右（表 7–1）。

4. 非蛋白呼吸商　将氧化蛋白质的耗氧量和产生的 CO_2 量从机体在该时间内的总耗氧量和总 CO_2 产生量中减去，可测算出糖和脂肪氧化（非蛋白质代谢）的 CO_2 产生量和 O_2 消耗量的比值，即非蛋白呼吸商（non–protein respiratory quotient，NPRQ）。表 7–2 显示不同非蛋白呼吸商对应的糖和脂肪氧化的百分比及氧热价，利用这些数据能计算出非蛋白物质氧化的产热量。

表 7–2　非蛋白呼吸商与氧热价

非蛋白呼吸商	氧化的百分比（%）		氧热价（kJ/L）
	糖	脂肪	
0.707	0.00	100.0	19.62
0.71	1.10	98.90	19.64
0.75	15.60	84.40	19.84
0.80	33.40	66.60	20.10
0.81	36.90	63.10	20.15
0.82	40.30	59.70	20.20
0.83	43.80	56.20	20.26
0.84	47.20	52.80	20.31
0.85	50.70	49.30	20.36
0.86	54.10	45.90	20.41
0.87	57.50	42.50	20.46
0.88	60.80	39.20	20.51
0.89	64.20	35.80	20.56
0.90	67.50	32.50	20.61
0.95	84.00	16.00	20.87
1.00	100.00	0.00	21.13

三、影响能量代谢的主要因素

影响能量代谢的主要因素有肌肉活动、精神活动、食物的特殊动力效应及环境温度等。

（一）肌肉活动

肌肉活动对能量代谢的影响最为显著，任何轻微的运动都可提高代谢率。在进行体育运动或劳动时，机体的耗氧量显著增加。机体耗氧量的增加与肌肉活动的强度成正比，持续体育运动或劳动时的耗氧量可达安静时的 10 ～ 20 倍。因此，可以把能量代谢率作为评价肌肉活动或劳动强度的指标。表 7–3 所示为机体在不同状态下的能量代谢率。

表 7–3　机体不同状态下的能量代谢率

机体状态	产热量［kJ/（m²·min）］
静卧休息	2.73
出席会议	3.40
擦窗	8.30
洗衣物	9.89
扫地	11.37
打排球	17.50
踢足球	24.98

（二）精神活动

人在平静地思考问题时，产热量增加一般不超过 4%。但当人处于精神紧张状态时，如烦恼、恐惧或情绪激动时，能量代谢率可显著增高，这是由于精神紧张时，无意识的肌紧张、交感神经兴奋，以及甲状腺激素、肾上腺素等激素释放增多所致。

（三）食物的特殊动力效应

进食能刺激机体额外消耗能量，称为食物的特殊动力效应（specific dynamic effect）。蛋白质的特殊动力效应约为30%；糖和脂肪的特殊动力效应分别为6%和4%左右；进食混合性食物的特殊动力效应约为10%。因此，在计算所需能量时，应注意额外消耗的这部分能量，而给予相应的补充。实验表明，静脉注射氨基酸后仍然可以看到这种现象，但在切除肝脏后此现象即消失。因而认为，特殊动力效应与食物在消化道内的消化和吸收无关，可能主要与肝脏处理氨基酸或合成糖原等过程有关。

（四）环境温度

当人处于安静状态时，环境温度在20～30℃，其能量代谢最为稳定。当环境温度低于20℃时，能量代谢率开始增加；当环境温度在10℃以下时，能量代谢率则显著增加。环境温度较低导致能量代谢率增加，主要与寒冷刺激反射性地引起战栗及肌肉紧张度增加有关。当环境温度超过30℃时，能量代谢率又逐渐增加，这与体内化学反应速度加快、发汗功能旺盛，以及呼吸、循环功能增强等因素有关。

【课堂互动】

你知道什么是甲状腺功能亢进吗？为什么甲状腺功能亢进患者会出现多食、消瘦、多汗等临床表现？

四、基础代谢

（一）基础代谢和基础代谢率的概念

1. 基础代谢（basal metabolism）　指基础状态下的能量代谢。基础状态需要满足以下条件：①清晨、清醒、静卧，肌肉放松，至少2小时无剧烈活动；②无精神紧张；③禁食12～14小时；④室温保持在20～25℃。此时的能量消耗主要用于基本生命活动。

2. 基础代谢率（basal metabolism rate，BMR）　单位时间内的基础代谢称为基础代谢率，常作为评价机体能量代谢水平的指标。基础状态下的代谢率比一般清醒安静时的代谢率稍低（8%～10%），但需要指出的是，基础代谢率不是最低代谢率，在熟睡时机体能量代谢率更低，但在做梦时可增高。基础代谢率以每小时每平方米体表面积的产热量为单位，通常用kJ/（$m^2 \cdot h$）表示。用每平方米体表面积而不用每公斤体重的产热量来表示基础代谢率，这是因为基础代谢率的高低与体重并不成比例关系，而与体表面积基本上成正比。体表面积测算见图7-1。

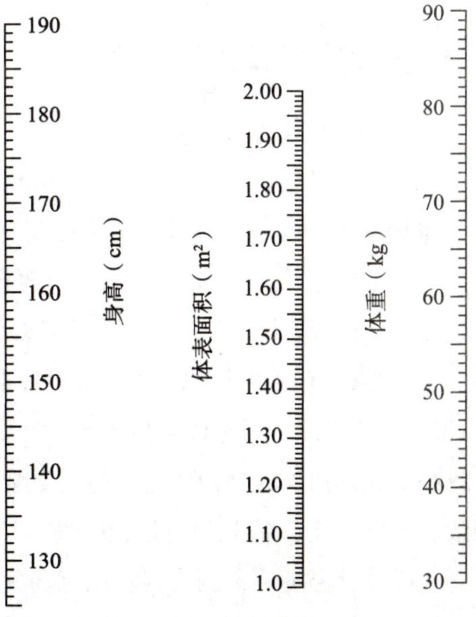

图7-1　体表面积测算图

（二）测定基础代谢率的临床意义

实际测定结果表明，基础代谢率随性别、年龄的不同而有差异。一般情况下，男性的基础代谢率平均值比同龄女性高；儿童比成人高；年龄越大，基础代谢率越低。表 7–4 列出了我国正常人基础代谢率在不同年龄和性别人群的平均值。

表 7–4　我国正常人基础代谢率的平均值［kJ/（$m^2 \cdot h$）］

年龄 性别	11 ~ 15	16 ~ 17	18 ~ 19	20 ~ 30	31 ~ 40	41 ~ 50	51 以上
男性	195.5	193.4	166.2	157.8	158.6	154.0	149.2
女性	172.5	181.7	154.1	146.5	146.9	142.4	138.6

在临床实践中评价基础代谢率时，常用基础代谢率的相对值。其计算公式为：

$$基础代谢率 =（实测值 - 正常平均值）/ 正常平均值 \times 100\%$$

在临床上，基础代谢率一般用实测值与上述正常平均值比较，如相差在 ±10% ～ ±15%，均为正常。当相差超过 ±20% 时，说明可能是病理性变化。甲状腺功能的改变总伴有基础代谢率异常。当甲状腺功能亢进时，基础代谢率可比正常值高 25% ～ 80%；甲状腺功能减退时，基础代谢率可比正常值低 20% ～ 40%。因此，测定基础代谢率是临床诊断甲状腺疾病的重要辅助手段。

此外，人体发热时基础代谢率会升高。一般说来，体温每升高 1℃，基础代谢率将升高 13% 左右。糖尿病、肾上腺皮质功能亢进、白血病等也会导致基础代谢率升高；肾上腺皮质功能减退、肾病综合征、垂体功能减退等基础代谢率会降低。

第二节　体温及其调节

一、正常体温及生理波动

（一）体温及其正常值

人体的温度分为体核温度（core temperature）和体表温度（shell temperature）。体核温度指机体深部的平均温度；体表温度指机体表层部分的温度，其不稳定，易随环境的改变而改变。因此，临床上所说的体温（body temperature）指体核温度。人和高等动物的体温是相对稳定的，是机体进行新陈代谢和生命活动的必要条件。

体核温度相对稳定，由于体内各器官的代谢水平不同，它们的温度略有差别，但不超过 1℃。在安静时，肝脏代谢最活跃，温度最高；其次是心脏和消化腺。在运动时，骨骼肌的温度最高。循环血液是体内传递热量的重要途径。由于血液不断循环，深部各个器官的温度趋于一致。因此，核心部分的血液温度可以代表体核温度的平均值。

因体核温度不易测量，临床上通常采用口腔温度、直肠温度和腋窝温度来代表体温。测量直肠温度一般用于神志不清者或婴幼儿，直肠温度的正常值为 36.9 ～ 37.9℃，易受下肢温度影响，当下肢冰冷时，由于下肢血液回流至髂静脉时的温度较低，会降低直肠温度。口腔温度（舌下部）的正常值为 36.7 ～ 37.7℃，平均比直肠温度低 0.3℃，易受经口呼吸、进食和喝水等影响，测量时应避免这些干扰因素。腋窝温度的正常值为 36.0 ～ 37.4℃，平均比口腔温度低 0.4℃。由于腋窝不是密闭体腔，易受环境温度、出汗和测量姿势的影响，但因测量腋窝温度相对方便易行，长期以来，在临床和日常生活中被广泛应用。鼓膜的温度与下丘脑温度十分接近，可以反映脑组织的温度，目前临床和生活中也常使用电子鼓膜温度计测量鼓膜温度来监测机体体温；采用红外线测温计测定腕部或额部的温度，则常用于体温筛查。

（二）体温的生理波动

在生理情况下，体温可随昼夜、性别、年龄等因素而变动，但这种变动幅度一般不超过 1℃。

1. 体温的昼夜变化　体温在昼夜之间有周期性波动，清晨 2 ～ 6 时体温最低，午后 1 ～ 6 时最高。人体体温的这种昼夜周期性波动，称为体温的昼夜节律或日节律。目前认为，生物节律现象主要受下丘脑视交叉上核的控制。

2. 性别的影响　在相同状态下，成年女性的平均体温较男性高约 0.3℃。此外，女性的基础体温随月经周期而变动（图 7–2）。基础体温指在基础状态下的体温，通常在早晨起床前测定。成年女性的基础体温在卵泡期较低，排卵日最低，排卵后升高 0.3 ～ 0.6℃，排卵后体温升高是由于黄体分泌的孕激素的作用所致。因此，测定基础体温有助于了解有无排卵和排卵的日期。

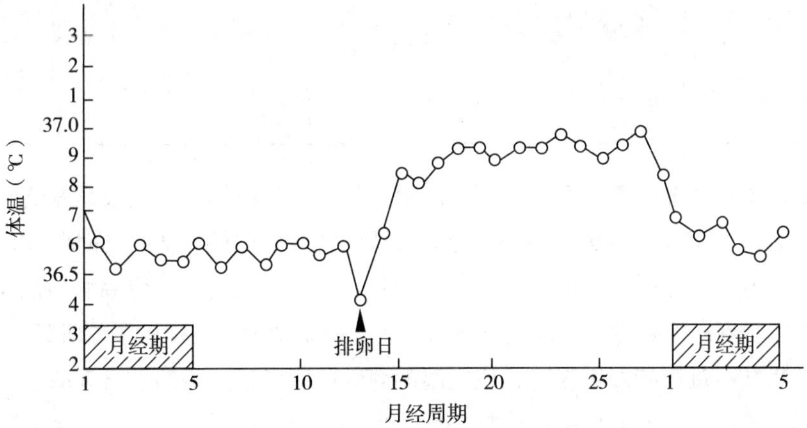

图 7–2　女性月经周期中的基础体温曲线

3. 年龄的影响　儿童和青少年的体温较高，而老年人因基础代谢率低，体温偏低。新生儿，特别是早产儿，由于体温调节系统发育尚不完善，调节体温的能力差，故体温易受环境因素的影响而变动，应加强护理。

4. 情绪与肌肉活动的影响　肌肉活动时，由于代谢增强，产热量增加，可使体温升高。因此，临床上测量体温应让受试者先安静一段时间后再进行，测量小儿体温时应防止小儿哭闹。情绪激动、精神紧张、进食等情况对体温也会产生影响，测量体温时应予充分考虑。

【课堂互动】

在寒冷环境中，我们的身体会出现哪些变化？这些变化的生理意义是什么？

二、机体的产热和散热

营养物质代谢所释放的化学能在体内经过转化与利用，除做外功外，最终都转变成热能，并与维持体温的热量一起，由循环血液传导到机体表层并散发于体外。如果机体的产热量大于散热量，则体温升高；若散热量大于产热量，则体温下降。恒温动物能维持体温相对稳定，是因为在体温调节中枢的调控下，机体的产热和散热过程处于相对平衡状态，即体热平衡（body thermal balance）。

（一）产热过程

机体的总产热量主要包括基础代谢、食物特殊动力效应和肌肉活动所产生的热量。基础代谢是机体产热的基础，基础代谢高则产热量多，基础代谢低则产热量少。正常成年男性的基础代谢率约为170kJ/（$m^2 \cdot h$），成年女性约为155kJ/（$m^2 \cdot h$）。在安静状态下，机体产热量一般比基础代谢率增高25%，这是由于维持姿势时肌肉收缩造成的。

机体在安静时主要由内脏产热，其中肝的代谢最旺盛，产热量最高（表7–5）。当机体进行体育运动或劳动时，骨骼肌则成为主要的产热器官。轻度运动时，产热量可比安静时增加3～5倍；剧烈运动时，产热量可增加10～20倍。

表7–5 几种组织器官在安静和活动状态下的产热量百分比

组织器官	占体重百分比（%）	占机体产热量百分比（%）	
		安静时	劳动或运动时
脑	2.5	16	3
内脏	34	56	22
肌肉	40	18	73
其他	23.5	10	2

人在寒冷环境中主要依靠战栗产热和非战栗产热来增加产热量。战栗是骨骼肌发生不随意节律性收缩的表现，其节律为9～11次/分。战栗的特点是屈肌和伸肌同时收缩，肢体不发生屈伸运动，所以基本上不做功，能量均转化为热量。发生战栗时，代谢率可增加4～5倍，产热量很高。机体受到寒冷刺激时，首先出现温度刺激性肌紧张（或称战栗前肌紧张），此时代谢率有所增加，当寒冷刺激持续增强时，便在温度刺激性肌紧张的基础上出现战栗，产热量大幅增加，这样得以维持在寒冷环境中的体热平衡。内分泌激素也可影响产热，肾上腺素和去甲肾上腺素可使产热量迅速增加，但维持时间短；甲状腺激素则使产热量缓慢增加，但维持时间长。机体在寒冷环境中度过几周后，甲状腺激素分泌可增加2倍，代谢率可增加20%～30%。

【课程思政】

改变全球抗疟疾历史的中国女科学家——屠呦呦

疟疾发热是内源性致热原与疟原虫代谢产物共同作用于下丘脑体温调节中枢而引起的。我国科学家屠呦呦因发现青蒿素治疗疟疾的全新方法而获得2015年诺贝尔生理学或医学奖。

在经历了190次失败之后，1971年，屠呦呦课题组在第191次低沸点实验中发现了抗疟效果为100%的青蒿提取物。1972年，研究人员从这一提取物中提炼出抗疟有效成分——青蒿素。1973年，临床研究取得与实验室一致的结果，抗疟新药青蒿素由此诞生。青蒿素对恶性疟疾、脑型疟有强大的治疗效果，挽救了全球数百万人的生命。

艰难困苦的研发过程体现出前辈科学家的奉献精神、团结合作和创新精神，这些都是科研工作者和医学年轻人必备的品质。

【课堂互动】

发热时，采用酒精擦浴和戴冰帽都能实现物理降温，是什么原理呢？

（二）散热过程

人体的主要散热部位是皮肤。当环境温度低于体温时，大部分体热通过皮肤的辐射、传导和对流散热，还有部分热量通过皮肤汗液蒸发散发，呼吸、排尿和排便也可散失小部分热量（表 7–6）。

表 7–6 在环境温度为 21℃时人体的散热方式及其所占比例

散热方式	百分比（%）
辐射、传导、对流	70
皮肤汗液蒸发	27
呼吸	2
排尿、排便	1

1. 辐射散热 辐射散热（radiative heat dissipation）是机体以热辐射的形式将热量传给外界温度较低物质的一种散热形式，在机体安静状态下，以此种方式散发的热量所占比例较大（约占总散热量的 60%）。辐射散热量同皮肤与环境间的温度差及机体有效辐射面积等因素有关。皮肤温度稍有变化，辐射散热量就会有很大变化；四肢表面积比较大，因此其在辐射散热中有重要作用。气温与皮肤的温差越大，或机体有效辐射面积越大，辐射散热量越多。

2. 传导散热 传导散热（conductive heat loss）指机体的热量直接传给与其接触的温度较低的物体的散热方式。传导散热量取决于皮肤与接触物之间的温差、接触面积及接触物的导热性能。人体脂肪组织的导热性能较差，肥胖者皮下脂肪较多，身体深部的热量不易传导到表层，故怕热、易出汗。水的比热较大，导热性能较好，在临床及日常生活中常利用水的热传导作用，采用冰袋、冰帽给高热患者降温。

3. 对流散热 对流散热（convective heat dissipation）指通过气体流动而实现热量交换的散热方式。人体周围总是绕有一薄层与皮肤接触的空气，人体的热量传给这层空气，由于空气不断流动（对流），便将体热发散到体外空间。对流散热是传导散热的一种特殊形式。对流散热量不仅取决于皮肤与周围环境之间的温度差和机体有效散热面积，还明显受到风速影响。风速越大，对流散热量越多；相反，风速越小，对流散热量越少。

4. 蒸发散热 在人的体温条件下，蒸发 1g 水可散发 2.4kJ 热量。当环境温度为 21℃时，大部分体热（70%）靠辐射、传导和对流方式散热，少部分体热（29%）则由蒸发散热；当环境温度升高时，皮肤与环境之间的温度差变小，辐射、传导和对流方式的散热量减少，而蒸发散热的作用增强；当环境温度等于或高于皮肤温度时，辐射、传导和对流散热已不起作用，此时蒸发散热成为机体唯一的散热方式。

人体的蒸发散热有两种形式，即不感蒸发和发汗。人体即使处在低温没有汗液分泌时，也不断有水分通过皮肤和呼吸道被蒸发掉，这种水分蒸发的形式称为不感蒸发（insensible evaporation），其中皮肤的水分蒸发称为不显汗，这种水分蒸发不为人们所觉察，并与汗腺的活动无关。环境温度在 30℃以下时，不感蒸发的水分相当恒定，有 12 ～ 15g/（h · m^2）水分被蒸发掉，其中一部分是由呼吸道蒸发的，更多的水分是由皮肤的组织间隙直接渗出而蒸发的。人体 24 小时的不感蒸发量约为 1000mL，其中从皮肤表面蒸发 600 ～ 800mL，通过呼吸道黏膜蒸发 200 ～ 400mL。婴幼儿的不感蒸发速率比成人大，因此，在缺水的情况下，婴幼儿更容易出现严重脱水。在临床上给患者补液时，应注意补充因不感蒸发而损失的体液量。

汗腺主动分泌汗液的活动称为发汗（sweating），汗液蒸发可散发大量热量，由于能看到有明显的汗液分泌，又称为可感蒸发。发汗受环境温度和湿度等因素影响，环境温度越高，发汗速度越快。如果长时间处于高温环境中，发汗速度会因汗腺疲劳而明显减慢。空气湿度大，汗液不易被蒸发，体热因而不易散发。风速大时，汗液蒸发快，容易散热而使发汗速度减慢。此外，机体活动强度也影响发汗，活动强度越大，产热量越多，发汗量越多。

由精神紧张或情绪激动而引起的发汗称为精神性发汗，主要见于掌心、足底和腋窝，在体温调节中的作用不大。精神性发汗的中枢神经可能在大脑皮质运动区。

汗液中水分占 99%，固体成分约占 1%，主要是 NaCl，也有少量乳酸、KCl 和尿素等。短时间内大量出汗应注意在补充水分的同时补充少量 NaCl，以维持电解质平衡。

【知识拓展】

人体的汗腺与烧烫伤

人体皮肤上分布着大汗腺和小汗腺两种汗腺。大汗腺主要分布在腋窝和外阴等处，开口于毛根附近，从青春期开始活动，可能与性功能有关，而与体温调节无关；小汗腺分布于全身皮肤，是体温调节的重要效应器。手掌和足跖部小汗腺最多，额部和手背次之，四肢和躯干最少，但躯干部小汗腺的分泌功能最强。

严重烧烫伤往往导致汗腺受损或完全丧失功能，从而影响机体的体温调节功能，热应激反应加强，在炎热环境中，可能导致体温急剧升高，危及生命。因此，广泛开展烧烫伤预防及急救常识科普活动，帮扶烧烫伤贫困患者，维护烧伤群体在医疗、生活、教育、就业等方面的平等权益，促进烧伤康复医学的发展，具有重要的意义。

【课堂互动】

体温是如何维持相对稳定的？为什么细菌感染会导致发热呢？

三、体温调节

人和恒温动物有完善的体温调节机制，在外界环境温度改变时，通过调节产热过程和散热过程，维持体温相对稳定。如在寒冷环境中，机体会增加产热和减少散热；在炎热环境中，机体会减少产热和增加散热，从而使体温保持相对稳定。体温调节是复杂的过程，温度感受器感受温度变化，通过有关神经传导通路把温度信息传达到体温调节中枢，经过中枢整合后，通过自主神经系统调节皮肤血流量、竖毛肌和汗腺活动等，通过躯体神经调节骨骼肌的活动（如寒战等），通过内分泌系统改变机体的代谢率。

体温调节是生物自动控制系统的实例。如图 7–3 所示，下丘脑体温调节中枢（包括调定点神经元在内）属于控制系统，它的传出信息控制产热器官（如肝、骨骼肌）及散热器官（如皮肤血管、汗腺等）的活动，使机体体核温度维持在稳定水平。而体温总是会受到内、外环境因素的干扰（如机体的运动，或气温、湿度、风速等外环境气候因素的变化），此时皮肤及体核温度感受器（包括中枢温度感受器）将干扰信息反馈于调定点，经过体温调节中枢的整合，再调整受控系统的活动，仍可建立起相应条件下的体热平衡，使体温稳定。

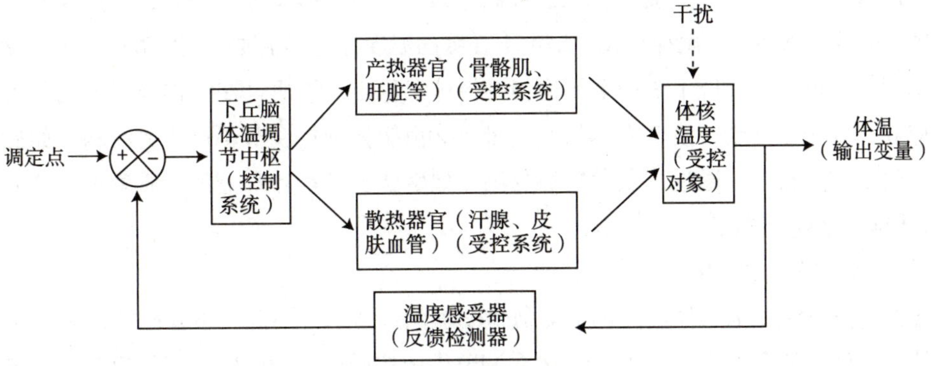

图 7-3　体温调节自动控制

【知识拓展】

中暑

中暑指人体在高温或高湿环境下，由于体温调节中枢功能障碍、汗腺功能衰竭和水、电解质丢失过多而引起的急性疾病，主要表现为高热、皮肤干燥及中枢神经系统症状。中暑的原因主要是环境温度过高，人体从外界环境中获取的热量增多，而散热减少，导致体热积聚，从而引发中暑。

根据临床表现的轻重，可将中暑分为先兆中暑、轻症中暑和重症中暑。先兆中暑时，患者可能感到口渴、头晕、耳鸣、胸闷、心悸、四肢无力等，但体温一般不超过37.5℃；轻症中暑时，体温可能超过38℃，伴有面色潮红、大量出汗、皮肤灼热等表现，或出现四肢湿冷、面色苍白、血压下降、脉搏增快等体征；重症中暑则包括热痉挛、热衰竭和热射病三种类型，其中热射病最为严重，可导致多器官功能衰竭，死亡率极高。

预防中暑对于保护生命安全、提升健康水平、提高工作效率、减轻医疗负担和促进社会稳定等都具有极其重要的意义。

（一）温度感受器

根据存在的部位，可将温度感受器分为外周温度感受器和中枢温度感受器。外周温度感受器是存在于皮肤、黏膜和内脏中对温度变化敏感的游离神经末梢，感知外周环境的温度变化；中枢温度感受器指存在于中枢神经系统内对温度变化敏感的神经元。动物实验表明，在视前区－下丘脑前部（preoptic anterior hypothalamus area，PO/AH），热敏神经元居多；而在脑干网状结构和下丘脑的弓状核，冷敏神经元较多。

（二）体温调节中枢

对恒温动物进行脑分段横断实验表明，切除大脑皮质及部分皮质下结构后，只要保持下丘脑及其以下的神经结构完整，动物虽然可能在行为方面出现一些欠缺，但仍具有维持恒定体温的能力。如进一步破坏下丘脑，则动物不再具有维持体温相对恒定的能力。这些事实说明，调节体温的中枢主要位于下丘脑，具体位于视前区－下丘脑前部（PO/AH）。视前区－下丘脑前部的热敏神经元和冷敏神经元不仅能感受人体深部组织温度变化的刺激，而且能对从其他途径传入的温度变化信息进行整合处理。热敏神经元对体温升高变化敏感，体温升高时发生兴奋。当热敏神经元兴奋时，冷敏神经元被抑制，人体散热增加，产热减少，体温下降。反之，当体温降低时，冷敏神经元兴奋，热敏神经元被抑制，人体产热增多，散热减少，体温回升。中枢内热敏神经元的数量远多于冷敏神经元，提示下丘脑的温度感受器主要感受体温升高的刺激。

体温调节中枢可通过以下 3 条主要途径维持体温稳定：①通过交感神经系统调节皮肤血管舒缩反应和汗腺分泌活动，改变人体的散热量；②由躯体神经调节骨骼肌的活动，如战栗增强或减弱，改变产热量；③通过改变激素的分泌（如甲状腺激素和肾上腺髓质激素）调节人体的代谢率，影响产热量的变化。

（三）体温调定点学说

体温调定点学说认为，体温的调节类似恒温器的调节。视前区 – 下丘脑前部可通过某种机制将人体正常体温调定点设定为 37℃，体温调节中枢按照设定的温度进行体温调节。当体温与调定点的水平一致时，机体的产热与散热平衡；当体温高于调定点的水平时，中枢的调节活动会使产热活动减弱，散热活动加强；当体温稍低于调定点的水平时，产热活动加强，散热活动减弱，直到体温回到调定点水平。如果某种原因使调定点向高温侧移动，则出现发热。如细菌感染所致的发热，就是由于致热原引起机体内一系列的反应，使体温调定点被重新设置所致，这称为重调定。如体温调定点被重新设置上移至 39℃，由于发热初期体温低于调定点水平，机体首先表现为皮肤血管收缩，散热减少，随即出现战栗等产热反应，直到体温升高到 39℃，此时产热和散热过程在新的调定点水平达到平衡，即发热。机体在致热原作用下引起的发热缘于调定点上移而出现的调节性体温升高。由于环境温度过高而引起中暑时，也可出现体温升高，这种情况并非因为体温调定点的上移，而是由于体温调节中枢功能障碍或机体散热能力不足所致，为非调节性体温升高。

【复习思考题】

一、单项选择题

1. 下列哪项不符合测定基础代谢率的条件（　　）

A. 清晨、清醒　　B. 静卧

C. 情绪稳定　　D. 环境温度 25℃

E. 进食后 1 小时

2. 特殊动力效应最强的食物是（　　）

A. 蛋白质　　B. 脂肪

C. 糖　　D. 盐类

E. 维生素

3. 运动时，机体主要的产热器官是（　　）

A. 肝脏　　B. 脑

C. 心脏　　D. 骨骼肌

E. 腺体

4. 给高热患者使用酒精擦浴的目的是（　　）

A. 增加辐射散热　　B. 增加传导散热

C. 增加蒸发散热　　D. 增加对流散热

E. 以上都不是

5. 女性的基础体温随月经周期而变动，这可能与下列哪种激素有关（　　）

A. 甲状腺激素　　B. 肾上腺素

C. 雌激素　　D. 孕激素

E. 促肾上腺皮质激素

二、名词解释

1. 基础代谢率

2. 体温

3. 蒸发散热

三、简答题

1. 何谓基础代谢率？简述基础代谢率的正常范围和临床意义。

2. 人体体温的常用测量方法有哪些？其正常值各是多少？

3. 人体的散热方式主要有哪几种？根据散热原理浅谈如何降低高热患者体温。

扫一扫，查阅
复习思考题答案

扫一扫，查阅本章 PPT、视频等数字资源

第八章　肾脏的排泄功能

【学习目标】

1. 掌握：尿生成的基本过程；肾小球滤过率的概念；影响肾小球滤过的主要因素；抗利尿激素的作用；肾糖阈的概念。

2. 熟悉：渗透性利尿、水利尿的原理；醛固酮的作用及分泌调节；肾小管和集合管的重吸收功能；肾小管和集合管的分泌功能；尿量的正常值，少尿、无尿、多尿的概念；排尿反射。

3. 了解：尿液的理化特性；肾脏泌尿功能对维持内环境稳态的意义。

案例导入

患者，男，45岁，近期感到乏力、食欲不振，发现下肢水肿，遂到医院就诊。询问病史，患者平时工作劳累，压力大，经常熬夜，且有长期吸烟、饮酒习惯。辅助检查：血肌酐180μmol/L（正常值57～111μmol/L），尿素氮9.5mmol/L（正常值2.9～7.5mmol/L），尿蛋白（++），镜下尿红细胞（++）；腹部B超示肾脏体积略增大，皮质回声增强。西医初步诊断为急性肾小球肾炎。

中医四诊：面色晦暗，舌苔白腻，脉象沉缓。中医诊断：肾气不足、脾肾阳虚证。

问题与思考：

1. 尿液是如何产生的？

2. 该患者为何出现血尿和蛋白尿？

3. 该患者下肢水肿的原因是什么？

排泄（excretion）指机体将新陈代谢的终产物、体内过剩的物质或不需要的物质，经血液循环由相应的排泄器官排出体外的过程。未经血液循环和未进入内环境的物质被排出体外的过程不属于排泄，如食物残渣排出体外。排泄器官有肾脏、呼吸道、消化道、皮肤等，其中最大的排泄器官是皮肤，但最主要的排泄器官是肾脏（表8–1）。

表8–1　人体主要的排泄器官和排泄物质

排泄器官	排泄物质
肾脏	水、无机盐、尿素、尿酸、肌酐、药物、色素等
呼吸道	CO_2、少量水、挥发性物质等
皮肤及汗腺	水、无机盐、少量尿素等
消化道	胆色素、无机盐、水、铅、汞等

肾脏的主要功能是泌尿，通过泌尿实现排泄。由于尿液中所含排泄物的种类最多、数量最大，因此，肾脏是机体最重要的排泄器官。通过尿的生成和排出，肾脏能够排出机体代谢的终

产物、进入机体过剩的物质和异物，调节水、电解质和酸碱平衡，调节动脉血压等，从而维持机体内环境的稳态。肾脏还具有重要的内分泌功能，能够分泌多种激素和生物活性物质，如促红细胞生成素、肾素等。这些物质在调节人体生理功能和代谢过程中发挥着重要作用，如促红细胞生成素能够促进红细胞的生成，防止贫血；活性维生素 D 有助于钙的吸收和利用，维持骨骼健康。本章主要介绍肾脏的排泄功能。

第一节　肾脏的结构和血流特点

肾脏是成对的蚕豆状器官，位于脊柱两侧的腰部，每个肾脏约由 100 万个肾单位组成。肾单位（nephron）是肾脏结构和功能的基本单位，每个肾单位主要由肾小体和肾小管两部分构成，其中肾小体包含肾小球和肾小囊两个部分（图 8–1）。肾小体是过滤血液的场所，肾小管负责回收有用物质和调节电解质。肾脏通过输尿管与膀胱相连，最终将废物以尿液的形式排出体外。

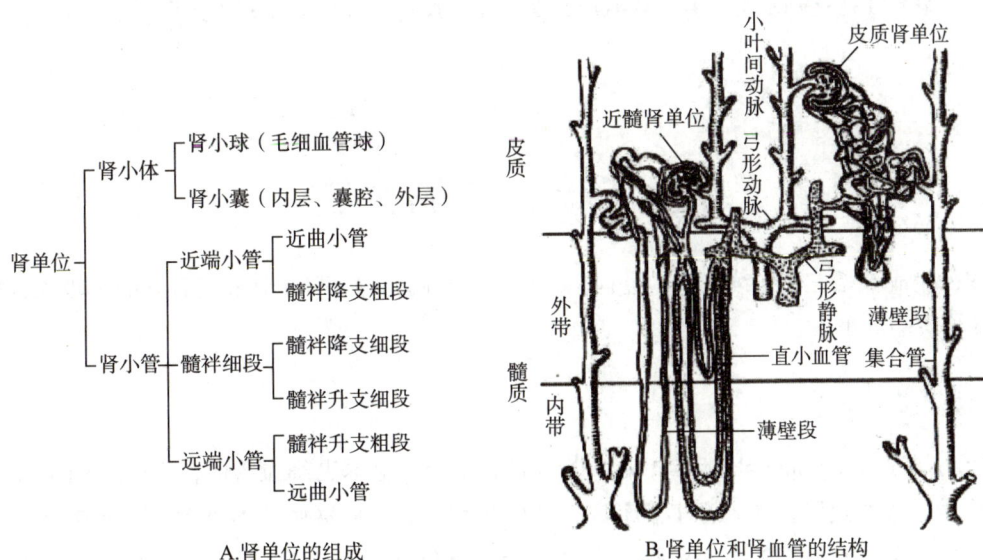

- 肾单位
  - 肾小体
    - 肾小球（毛细血管球）
    - 肾小囊（内层、囊腔、外层）
  - 肾小管
    - 近端小管
      - 近曲小管
      - 髓袢降支粗段
    - 髓袢细段
      - 髓袢降支细段
      - 髓袢升支细段
    - 远端小管
      - 髓袢升支粗段
      - 远曲小管

A.肾单位的组成

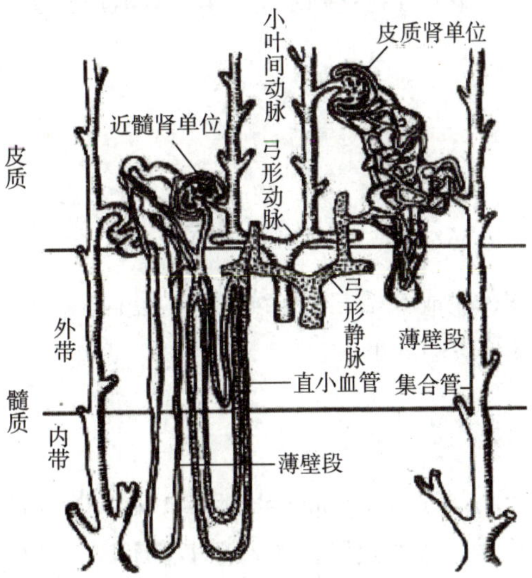

B.肾单位和肾血管的结构

图 8–1　肾单位

肾小球（glomerulus）是一团毛细血管网，由入球小动脉分出的数十条毛细血管弯曲盘绕而成，这些毛细血管最后汇成出球小动脉。肾小囊（renal capsule）是一个双层壁的囊泡，外层称肾小囊壁层，上皮为单层扁平状，内层称肾小囊脏层，由足细胞构成。经肾小球滤过的液体流入肾小囊中，肾小囊延续即为肾小管。肾小管通常分为近端小管、髓袢细段和远端小管三段。近直小管、髓袢细段与远直小管连接呈“U”形，称为髓袢。集合管不属于肾单位，每条集合管都与多条远曲小管相连，收集其转运过来的尿液，最后经过肾乳头顶部进入肾盏、肾盂和输尿管后进入膀胱。肾脏的血液供应非常丰富，占心排出量的 1/5 ～ 1/4。在肾脏内部，血流量的分布并不均匀，90% 以上的血液分布在肾皮质，而肾髓质的血液分布较少，外髓和内髓分别占 5% ～ 6% 和不足 1%。肾血液循环有两套毛细血管床——肾小球毛细血管和肾小管周毛细血管，它们通过出球小动脉以串联方式相连。①肾小球毛细血管网的血压较高，有利于肾小球毛细血管中的血浆快速滤过；②肾小管周毛细血管包绕在肾小管的周围，毛细血管内血压低，同时血管内胶体渗透压高，有利于肾小管的重吸收。

【知识拓展】

“大公无私”的器官——肾脏

肾脏的“大公”表现在：正常成人安静时每分钟有1000～1200mL血液经过肾，而两肾的重量为260～300g，按每克组织计算，肾脏的平均血流量居各主要器官之首。这并不是肾脏本身代谢需要这么多血液来供应氧气和营养物质，而是通过肾脏生成尿液对血液进行净化处理，以保持内环境的相对稳定。

肾脏的“无私”表现在：在紧急情况下，为了保证脑、心脏等重要器官的血液供应，肾脏血流量显著减少。据报道，一名患者循环血量减少了30%，这时肾的血流量降至160mL/min，减少了近85%，说明原来供应肾脏的绝大部分血液移去供应其他器官了。因此，在循环血量锐减时，最先受到损害的脏器之一就是肾脏。

【课堂互动】

你知道什么叫血尿、蛋白尿吗？患者出现血尿和蛋白尿意味着什么？

第二节　尿的生成

尿的生成包括三个连续的基本过程，包括肾小球的滤过、肾小管和集合管的重吸收、肾小管和集合管的分泌。

一、肾小球的滤过

肾小球滤过（glomerular filtration）指当血液流经肾小球毛细血管时，血浆中的水分和小分子物质通过滤过膜，进入肾小囊形成原尿的过程。利用微穿刺技术对大鼠的原尿进行化学分析发现，原尿与血浆的主要区别在于原尿蛋白质含量极低，两者的其他理化性质基本相同（表8–2），故原尿是血浆的超滤液。

表8–2　血浆、原尿和终尿的成分比较

成分	血浆（g/L）	原尿（g/L）	终尿（g/L）
水	900	980	960
蛋白质	80	0.30	0
葡萄糖	1.00	1.00	0
钠	3.30	3.30	3.50
钾	0.20	0.20	1.50
氯	3.70	3.70	6.00
磷酸根	0.03	0.03	1.20
尿素	0.30	0.30	20.00
尿酸	0.02	0.02	0.50
肌酐	0.01	0.01	1.50
氨	0.001	0.001	0.400

评价肾小球滤过功能的指标是肾小球滤过率和滤过分数。肾小球滤过率（glomerular filtration rate，GFR）是单位时间内（1 分钟）两肾生成的原尿量或超滤液量。正常成人的肾小球滤过率平均为 125mL/min，每天两肾可生成 180L 原尿。肾小球滤过率与肾血浆流量的比值称为滤过分数（filtration fraction，FF）。正常安静状态下，肾血浆流量约为 660mL/min，滤过分数约为 19%，这意味着血液流经肾脏时，大约有 1/5 的血浆经肾小球毛细血管滤出，进入肾小囊形成超滤液。肾小球滤过率和滤过分数均可作为衡量肾功能的重要指标。

（一）滤过的结构基础——滤过膜

血浆经肾小球毛细血管滤过进入肾小囊，其间通过的结构称为滤过膜（图 8–2），由肾小球毛细血管内皮细胞、基膜和肾小囊脏层上皮细胞组成。肾小球毛细血管内皮细胞具有许多小孔，称为窗孔，其孔径在 70 ～ 90nm，这些小孔允许水分子、无机离子和小分子溶质通过，但阻止大分子物质（如血细胞和血浆蛋白）通过。基膜是由水合凝胶组成的微纤维网，其孔隙在 2 ～ 8nm，具有较大的伸展性，这层膜进一步限制了可通过分子的大小，只允许更小的分子通过。肾小囊脏层上皮细胞具有足突结构，足突之间形成裂隙，称为裂孔，孔径为 4 ～ 11nm。裂孔上覆盖一层薄膜，称为裂隙膜，是物质滤过的最后一道屏障。裂隙膜进一步限制可通过分子的大小，并确保只有特定的小分子物质能够进入肾小囊形成原尿。以上三层结构共同构成肾小球滤过的机械屏障。此外，由于滤过膜的各层均覆盖着一层带负电荷的物质（主要是糖蛋白），限制带负电荷的大分子物质通过，构成了肾小球滤过的电学屏障。

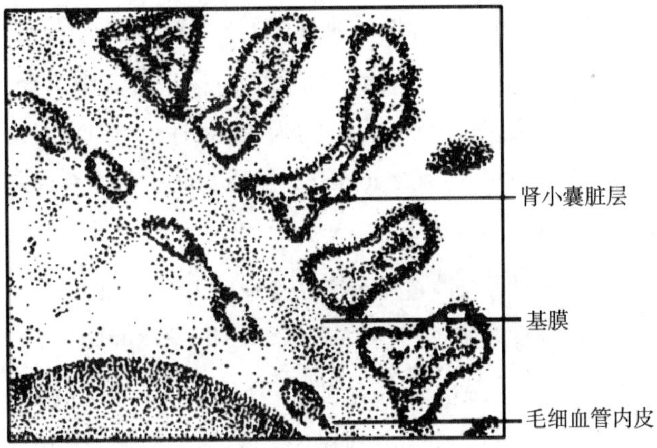

图 8–2　肾小球滤过膜

正常成人两侧肾脏肾小球滤过总面积约 1.5m^2，且保持相对稳定。血浆中的物质能否通过滤过膜，主要取决于被滤过物质的分子大小及其所带电荷。一般来说，分子有效半径< 2nm 的带正电荷或呈电中性的物质，如水、Na^+、尿素、葡萄糖等，可自由滤过；有效半径≥ 4.2nm 的大分子物质则不能滤过；有效半径在 2 ～ 4.2nm 的物质，随有效半径的增加，滤过率逐渐降低；有些物质虽然分子量不大，但可与血浆蛋白结合，因而也不能滤过。滤过膜的通透性不仅取决于滤过膜上孔道的大小，还受所带电荷的影响，但以机械屏障作用为主。各种血细胞和血浆中的蛋白质均不能通过滤过膜，故滤液成分除无蛋白质外，其他基本与血浆相似。

（二）滤过的动力——有效滤过压

肾小球滤过的动力是有效滤过压（图 8–3），与组织液生成的有效滤过压相似，由滤过的动力和阻力两部分组成。滤过的动力是肾小球毛细血管血压和肾小囊内原尿的胶体渗透压，阻力是肾小囊内压和血浆胶体渗透压。有效滤过压可用公式表示：

肾小球有效滤过压 =（肾小球毛细血管血压 + 肾小囊胶体渗透压）–（血浆胶体渗透压 + 肾小囊内压）

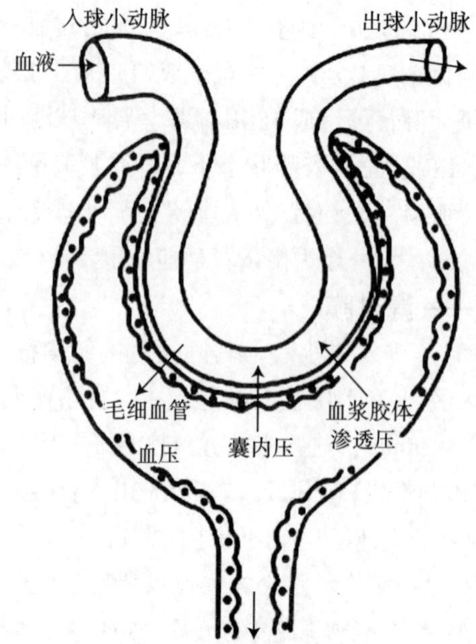

图 8-3 肾小球有效滤过压

由于肾小囊内原尿中的蛋白质含量极低，肾小囊胶体渗透压接近 0mmHg，故肾小球毛细血管血压是促使肾小球滤过的唯一动力，因此，公式可转化为：

肾小球有效滤过压 = 肾小球毛细血管血压 –（血浆胶体渗透压 + 肾小囊内压）

入球小动脉粗而短，血流阻力小，出球小动脉细而长，血流阻力大，血液在入球小动脉端和出球小动脉端的毛细血管血压变化不大，约为 45mmHg。肾小囊内压通常较为恒定，约 10mmHg。血浆胶体渗透压在入球端约为 25mmHg，随着血浆中的水和晶体物质不断被滤出，血浆胶体渗透压升高，出球端可达 35mmHg。

入球端有效滤过压 =45–（25+10）=10mmHg

出球端有效滤过压 =45–（35+10）=0mmHg

当血浆胶体渗透压变为 35mmHg 时，有效滤过压下降到 0mmHg，此时滤过停止，无滤液生成，即达到滤过平衡（filtration equilibrium）。因此，从入球小动脉端到出球小动脉端移行的过程中，只在有效滤过压为 0mmHg 之前的一段毛细血管才产生滤过作用。滤过平衡越靠近入球小动脉端，有滤过作用的毛细血管长度越短，则肾小球滤过率降低；反之，肾小球滤过率升高。若无其他因素改变时，肾小球滤过率取决于有滤过作用的毛细血管长度，而后者取决于血浆胶体渗透压上升的速度和达到滤过平衡的位置。

（三）肾血浆流量

肾血浆流量（renal plasma flow，RPF）是形成原尿的物质基础，且影响具有滤过作用的毛细血管长度。其他条件不变时，肾血浆流量与肾小球滤过率呈正变关系。如静脉输入大量生理盐水时，肾小球毛细血管内血浆胶体渗透压上升速度减缓，滤过平衡靠近出球小动脉端，有效滤过压和滤过面积均增加，肾小球滤过率随之增加；反之，则肾小球滤过率降低，见于剧烈运动、失血、缺氧和中毒性休克等情况。

【课堂互动】

你知道什么是糖尿病吗？糖尿病患者尿糖的原因是什么？

二、肾小管和集合管的重吸收功能

原尿流入肾小管即为小管液，小管液流经肾小管和集合管后，质和量都发生很大的变化（表 8–2），称为终尿（final urine）。原尿的每日生成量达 180L，而形成的终尿只有 1.5L，这是由于肾小管和集合管具有重吸收作用。在小管液流经肾小管和集合管的过程中，上皮细胞将小管液中的物质重新转运回血液，称为肾小管和集合管的重吸收（reabsorption）（图 8–4）。

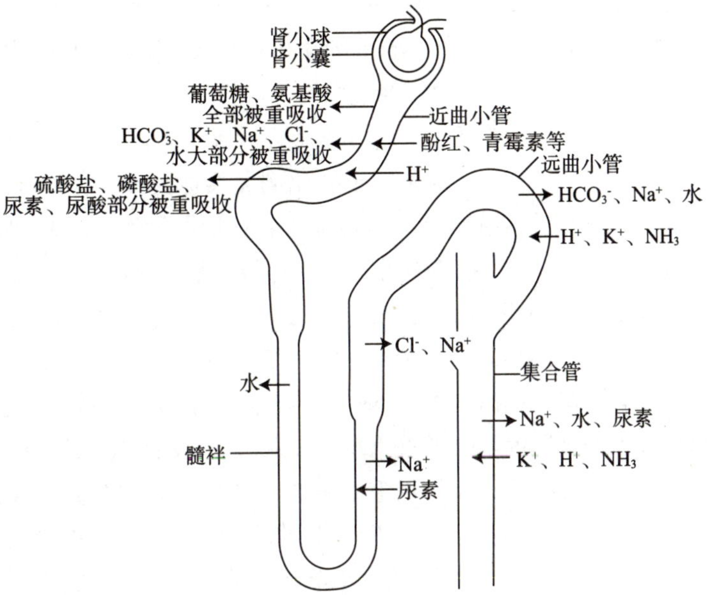

图 8–4　肾小管和集合管的重吸收

（一）重吸收的部位和方式

1. 重吸收的部位　肾小管和集合管均具有重吸收功能，但因各段肾小管形态结构存在差异，因此，对不同的物质具有不同的重吸收能力，其中近端小管是重吸收的主要部位，这是因为近端小管的微绒毛高而密，极大地增加了重吸收面积。正常情况下，近端小管重吸收全部的葡萄糖和氨基酸，85% 的 HCO_3^-，65% ～ 70% 的 Na^+、Cl^-、K^+ 和水，以及部分硫酸盐、磷酸盐、尿素和尿酸等。

2. 重吸收的方式　肾小管和集合管重吸收的方式有主动重吸收和被动重吸收两种。主动重吸收指小管上皮细胞逆电化学梯度，将小管内的溶质主动转运到小管外组织间隙或血液的过程，需要消耗能量。主动重吸收可分为原发性主动转动和继发性主动转运。Na^+、K^+、Ca^{2+} 等的重吸收是原发性主动转运，葡萄糖、氨基酸、Cl^- 等的重吸收是继发性主动转运。被动重吸收指小管液中的水分和溶质，依靠物理和化学的机制，通过肾小管上皮细胞进入小管外组织间隙并进入血液的过程，包括扩散、渗透和溶剂拖曳等。

（二）重吸收的特点

1. 选择性重吸收　肾小管和集合管的重吸收是选择性重吸收，小管液中对机体有用的物质全部或大部分被重吸收，如葡萄糖、氨基酸在近端小管被全部重吸收，大部分水、电解质、尿素也在近端小管被重吸收，其余的水和无机盐等分别在肾小管其他各段和集合管被重吸收，少量随尿排出，而肌酐等对人体无用的物质则不被重吸收。这样既能保留对机体有用的物质，又可有效地清除对机体有害和过剩的物质，从而维持内环境稳态。

2. 有限性重吸收　肾小管对某些物质的重吸收有一定的限度。当小管液中某些物质的浓度超过肾小管的重吸收能力时，就不能全部被重吸收。当血糖浓度上升超过一定范围时，近端小管对葡萄糖的重吸收达到极限，未被重吸收的葡萄糖可随尿液排出而形成糖尿，通常将不出现糖尿的最高血糖浓度称为肾糖阈（renal threshold for glucose），肾糖阈的具体数值存在个体差异，通常在 8.96 ～ 10.08mmol/L（160 ～ 180mg/dL）。

（三）几种重要物质的重吸收

肾小管和集合管各段的结构和功能不同，因此，对小管液中物质的转运方式及转运机制等亦有不同。以下讨论几种重要物质的重吸收。

1. Na^+、Cl^- 和水 小管液中 99% 以上的 Na^+、Cl^- 和水被重吸收，其中 65% ～ 70% 的 Na+、Cl^- 和水在近端小管被重吸收，约 20% 的 NaCl 和约 15% 的水在髓袢被重吸收，约 12% 的 Na^+、Cl^- 和不等量的水则在远曲小管和集合管被重吸收。

（1）近端小管 此段对 Na^+、Cl^- 和水的重吸收是不可调节的。水在近端小管的重吸收比例始终占肾小球滤过量的 65% ～ 70%，这种固定的比例关系称为球 - 管平衡（tubuloglomerular feedback），其意义是保持细胞外液和渗透压的相对稳定。近端小管前半段重吸收动力来源于上皮细胞基底侧膜上的 Na^+ 泵，在 Na^+ 泵的作用下，Na^+ 被泵至细胞间隙，使细胞内 Na^+ 浓度降低，小管液中的 Na^+ 则顺电化学梯度进入上皮细胞内。此外，小管液中的 Na^+ 还可由管腔膜上的 Na^+–H^+ 交换体进行逆向转运及由 Na^+– 葡萄糖、Na^+– 氨基酸同向转运体被转运入上皮细胞内。随着 Na^+ 不断转运至细胞间隙，细胞间隙的 Na^+ 浓度升高，渗透压升高，小管液中的水则通过渗透压差进入细胞间隙，使细胞间隙中的静水压升高。由于上皮细胞在管腔膜的紧密连接是相对密闭的，促使 Na^+ 和水主要进入肾小管周毛细血管而被重吸收。伴随 Na^+ 的重吸收，小管内外产生电位差，Cl^- 则顺电位差而重吸收。由于近端小管前半段 Na^+ 重吸收造成小管内外电位差，而 HCO_3^- 重吸收速度明显大于 Cl^-，Cl^- 便留在小管液中，故近端小管后半段小管液的 Cl^- 浓度比细胞间隙液高 20% ～ 40%。因此，Cl^- 顺浓度梯度经细胞旁途径进入细胞间隙，导致小管液中带正电荷，Na^+ 顺电位梯度也经细胞旁途径而被动重吸收（图 8–5）。

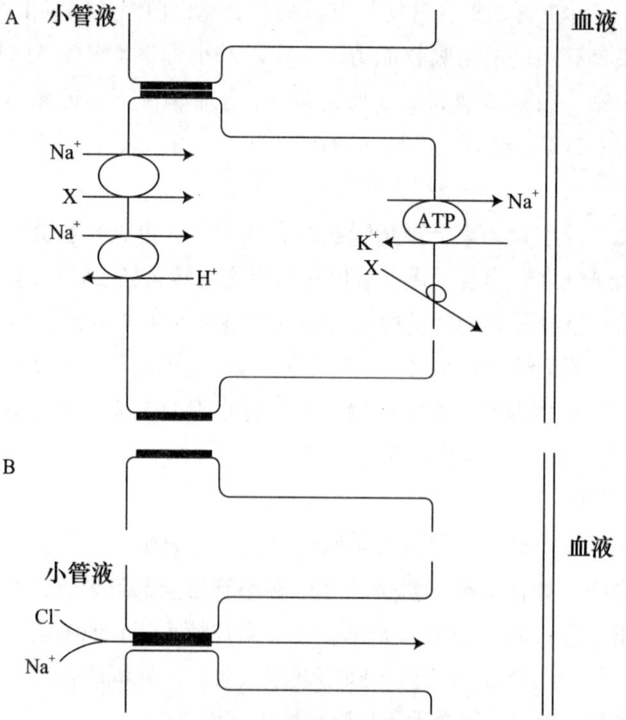

A. 近端小管前半段的跨细胞途径转运；B. 近端小管后半段的细胞旁途径转运。
X：葡萄糖、氨基酸、磷酸盐和 Cl^- 等。

图 8–5 近端小管的重吸收

（2）髓袢　髓袢降支细段对 Na^+、Cl^- 的通透性极低，对水的通透性高。髓袢升支对 NaCl 的通透性很高，对水几乎不通透。髓袢升支粗段重吸收 Na^+、Cl^- 是通过 Na^+–$2Cl^-$–K^+ 同向转运实现的，属继发性主动转运。在基底膜上 Na^+ 泵的作用下，Na^+ 被不断泵至细胞间隙，小管液中的 Na^+ 则由 Na^+–$2Cl^-$–K^+ 同向转运体转运入细胞内，Cl^- 经管周膜上的 Cl^- 通道进入组织液，K^+ 经管腔膜返回小管液（图 8–6）。呋塞米（速尿）通过抑制 Na^+–$2Cl^-$–K^+ 同向转运，使 Na^+、Cl^- 和水重吸收减少，从而产生利尿作用。

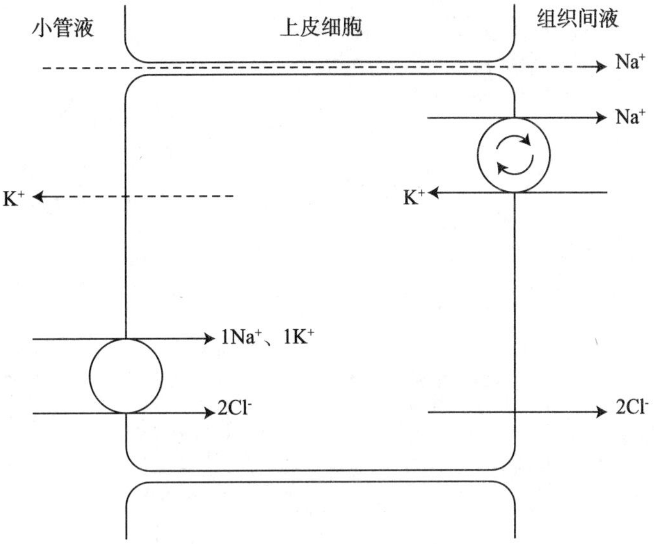

图 8–6　髓袢升支粗段的重吸收

（3）远曲小管和集合管　可根据机体的水、盐平衡状况调节 Na^+、Cl^- 和水的重吸收，其中 Na^+ 的重吸收主要受醛固酮的调节，水的重吸收则主要受抗利尿激素的调节。此段 Na^+、Cl^- 重吸收是通过 Na^+–Cl^- 同向转运机制实现的，噻嗪类利尿药通过抑制 Na^+–Cl^- 同向转运体而产生利尿作用。

2. HCO_3^-　小管液中约 85% 的 HCO_3^- 在近端小管重吸收，与 Na^+–H^+ 交换有密切关系。小管液中的 HCO_3^- 不易通过管腔膜，它与肾小管分泌的 H^+ 结合生成 H_2CO_3，再分解为 CO_2 和 H_2O。CO_2 以单纯扩散的形式迅速通过管腔膜进入上皮细胞，在碳酸酐酶的催化下生成 H_2CO_3，H_2CO_3 又解离出 H^+ 和 HCO_3^-，H^+ 通过 Na^+–H^+ 交换体转入小管液中，HCO_3^- 与 Na^+ 形成 $NaHCO_3$ 被重吸收回血液。因此，小管液中的 HCO_3^- 是以 CO_2 的形式被重吸收的，而且在近端小管中 HCO_3^- 的重吸收比 Cl^- 优先（图 8–7）。

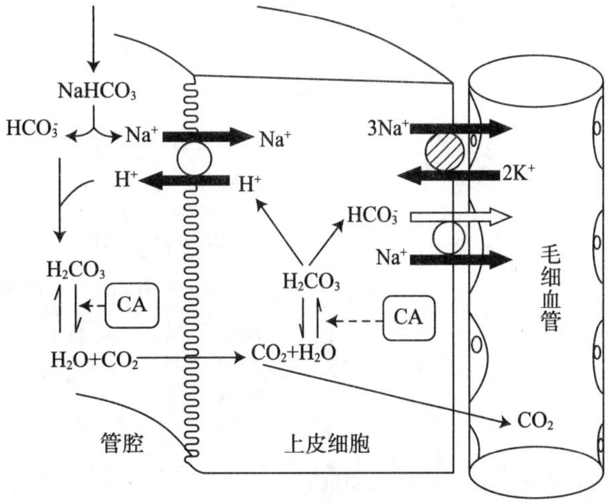

CA：碳酸酐酶。

图 8–7　近端小管对 HCO_3^- 的重吸收

3. K^+　小管液中 65% ～ 70% 的 K^+ 在近端小管主动重吸收，其机制尚不清楚，25% ～ 30% 在髓袢重吸收。终尿中的 K^+ 主要是远曲小管和集合管分泌的。

4. 葡萄糖 小管液中葡萄糖的重吸收仅限于近端小管，其机制是继发性主动转运。近端小管上皮细胞的管腔膜上有 Na^+- 葡萄糖同向转运体，小管液中的 Na^+ 和葡萄糖通过转运体被运输到细胞内，葡萄糖通过易化扩散被重吸收回血（图 8-8）。

5. 其他物质 小管液中氨基酸的重吸收机制与葡萄糖相似，HPO_4^{2-}、SO_4^{2-} 等物质的重吸收需要 Na^+ 的帮助，微量蛋白质则通过小管上皮细胞的胞吞作用被重吸收（图 8-8）。

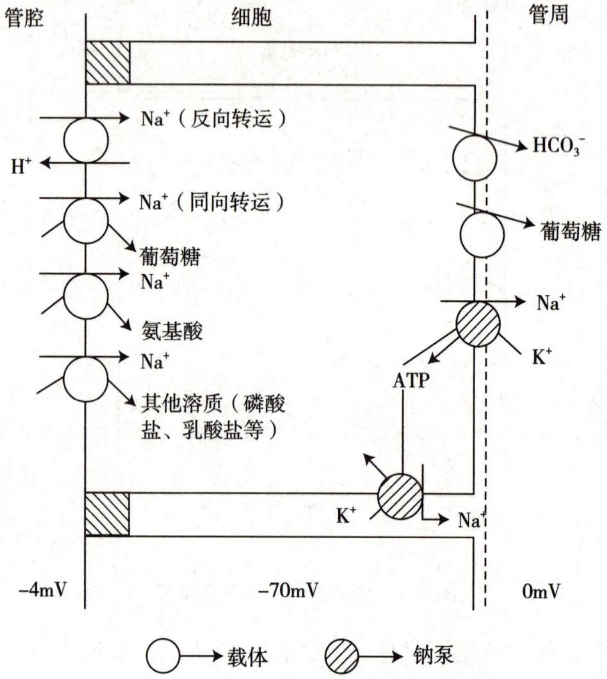

图 8-8 Na^+ 转运与其他溶质转运间的伴联关系

三、肾小管和集合管的分泌

肾小管和集合管分泌指肾小管和集合管上皮细胞将自身的代谢产物或血液中的物质转运入小管液的过程。肾小管和集合管主要分泌 H^+、NH_3 和 K^+，对保持体内酸碱和电解质平衡具有重要意义（图 8-9）。

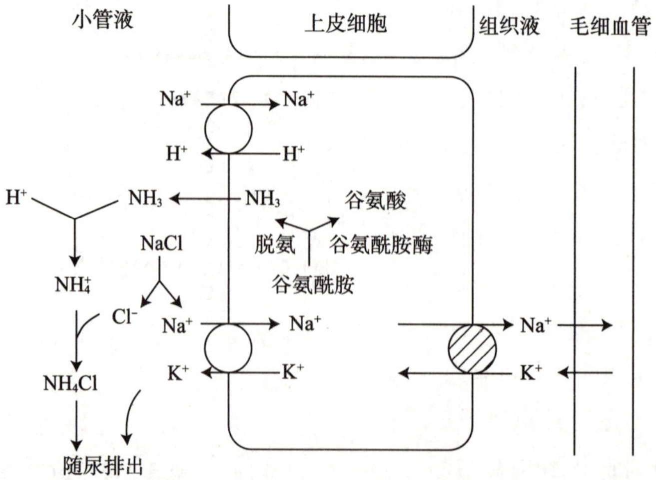

图 8-9 H^+、NH_3 和 K^+ 分泌的关系

（一）H^+ 的分泌

正常情况下，肾小球滤过液的 pH 值与血浆相同，保持在 7.35 ～ 7.45，而终尿的 pH 值在 5.0 ～ 7.0，可见肾小管和集合管上皮细胞将 H^+ 分泌到小管液中。肾小管和集合管分泌 H^+ 的主要部位为近端小管，此处 H^+ 的分泌是以 Na^+–H^+ 交换的方式进行的。上皮细胞内存在 CO_2，与水在碳酸酐酶的催化下生成 H_2CO_3，后者解离成 H^+ 和 HCO_3^-。细胞内的 H^+ 和小管液中的 Na^+ 与细胞膜上的转运体结合后，H^+ 被分泌到小管液中，Na^+ 则由小管液中被吸收入血液，这个过程即 Na^+–H^+ 交换。进入小管液的 H^+ 与 HCO_3^- 生成 H_2CO_3，继而分解成 CO_2 和水，CO_2 扩散入细胞再次生成 H_2CO_3，不断循环。在细胞内生成的 HCO_3^- 大部分以 Na^+–HCO_3^- 同向转运的方式进入细胞间隙再被重吸收入血。如此，每分泌一个 H^+，就可重吸收一个 Na^+ 和一个 HCO_3^-。因此，H^+ 的分泌与 HCO_3^- 的重吸收密切相关，H^+ 的分泌可促进 HCO_3^- 的重吸收，起到排酸保碱的作用。

（二）NH_3 的分泌

NH_3 是肾小管上皮细胞在代谢过程中，经谷氨酰胺脱氨产生的，主要由远曲小管和集合管分泌。NH_3 是脂溶性物质，可通过细胞膜向 pH 值较低的小管液自由扩散，而被分泌至小管液中。而后 NH_3 能与小管液中的 H^+ 结合成为 NH_4^+。NH_4^+ 是水溶性物质，故不能自由通过细胞膜。NH_4^+ 的生成可降低小管液中 NH_3 和 H^+ 的浓度，既可加速 NH_3 向小管液的继续扩散，也能促进 H^+ 的继续分泌。生成的 NH_4^+ 可与强酸盐（如 NaCl）的负离子结合生成铵盐（NH_4Cl）随尿排出，余下的正离子（如 Na^+）则与 H^+ 交换进入肾小管上皮细胞，随细胞内的 HCO_3^- 一起被重吸收入血液。由此可见，NH_3 的分泌与 H^+ 的分泌密切相关，NH_3 的分泌不仅促进 H^+ 的分泌而排酸，也促进 $NaHCO_3$ 的重吸收。因此，NH_3 的分泌是肾脏调节酸碱平衡的重要机制之一，在维持体内酸碱平衡中起重要作用。

（三）K^+ 的分泌

尿中的 K^+ 主要由远曲小管和集合管的上皮细胞分泌。因远曲小管和集合管上皮细胞对 Na^+ 的主动重吸收，小管腔内呈负电位，K^+ 从上皮细胞顺电位差进入小管液，故 K^+ 的分泌与 Na^+ 的重吸收密切相关，Na^+ 的主动重吸收可促进 K^+ 的分泌，即 Na^+–K^+ 交换。在远端小管和集合管，由于 K^+ 和 H^+ 都与 Na^+ 进行交换，则 Na^+–K^+ 交换与 Na^+–H^+ 交换之间存在竞争性抑制。若酸中毒时，H^+ 生成增多，则 Na^+–H^+ 交换增多，因小管液中 Na^+ 浓度有限，必然抑制 Na^+–K^+ 交换，使 K^+ 的分泌减少、血中 K^+ 浓度增高，可引起高钾血症。若血中 K^+ 浓度增高，则 Na^+–K^+ 交换增强，抑制 Na^+–H^+ 交换而出现酸中毒。

体内的 K^+ 主要由肾排泄。一般情况下，机体内 K^+ 摄入和排出保持动态平衡，而尿 K^+ 的排出特点是多吃多排，少吃少排，不吃也排。因此，临床上对长期不能进食的患者应按需补钾；对肾功能不全的患者，因其排钾功能障碍，要注意血钾浓度，采取措施避免高血钾。此外，K^+ 的分泌还受机体其他因素（如醛固酮）的调节。

四、尿液的浓缩与稀释

肾小球生成的原尿与血浆的渗透压是基本相同的，但肾脏可根据身体状态，对尿液进行浓缩或稀释。当机体缺水时，尿量会减少，尿液被浓缩，终尿的渗透压明显高于血浆渗透压，称为高渗尿（hypertonic urine）；而当机体水过剩时，尿液排出量增加，尿液被稀释，终尿的渗透压低于血浆渗透压，称为低渗尿（hypoosmotic urine）。无论机体对水的需求如何，若终尿的渗透压总是与血浆渗透压相等或相近，称为等渗尿，提示肾功能受损。正常情况下，肾对尿进行浓缩和稀释的能力很强，对维持机体体液平衡和渗透压的相对恒定具有重要的意义。

（一）肾髓质渗透压梯度的形成

尿液的浓缩和稀释主要在髓袢、远曲小管和集合管中进行。在肾皮质，组织液的渗透压与血浆渗透压相等；在肾髓质，组织液的渗透压高于血浆，且从外髓部到内髓部渗透压逐渐升高，在肾乳头部可高达血浆渗透压的4倍（图8-10）。这种肾髓质的渗透压梯度是小管液中水被重吸收的潜在动力，是尿液得以浓缩的基础。

肾髓质渗透压梯度的形成主要与肾小管各段和集合管对 Na^+、水和尿素的通透性不同有关（图8-11）。

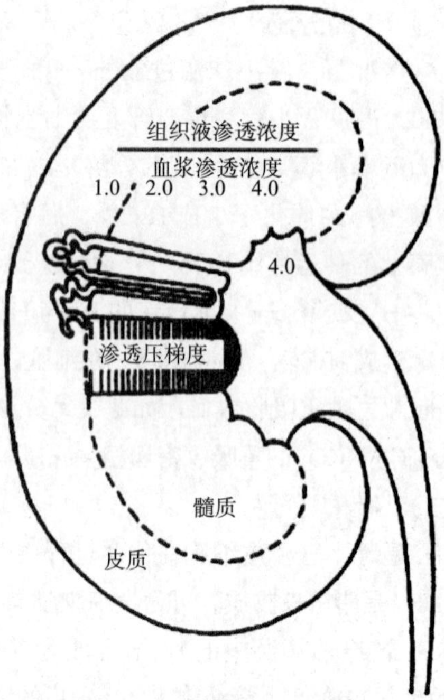

图 8-10　肾髓质渗透压梯度

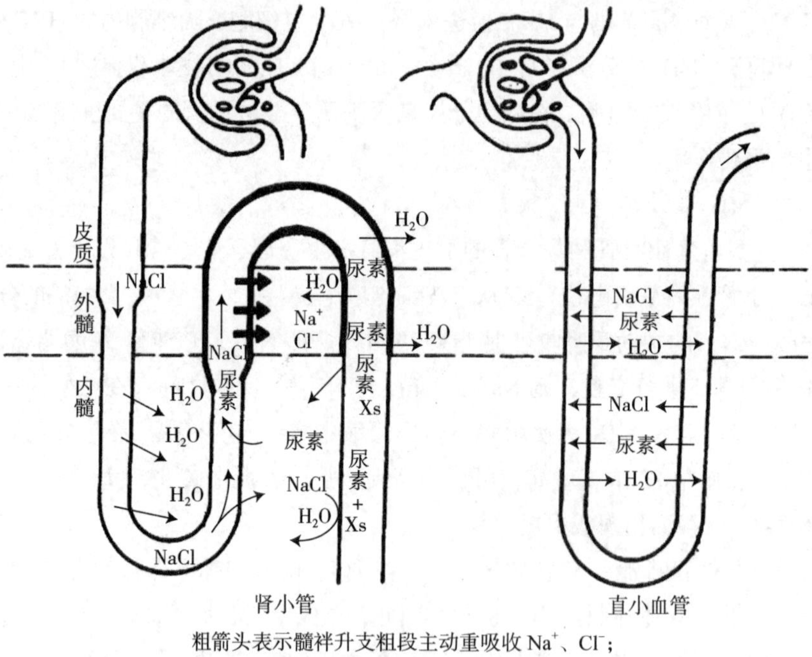

粗箭头表示髓袢升支粗段主动重吸收 Na^+、Cl^-；
粗线表示髓袢升支粗段和远曲小管前段对水不通透；Xs 为未被重吸收的溶质。

图 8-11　尿液浓缩和稀释的机制

1. 外髓部渗透压梯度的形成　在外髓部，髓袢升支粗段对水不通透，但可主动重吸收 NaCl，随着 NaCl 主动重吸收，流经该段的小管液浓度和渗透压均逐渐降低，而髓袢升支粗段管周组织液的渗透压逐渐升高形成髓质高渗。因此，外髓部组织高渗是 NaCl 主动重吸收形成的。越靠近皮质部渗透压越低，越靠近内髓部渗透压越高，于是形成了外髓部的渗透压梯度。

2. 内髓部渗透压梯度的形成　内髓部的渗透压梯度主要由集合管扩散出来的尿素再循环和髓袢升支细段扩散出来的 NaCl 共同形成。在髓袢降支细段，水易通透，但 NaCl 和尿素的通透性极低，在内髓部组织高渗透压的作用下，小管液中的水分不断被重吸收，致使小管液中

NaCl 的浓度和渗透压逐渐增高，在髓袢折返处达到最高值。在髓袢升支细段，水几乎无通透性，NaCl 能通透，尿素中等程度通透，当小管液从内髓部向皮质流动时，NaCl 不断向组织液扩散，结果小管液的 NaCl 浓度越来越低。尿素在近端小管被重吸收，髓袢升支对尿素中度通透，内髓部集合管对尿素高度通透，其余部位对尿素几乎不通透。因此，当小管液流经远曲小管时，由于水的重吸收，小管液中尿素的浓度逐渐升高，到达内髓部集合管时，尿素顺浓度差迅速向内髓部组织液扩散，使内髓部渗透压增高；而在髓袢升支细段，尿素的通透性较大，内髓组织液中的尿素顺浓度梯度扩散入髓袢升支细段，当小管液再流入内髓集合管时，尿素继续扩散入组织液，形成尿素的再循环。尿素的再循环有助于内髓渗透压梯度的形成和加强。由此可见，髓袢升支粗段对 NaCl 的主动重吸收是整个肾髓质渗透压梯度形成的主要动力，而尿素和 NaCl 是建立髓质渗透压梯度的主要物质。

（二）肾髓质渗透压梯度的保持

要维持 NaCl 和尿素建立的肾髓质高渗环境，则这些物质必须持续在该部位保持一定的浓度，这与直小血管所起的逆流交换作用密切相关。直小血管与髓袢平行，呈 U 形，其管壁对水和溶质都有高度通透性。当血液经直小血管降支下行时，因其周围组织液中的 NaCl 和尿素的浓度逐渐增高，两者顺浓度差扩散入直小血管，直小血管中的水渗出到组织液中，导致越靠近内髓部，直小血管的血浆渗透压越高，在折返处达最高值。当直小血管内血液沿升支回流时，由于其中 NaCl 和尿素的浓度比同一水平的组织液高，故 NaCl 和尿素不断地向组织液扩散，而水重新渗透入直小血管。这样，NaCl 和尿素便不断地在直小血管降支和升支之间循环运行，不致过多地被血流带走。同时，组织液中的水分不断地随血液返回体循环，不会过多停留于肾髓质中，使肾髓质始终保持渗透压梯度。可见，直小血管的逆流交换作用对保持肾髓质的高渗状态具有重要作用。

（三）尿浓缩和稀释的过程

尿的浓缩和稀释是在远曲小管和集合管内进行的。当机体缺水时，血浆渗透压增高，抗利尿激素合成与分泌加强，从而使远曲小管和集合管对水的通透性增加。当小管液流经肾髓质高渗区时，小管液中的水分在渗透压差的作用下，不断向肾髓质间隙扩散而重吸收，尿的渗透压升高，尿液被浓缩成高渗尿。当机体水分过多时，血浆渗透压降低，抗利尿激素的合成与分泌减弱，远曲小管和集合管对水的通透性降低，水的重吸收减少，尿液被稀释成低渗尿。

由此可见，水的重吸收对终尿的形成非常关键，对终尿量的影响十分显著；肾髓质渗透压梯度的形成和保持是尿浓缩的必要条件；抗利尿激素释放量的多少是决定尿液浓缩程度的关键因素。

第三节 尿生成的影响因素

尿的生成过程包括肾小球滤过、肾小管和集合管的重吸收及分泌，因此，肾泌尿功能的调节就是通过影响上述过程实现的。

一、影响肾小球滤过的因素

由肾小球滤过的全过程可知，与肾小球滤过作用有关的任一因素（如有效滤过压、滤过膜及其通透性和肾血浆流量）发生变化，都将对肾小球的滤过作用产生不同程度的影响。

（一）滤过膜的面积和通透性

正常情况下，滤过膜的面积和通透性都比较稳定，正常成人两侧肾脏肾小球滤过总面积约 $1.5m^2$。在病理情况下，如急性肾小球肾炎时，由于肾小球毛细血管的管腔变窄，使具有滤过功能的面积减少，肾小球滤过率减低，导致少尿甚至无尿；又由于滤过膜上带负电荷的糖蛋白减少或消失，滤过膜的通透性增大，使血浆蛋白质甚至血细胞"漏"出，故可出现蛋白尿和血尿。

（二）有效滤过压

有效滤过压是肾小球滤过作用的动力，决定有效滤过压的三个因素发生变化时，就会影响肾小球滤过率。在其他条件相对不变时，肾小球毛细血管血压与肾小球滤过率呈正变关系，血浆胶体渗透压和肾小囊内压则与肾小球滤过率呈反变关系。

1. 肾小球毛细血管血压 人体在安静状态下，当血压在 80 ～ 180mmHg 范围变化时，由于肾血流量存在自身调节机制，能使肾小球毛细血管血压保持相对稳定，从而使肾小球滤过率基本不变。在剧烈运动期间，尽管血压也在此范围内变动，但由于体内血液发生重新分配，流至肌肉和心脏的血量增多，分配至肾的血量减少，使肾小球毛细血管血压降低，有效滤过压降低，肾小球滤过率减少。在机体失血导致动脉血压低于 80mmHg 时，超出了肾血管自身调节的范围，肾小球毛细血管血压下降，肾小球滤过率降低，出现少尿。当动脉血压降到 40 ～ 50mmHg 甚至更低时，肾小球滤过率下降到 0，出现无尿。

2. 血浆胶体渗透压 正常人血浆蛋白浓度比较稳定，血浆胶体渗透压不会发生明显改变，对肾小球滤过率影响不大。若因某些疾病使血浆蛋白的浓度明显降低，或因静脉输入大量生理盐水使血浆稀释，均可导致血浆胶体渗透压降低，有效滤过压升高，肾小球滤过率增加，尿量增多。

3. 肾小囊内压 正常情况下囊内压比较稳定。当肾盂或输尿管由于结石形成或受到肿瘤压迫使尿流阻塞时，可导致肾盂内压升高，肾小囊内压升高，有效滤过压降低，肾小球滤过率降低。此外，某些药物（如磺胺）在小管液中浓度过高，极易在酸性环境中析出结晶，或某些疾病时溶血过多，血红蛋白易在酸性环境中变性凝固，都可导致肾小管堵塞而使肾小囊内压升高，影响肾小球滤过。

（三）肾血浆流量

正常成人在安静状态下，肾血流量约为 1200mL/min。血浆约占全血容积的 55%，则肾血浆流量约为 660mL/min，肾血浆流量是尿生成的前提。

肾血浆流量对肾小球滤过率的影响是通过改变滤过平衡点实现的。如肾血浆流量增大时，肾小球毛细血管中血浆胶体渗透压上升的速度减缓，滤过平衡点靠近出球小动脉端，甚至不出现滤过平衡，导致有效滤过面积增大，肾小球滤过率增加，尿量增加；反之，当肾血浆流量减少时，滤过平衡点则靠近入球小动脉端，有效滤过面积减小，肾小球滤过率减小，尿量减少。

当肾交感神经强烈兴奋（如剧烈运动、大量失血、缺氧和中毒性休克等）时，引起入球小动脉收缩，阻力增加，肾血流量和肾血浆流量明显减少，肾小球滤过率显著降低，引起尿量减少。

二、影响肾小管、集合管重吸收和分泌的因素

影响肾小管和集合管重吸收和分泌的因素包括神经调节、体液调节和肾内自身调节。

（一）神经调节

肾交感神经在肾脏内不仅支配肾血管，还支配肾小管上皮细胞和球旁细胞，对肾小管的支

配以近端小管、髓袢升支粗段和远端小管为主。

肾交感神经主要释放去甲肾上腺素。肾交感神经兴奋时，可通过下列方式影响肾脏的功能：①通过肾脏血管平滑肌的兴奋收缩，引起肾血管收缩而减少肾血流量。由于入球小动脉比出球小动脉收缩更明显，使肾小球毛细血管血浆流量减少，肾小球毛细血管血压下降，肾小球滤过率下降。②通过激活 β 受体促进肾素释放，导致血液中血管紧张素、醛固酮浓度增加，血管紧张素可直接促进近端小管重吸收 Na^+，醛固酮可使髓袢升支粗段、远端小管和集合管重吸收 Na^+，并促进 K^+ 的分泌。③与 α_1 肾上腺素受体结合，可直接刺激近端小管和髓袢（主要是近端小管）对 Na^+、Cl^- 和水的重吸收。这一效应可被 α_1 肾上腺素受体拮抗药哌唑嗪（prazonsin）阻断。

肾交感神经活动受许多因素的影响，如血容量改变（通过心肺感受器反射）和血压改变（通过压力感受器反射）等均可引起肾交感神经活动改变，而调节肾脏的功能。

（二）体液调节

1. 抗利尿激素 抗利尿激素（antidiuretic hormone，ADH）又称血管升压素，是由下丘脑视上核和室旁核神经元合成的多肽激素，沿下丘脑垂体束运送到神经垂体储存、释放。其生理作用主要是提高远曲小管和集合管上皮细胞对水的通透性，增加水的重吸收，使尿量减少。调节抗利尿激素分泌和释放的主要因素是血浆晶体渗透压和循环血量（图 8-12）。

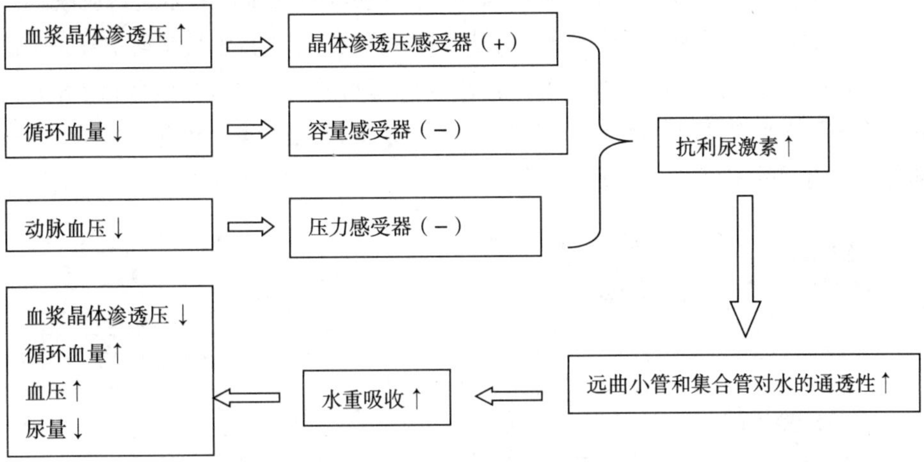

图 8-12 抗利尿激素的分泌及作用

（1）血浆晶体渗透压 血浆晶体渗透压的改变是调节抗利尿激素分泌和释放的最重要因素。下丘脑视上核和室旁核及其周围区域的渗透压感受器对血浆晶体渗透压，尤其是对 NaCl 的变化非常敏感，可感受血浆晶体渗透压 1% ～ 2% 的变化，从而影响抗利尿激素的分泌和释放。当大量出汗、大面积烧伤或严重呕吐、腹泻时，可引起机体失水增多，血浆晶体渗透压升高，对渗透压感受器的刺激增强，抗利尿激素分泌增加，从而促进远曲小管和集合管对水的重吸收，使尿量减少，尿液浓缩；反之，大量饮清水后，血液稀释，血浆晶体渗透压降低，对渗透压感受器的刺激减弱，使抗利尿激素的分泌减少，水的重吸收减少，尿量增多，尿液稀释。这种大量饮清水后尿量明显增多的现象称为水利尿（water diuresis）。如果饮用等量的生理盐水（0.9% NaCl 溶液），则尿量不出现饮清水后的变化。

（2）循环血量 循环血量的改变可刺激有关感受器，影响抗利尿激素的分泌。在左心房和胸腔大静脉处存在着容量感受器，能感受牵张刺激，监测回心血量。当循环血量改变 5% ～ 10% 时，可影响左心房和胸腔大静脉的容量感受器（心肺感受器）的兴奋性，通过迷走神经反射性地调节抗利尿激素的分泌。当循环血量增多时，容量感受器所受的刺激增强，经迷走神经传入中枢的冲动增多，可抑制抗利尿激素的分泌，使水重吸收减少，尿量增加，循环血量回降；反之，当循环血量减少时，抗利尿激素分泌增多，水的重吸收增多，尿量减少，促进循环血量的恢复。

血浆晶体渗透压和循环血量对抗利尿激素的调节是相互关联的，如机体缺水时，不仅血浆晶体渗透压升高，而且循环血量减少，在两者共同作用下，抗利尿激素释放增多，尿量减少。若下丘脑、下丘脑垂体束或神经垂体发生病变，则抗利尿激素合成与释放减少，尿量明显增多，每日排尿量可多达 10L 以上，临床称为尿崩症。

2. 醛固酮 醛固酮（aldosterone）是由肾上腺皮质球状带细胞分泌的一种类固醇激素，其主要作用是促进远曲小管和集合管上皮细胞对 Na^+ 的主动重吸收及 K^+ 的分泌，同时促进 Cl^- 和水的重吸收，因此，醛固酮有保 Na^+、保水、排 K^+ 的作用。醛固酮的分泌主要受肾素 – 血管紧张素 – 醛固酮系统和血清 K^+、Na^+ 浓度的调节。

（1）肾素 – 血管紧张素 – 醛固酮系统 肾素、血管紧张素、醛固酮三种激素合成、分泌的过程详见第四章，它们之间有密切的功能联系，因此称为肾素 – 血管紧张素 – 醛固酮系统。当循环血量减少时，肾血流量减少，对入球小动脉壁上的牵张感受器刺激减弱，激活牵张感受器，使肾素分泌增加。此外，由于肾血流量减少，肾小球滤过率下降，滤过的 Na^+ 减少，激活致密斑，也使肾素分泌增加。另外，交感神经兴奋时，肾素分泌亦增加。肾素进入血液后，使血浆中的血管紧张素原水解生成血管紧张素Ⅰ，血管紧张素Ⅰ经血管紧张素转换酶水解为血管紧张素Ⅱ，血管紧张素Ⅱ有很强的收缩血管作用。血管紧张素Ⅱ可进一步水解为血管紧张素Ⅲ，血管紧张素Ⅱ和血管紧张素Ⅲ均可刺激肾上腺皮质球状带合成和分泌醛固酮，通过肾脏的保 Na^+、保水作用，维持循环血量的相对稳定（图 8–13）。

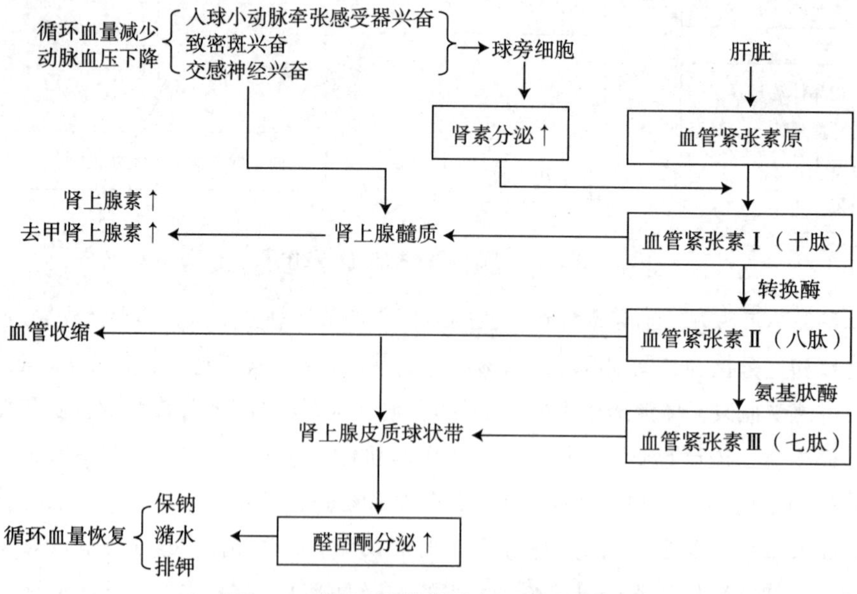

图 8–13 肾素 – 血管紧张素 – 醛固酮系统

（2）血清 K^+ 和 Na^+ 浓度 当血清 K^+ 浓度升高或 Na^+ 浓度降低时，可直接刺激肾上腺皮质球状带细胞分泌醛固酮，通过排 K^+、保 Na^+ 作用，维持血清 K^+ 浓度和 Na^+ 浓度的稳定；反之，血清 K^+ 浓度降低或 Na^+ 浓度升高时，抑制醛固酮的分泌。实验表明，血清 K^+ 浓度的变化对醛固酮的调节更为敏感。

3. 心房钠尿肽　心房钠尿肽（atrial natriuretic peptide，ANP）是由心房肌细胞分泌的一种多肽激素，主要抑制集合管对 NaCl 和水的重吸收，具有强大的利尿、利钠作用。此外，心房钠尿肽可抑制肾素、醛固酮及抗利尿激素的分泌，使 NaCl 和水重吸收减少；使入球小动脉舒张，增加肾血浆流量，肾小球滤过率增加。

【课堂互动】

糖尿病的典型临床表现为"三多一少"，即多食、多饮、多尿。为什么糖尿病患者会多尿呢？

（三）肾内自身调节

1. 小管液中溶质浓度对重吸收的影响　肾小管和集合管重吸收水的动力是小管液与上皮细胞之间的渗透压差。小管液的溶质浓度决定小管液的渗透压，小管液的渗透压是对抗肾小管重吸收水的力量。若小管液中溶质浓度增加，渗透压升高，则对抗肾小管和集合管对水的重吸收，主要影响近端小管对水的重吸收，水的重吸收减少，尿量增加。由于小管液溶质浓度增加，导致尿量增加的现象称为渗透性利尿（osmotic diuresis）。临床上常见的糖尿病患者多尿的原因是血糖浓度增高，超过近端小管的最大重吸收限度，小管液中的葡萄糖不能被近端小管全部重吸收，使小管液中溶质浓度增大，渗透压升高，水的重吸收减少，引起多尿。另外，一些脱水药的使用有利尿作用，如快速静脉滴注甘露醇或山梨醇，原因是甘露醇和山梨醇可被肾小球滤过，但不能被肾小管重吸收，增加了小管液的浓度，增大了渗透压，对抗水的重吸收，致尿量增加，从而达到利尿消肿的目的，还可用于降低颅内压和眼内压，治疗脑水肿、青光眼。

2. 球－管平衡　近端小管对溶质和水的重吸收可随肾小球滤过率的变化而改变。当肾小球滤过率增大时，近端小管对溶质（尤其是 NaCl）和水的重吸收率也增大；反之，肾小球滤过率减少时，近端小管对 NaCl 和水的重吸收减少。实验表明，近端小管对水和 NaCl 的重吸收始终占肾小球滤过率的 65% ～ 70%，这种定比重吸收现象称为球－管平衡（tubuloglomerular feedback）。其生理意义在于使尿中排出的 NaCl 和水不会随肾小球滤过率的增减而出现大幅度的变化，从而保持尿量和尿钠的相对稳定。

第四节　尿液及其排放

一、尿液

血液流经肾脏时通过肾单位和集合管的不断工作生成尿液，经肾盏、肾盂和输尿管被送入膀胱。当尿液在膀胱内贮存达到一定量时，通过排尿反射将尿液经尿道排出体外。

尿液来源于血浆，而血浆是内环境的重要组成部分。测定尿量和尿液的理化性质，可判断血浆的化学成分或内环境的相对变化，是发现机体某些病理变化的主要途径之一。

（一）尿量

正常成人尿量为 1.0 ～ 2.0L/d，平均为 1.5L/d。尿量的多少与机体的摄水量及其他途径的排水量有直接关系。如果尿量持续超过 2.5L/d，称为多尿；尿量在 0.1 ～ 0.5L/d，为少尿；尿量少于 0.1L/d，为无尿，以上均属异常尿量。多尿可致机体丢失大量水分，引起脱水；少尿或无尿会造成机体内代谢产物的堆积，破坏内环境稳态。

（二）尿液的理化性质

正常尿液中水占95%～97%，其余是溶解于其中的溶质。溶质以电解质和非蛋白含氮化合物为主，正常尿中含有微量葡萄糖和蛋白质，一般临床检验方法不易测出，故可忽略不计。若用常规检验方法在尿中检测出糖或蛋白质，则为异常，称为糖尿或蛋白尿。正常人一次性进食大量糖或高度紧张时，也可出现一过性糖尿。

1. 颜色 正常新鲜尿液多呈淡黄色，透明。尿的颜色受尿色素、食物、药物和尿量等影响较大。正常尿液久置后，由于尿胆原被氧化为尿胆素和磷酸盐等发生沉淀，而使尿液变得色深且浑浊。在某些病理情况下，如尿中出现较多红细胞时，尿呈洗肉水色，称为血尿。

2. 比重和渗透压 正常尿比重为1.015～1.025，最大变动范围在1.001～1.035。尿比重与尿中所含溶质的浓度成正比。尿渗透压也取决于尿中溶质的浓度，最大变动范围在30～1450mOsm/L。如大量饮水后尿被稀释，比重可大幅降低。若尿比重长期在1.010以下，则提示肾浓缩功能障碍，为肾功能不全的表现。

3. 酸碱度 正常尿液呈弱酸性，pH值为5.0～6.0，尿液的酸碱度变化主要受食物性质的影响。多食荤食（如鱼、肉等）者，因蛋白质分解产生的硫酸盐和磷酸盐等随尿排出，尿液偏酸性；多食素食（如蔬菜、水果等）者，因尿中酸性产物较少而碱性物质较多，尿液偏碱性。

4. 气味 正常新鲜尿液一般无味。若尿液长时间放置，可出现氨臭味。

二、尿的排放

（一）膀胱和尿道的神经支配

支配膀胱和尿道的神经有盆神经、腹下神经、阴部神经（图8-14）。盆神经属副交感神经，起自骶髓2～4节段侧角，兴奋时引起膀胱逼尿肌收缩、尿道内括约肌舒张，促进排尿。腹下神经属交感神经，起自脊髓腰段，兴奋时可引起膀胱逼尿肌舒张、尿道内括约肌收缩，抑制排尿。阴部神经属躯体运动神经，起自骶髓，兴奋时引起尿道外括约肌收缩。

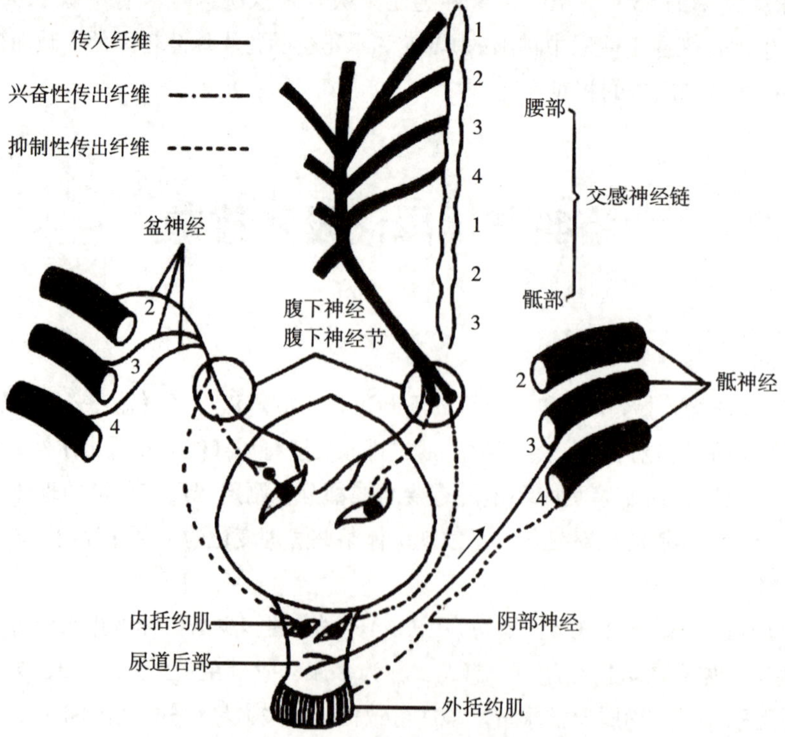

图8-14 膀胱和尿道的神经支配

上述神经都含有感觉传入纤维。盆神经有传导膀胱充盈度的传入纤维；腹下神经有传导膀胱痛觉的传入纤维；阴部神经有传导尿道感觉的传入纤维。

（二）排尿反射

排尿是一个反射过程，故称为排尿反射。排尿反射（micturition reflex）的初级中枢位于脊髓，但在正常情况下，排尿反射受大脑皮质高级中枢控制，可有意识地抑制或加强其反射过程。

一般成人膀胱内尿量不足 400mL 时，膀胱内压很低，对牵张感受器的刺激很弱，达不到有效刺激水平，不会使感受器兴奋；当膀胱内储存尿量增加到 400 ～ 500mL 时，膀胱内压升高，刺激膀胱壁上的牵张感受器而引起兴奋，冲动沿盆神经传到脊髓骶段的排尿反射初级中枢，同时，兴奋上传至大脑皮质的高级排尿中枢，引起尿意。若情况允许，大脑皮质向下发放冲动使骶髓兴奋，沿盆神经传出，引起膀胱逼尿肌收缩、尿道内括约肌舒张，尿液进入后尿道。尿液刺激后尿道壁上的感受器，冲动沿传入神经传至脊髓骶段的排尿中枢，加强排尿活动，并反射性地抑制阴部神经的活动，使尿道外括约肌松弛，于是尿液被排出体外。若情况不允许，则中枢发放冲动经腹下神经至膀胱，使膀胱逼尿肌舒张、尿道内括约肌收缩，同时经阴部神经使尿道外括约肌收缩加强，抑制排尿活动。儿童因大脑皮质发育尚不完善，对排尿反射初级中枢的控制能力较弱，故排尿次数多，且易发生遗尿。

若脊髓发生横断，排尿反射初级中枢与大脑皮质联系中断，排尿反射失去意识控制，则排尿表现为简单的不随意反射，称为尿失禁（urinary incontinence）。脊髓骶段的初级中枢或排尿反射的反射弧中任何环节受损伤，导致膀胱内充满尿液而不能排出，称为尿潴留（urinary retention）。

【知识拓展】

膀胱过度活动症

中医学认为膀胱过度活动症多因肾阳不足、膀胱功能失调所致。通过温补肾阳、调理膀胱功能，可以有效缓解尿频、尿急、尿失禁等症状，如内服覆盆子、益智仁等具有缩尿功效的中药，或者通过针灸、推拿等方法刺激相关穴位，以达到治疗目的。

【复习思考题】

一、单项选择题

1. 在正常情况下，不能通过滤过膜的物质是（　　）

A. 氨基酸　　B. 离子
C. 血浆白蛋白　　D. 葡萄糖
E. 肌酐

2. 超滤液中葡萄糖的含量（　　）

A. 高于血浆　　B. 低于血浆
C. 与血浆相同　　D. 与小管液相同
E. 与终尿相同

3. 排尿反射的初级中枢位于（　　）

A. 大脑皮质　　B. 下丘脑
C. 延髓　　D. 脊髓腰骶段
E. 脊髓骶段

4. 尿崩症患者多尿与下列哪种激素不足有关（　　）

A. 肾上腺素和去甲肾上腺素　　B. 肾素

C. 抗利尿激素　　D. 前列腺素

E. 醛固酮

二、名词解释

1. 排泄
2. 肾小球滤过率
3. 肾糖阈
4. 渗透性利尿
5. 水利尿

三、简答题

扫一扫，查阅复习思考题答案

1. 急性大出血对尿量有何影响？其机制是什么？
2. 试述糖尿病患者尿量增多的原因。
3. 机体发生酸中毒时为何会出现高钾血症？

第九章　感觉器官的功能

扫一扫，查阅本章 PPT、视频等数字资源

【学习目标】

1. 掌握：晶状体的调节、瞳孔的调节和眼球会聚；各种折光异常产生的原因和矫正；视锥细胞与视杆细胞的功能；声波传入内耳的途径。

2. 熟悉：感受器的定义和一般生理特性；耳蜗的感音换能作用；近点、暗适应、明适应、视敏度、视野、听阈的概念。

3. 了解：前庭器官的结构和功能。

4. 能够运用本章知识解释夜盲症、色盲和耳聋的产生原因。

感觉是客观事物在人脑中的主观反映。有了感觉，我们才能了解世界、了解自身，感觉是我们进行其他心理活动的基础。感受器或感觉器官接受内、外环境中的刺激，将其转变为相应的神经冲动，沿一定的神经传导通路到达大脑皮质的特定部位，经特定的感觉中枢分析整合，最终产生相应的感觉。

第一节　概　述

一、感受器与感觉器官

感受器指专门感受机体内、外环境变化的结构或装置。机体感受器种类繁多，可用不同的方法分类。根据感受刺激的性质，可分为机械感受器、化学感受器、光感受器和温度感受器等；根据感受器所在的部位，可分为外感受器和内感受器。外感受器多分布在体表和头面部，如声、光、触、味等感受器，感受外环境变化的信息，通过感觉神经传到中枢，引起清晰的主观感觉，对人类认知客观世界和适应外环境具有重要意义；内感受器存在于身体内部的器官或组织中，如颈动脉窦压力感受器、颈动脉体化学感受器等，感受机体内部变化的信息，其发出的冲动传到中枢后，往往不引起主观意识上的感觉，或只产生不能定位的模糊感觉，对维持机体功能的协调统一和内环境稳态起重要作用。

感觉器官（sensory organ）是由一些结构和功能都高度分化的感受器，连同它们的附属结构构成的特殊感受装置。如视觉器官，除含有感光细胞外，还包括眼球壁的其他结构和眼球内容物等。在感觉器官中，由于附属结构的存在，可使其感受功能更加灵敏和完善。此外，附属结构还可对感受器细胞起到支持、营养和保护作用。人体最主要的感觉器官有眼（视觉）、耳（听觉）和前庭（平衡觉）等。

二、感受器的一般生理特性

感受器的种类很多，功能也各不相同，但具有以下共同生理特性。

（一）感受器的适宜刺激

一种感受器通常只对某种特定形式的刺激最敏感，这种形式的刺激称为该感受器的适宜刺激（adequate stimulus）。如视网膜视锥细胞和视杆细胞的适宜刺激是一定波长的光波，耳蜗中毛细胞的适宜刺激是一定频率的声波。感受器对非适宜刺激也有一定的反应，但所需刺激强度比适宜刺激大得多。另外，当机体的内、外环境发生变化时，往往只引起与其相对应的感受器发生反应。

（二）感受器的换能作用

感受器能将各种形式的刺激能量，如光能、声能、热能、机械能等，转化为生物电能，以神经冲动的形式由传入神经传到神经中枢，这种特性称为感受器的换能作用（transducer function），因此，也可以把感受器看作生物换能器。

（三）感受器的编码作用

感受器在把刺激信号转换成动作电位时，不仅发生了能量形式的转换，而且把刺激中的各种信息转移到了动作电位的序列之中，这种作用称为感受器的编码作用。如耳蜗受到声波刺激时，不仅将声能转换成动作电位，而且把声音的音量、音调、音色等信息编码到动作电位的序列中。

（四）感受器的适应现象

当同一强度的刺激持续作用于某种感受器时，随着刺激时间的延长，感受器对刺激的敏感性逐渐下降，这种现象称为感受器的适应现象。“入芝兰之室，久而不闻其香”就是嗅觉适应现象的体现。不同感受器的适应快慢有很大差别，如皮肤触觉、嗅觉感受器适应快，有利于机体接受新的刺激；而肌梭、颈动脉窦压力感受器的适应慢，有利于机体对姿势、血压等功能状态进行长时间的持续监测和调节。

第二节　视觉器官

案例导入

患者，男，17 岁，平时喜欢长时间打游戏、近距离看电视，并且有躺着看手机视频的习惯。近期发现远距离视物模糊、有重影，经常感到眼干和视疲劳。到医院进行初步检查，双眼裸眼视力均为 0.5；验光结果显示右眼近视 -3.50D、散光 25 度，左眼近视 -3.00D。诊断为“近视伴轻度散光”。

问题与思考：

1. 近视、散光的产生原因是什么？如何矫正？
2. 日常生活中如何科学用眼？

眼是人体的视觉器官，研究表明，人脑所获得的外界信息中 70% 以上来源于视觉，因此，眼是人体最重要的感觉器官。眼的结构很复杂，与视觉功能直接相关的结构主要是折光系统和感光系统两部分（图 9-1）。人眼的适宜刺激是波长 380 ～ 760nm 的电磁波，即可见光。外界物体发出的光线经眼的折光系统在视网膜上形成清晰的物像，再由眼的感光系统将视网膜上物像的光刺激转变成生物电信号，并对其编码后转变为神经冲动，通过视神经传入视觉中枢产生视觉。

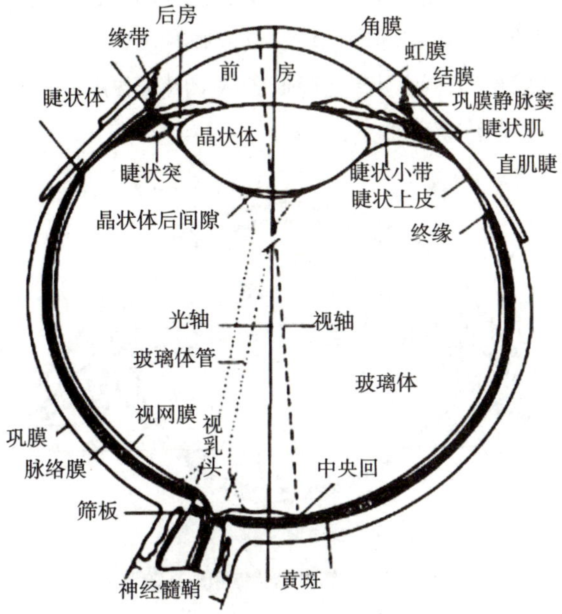

图 9-1　眼的结构（水平面）

一、眼的折光功能

（一）眼的折光与成像

眼的折光系统包括角膜、房水、晶状体和玻璃体，这四种折光体均无色透明，但折光系数和曲率半径各不相同，折光力也各不相同，故光线通过眼需经多次折射。折射主要发生在角膜，但由于晶状体的曲率半径最大，且能调节凸度的大小，因此是眼最重要的折光体。

光线射入眼后在视网膜上成像的过程与凸透镜成像的过程相似，但复杂得多。为了便于理解和研究，通常用简化眼来说明折光系统的功能。简化眼是一种假想的人工模型，其光学参数与正常人眼折光系统的总光学参数相同。简化眼假定眼球的前后径为 20nm，内容物均匀，折射率为 1.33，外界光线进入眼时，只在角膜前表面发生折射。角膜前表面的曲率半径为 5mm，即折光体的节点 n 到角膜前表面的距离为 5mm，后主焦点在节点后 15mm 处，相当于视网膜的位置。此模型和正常安静状态下的人眼一样，能使平行光线恰好聚焦在视网膜上，形成一个清晰缩小的倒置物像。

（二）眼的调节

日常生活中，为了能看清物体，眼需要根据所视物体的距离和明暗等情况进行调节。正常人眼在安静状态下视远物（6m 以外）时，物体发出的光线射入眼内相当于平行光线，经折射后，物像恰好成像于视网膜上，故不需调节即可看清物体。通常将眼不做任何调节时所能看清物体的最远距离称为远点（far point）；而视近物（6m 以内）时，由于距离移近，入眼光线呈辐散状，经折射后，物体成像在视网膜之后，故必须经过眼的调节，改变其折光力才能在视网膜上清晰成像。眼的调节包括晶状体的调节、瞳孔的调节和眼球会聚，其中以晶状体的调节最为重要。

1. 晶状体的调节 晶状体是富有弹性的双凸形透明折光体，其周边借睫状小带与睫状体相连，睫状体内有睫状肌，受动眼神经支配。视远物或眼处于静息状态时，动眼神经中的交感神经兴奋，睫状肌舒张，睫状小带拉紧，晶状体被拉扁平，折光力较弱，物体在视网膜上清晰成像；当视近物时，物像后移，视网膜感光细胞感受到模糊的物像，反射性地引起动眼神经中的副交感神经兴奋，睫状肌收缩，睫状体向前内移动，睫状小带松弛，晶状体由于自身弹性而变凸，折光力增大，使物像前移，在视网膜上清晰成像（图 9–2）。由于视近物时睫状肌处于收缩状态，所以长时间视近物，眼易感到疲劳。

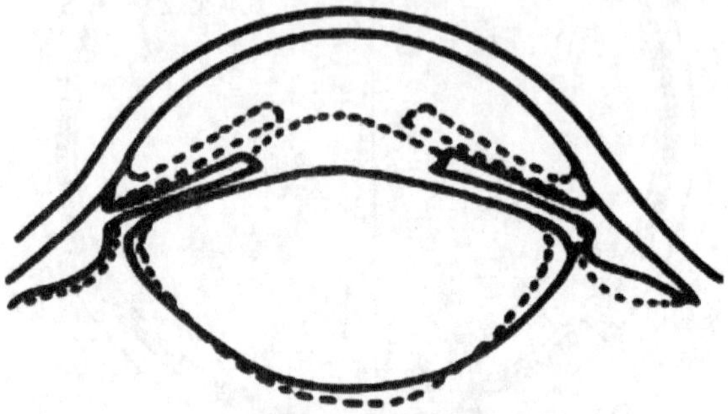

实线：调节前；虚线：调节后。

图 9–2 视近物时晶状体和瞳孔的调节

晶状体的调节能力有一定的限度。晶状体的弹性越好，其回位变凸的能力越强，折光力越强，所能看清物体的距离就越近。一般用近点作为判断晶状体调节能力的指标。近点（near point）指晶状体最大限度变凸后所能看清物体的最近距离。近点越近，说明晶状体的弹性越好，眼的调节能力越强。随着年龄的增长，晶状体的弹性明显下降，眼的调节能力逐渐减弱，近点远移，视近物模糊，这种现象称为老视（presbyopia），俗称老花眼，看近物时需戴凸透镜予以矫正。

【知识拓展】

白内障

白内障是晶状体透明度降低或颜色改变导致的视觉障碍性病变，多见于 50 岁以上的中老年人，是常见的致盲性眼病之一。根据病因，可将白内障分为老年性白内障、并发性白内障、外伤性白内障、代谢性白内障等，以老年性白内障尤为常见。

白内障的早期症状通常不明显，一般为轻度视力模糊，随着病情发展，晶状体浑浊逐渐加重，患者会出现视物模糊、复视、近视、眩光等症状，最终可导致患者失明。

白内障的治疗主要有药物和手术两种途径。药物治疗仅适用于少部分症状轻微或不宜手术的患者，但疗效不明确。目前，手术治疗是国际公认的治疗白内障的有效方法，是治疗各型白内障的主要方式。

2. 瞳孔的调节 正常人眼瞳孔的直径可变动于 1.5 ～ 8.0mm，瞳孔大小可随视物的远近和光线的强弱而改变。视近物时，反射性地引起双侧瞳孔缩小，称为瞳孔近反射（near reflex of the pupil）。其意义在于既能减少进入眼内的光线量而保护视网膜，又可减少球面像差和色像差，使物像更为清晰。

眼受到强光照射时，反射性地引起瞳孔缩小；当光线较弱时，瞳孔会变大。这种瞳孔随光照强弱而改变大小的现象称为瞳孔对光反射（pupillary light reflex）。其意义在于调节进入眼内的光线量，使视网膜不致因光线过强而受到损伤，也不会因光线过弱而致视物不清晰。瞳孔对光反射的效应是双侧的，即光照一侧眼时，双眼瞳孔同时缩小。瞳孔对光反射的中枢位于中脑，因此，临床上常把它作为判断病情危重程度、全身麻醉深度和中枢神经系统病变部位的重要指标。

3. 眼球会聚　当双眼注视一个由远移近的物体时，两眼视轴同时向鼻侧会聚的现象，称为眼球会聚，也称辐辏反射。其意义在于视近物时使物体成像于双眼视网膜的对称点上，从而产生单一的清晰视觉，避免复视。

（三）眼的折光异常

因眼球的形态或折光系统异常，导致平行光线不能聚焦在视网膜上而致视物不清，称为折光异常（或屈光不正），包括近视、远视和散光（图 9–3）。三种折光异常产生的原因和矫正方法见表 9–1。

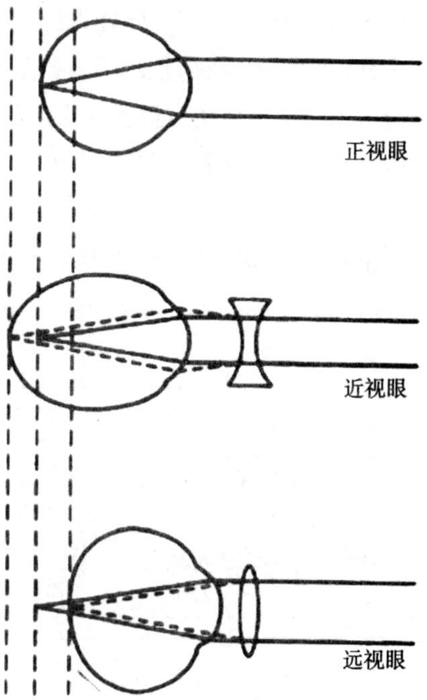

图 9–3　眼的折光异常及其矫正

表 9–1　三种折光异常的比较

折光异常	产生原因	矫正方法
近视（myopia）	眼球前后径过长或折光力过强，物体成像于视网膜之前	凹透镜
远视（hyperopia）	眼球前后径过短或折光力过弱，物体成像于视网膜之后	凸透镜
散光（astigmatism）	折射表面不呈正球面，导致平行光线入眼不能聚焦于视网膜之上	柱面镜

二、眼的感光功能

眼的感光功能是由视网膜完成的。外界物体发出的光线通过折光系统进入眼内，聚焦在视网膜上形成物像，物像被视网膜上的感光细胞所感受，并将光能转换为生物电信号，经视神经传入大脑皮质视觉中枢，形成视觉。

（一）视网膜的感光细胞

视网膜是一层透明的神经组织膜，结构比较复杂，由外向内依次为色素上皮细胞、感光细胞、双极细胞和神经节细胞四个层次（图 9–4）。其中，具有感光作用的是感光细胞，包括视杆细胞和视锥细胞。两种感光细胞都与双极细胞发生突触联系，双极细胞再与神经节细胞发生联系，所有神经节细胞的轴突汇聚构成视神经。在视神经穿过视网膜的位置形成一个白色的圆盘状隆起，

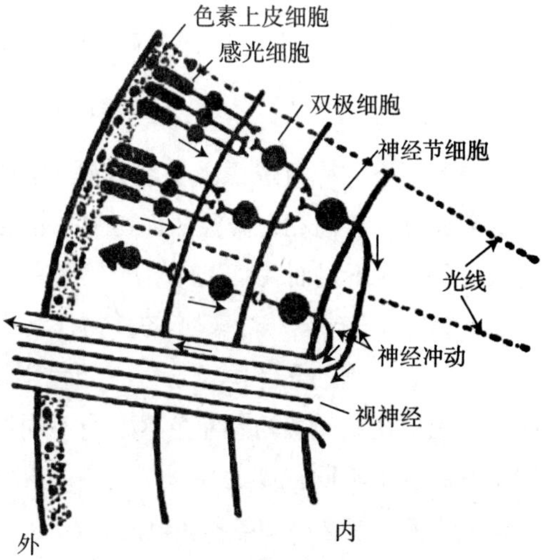

图 9–4　视网膜的细胞层次

称视神经盘（optic disc），此处无感光细胞，形成视野中的生理盲点（physiological blind spot），聚焦于此的光线不能被感受。一般情况下，正常人双眼视物，一侧视野中的盲点可被另一侧视觉补偿，因而人们感受不到盲点的存在。

由于视锥细胞和视杆细胞在分布、结构和功能上均有较大差异，故形成了两个不同的感光换能系统——视锥系统和视杆系统。视锥系统又称昼光觉系统或明视觉系统，由视锥细胞和与其联系的双极细胞、神经节细胞等组成；视杆系统又称晚光觉系统或暗视觉系统，由视杆细胞和与其联系的双极细胞、神经节细胞等组成。两者比较详见表 9-2。

表 9-2　视锥细胞与视杆细胞的比较

细胞	分布	特点	功能
视锥细胞	视网膜中央部，中央凹处最密集	对光敏感性低，主要感受强光刺激，能辨色，能分辨出物体的细微结构	明视觉、色觉
视杆细胞	视网膜周边部	对光敏感性高，主要感受弱光刺激，不能辨色，对物体细节的分辨力弱	暗视觉

（二）视网膜的光化学反应

感光色素是感光细胞感受光刺激产生兴奋的物质基础。感光色素在光的作用下分解，分解时释放的能量使感光细胞发生电变化，进而使视神经兴奋。

1. 视杆细胞的光化学反应　视杆细胞内的感光色素是视紫红质，它是一种由视蛋白和视黄醛结合而成的结合蛋白质，在暗处时呈紫红色，在光照时分解为视蛋白和视黄醛。视紫红质的光化学反应是可逆的，在光照下迅速分解，在暗处又可重新合成（图 9-5），合成和分解的速度取决于光线的强弱。弱光下，合成速度大于分解速度，视杆细胞内的视紫红质增多，能感受弱光刺激；强光下，视紫红质的分解远远大于合成，此时视杆细胞由于视紫红质含量很少而对光线的敏感度下降，甚至丧失感光能力。

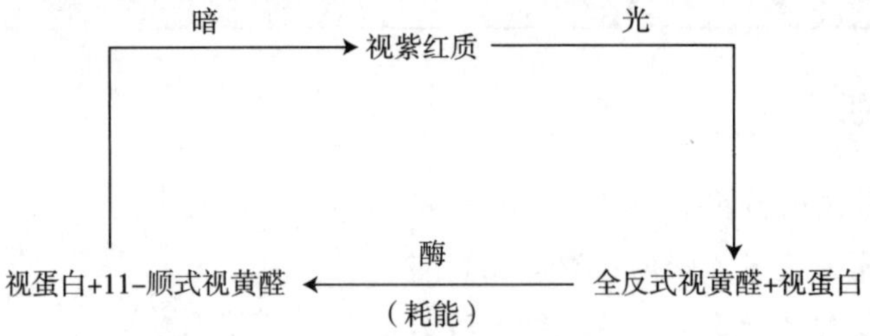

图 9-5　视紫红质的光化学反应

视紫红质的视黄醛由维生素 A 在酶的作用下氧化而成。在视紫红质的分解与合成过程中，一部分视黄醛被消耗，需要从食物中吸收的维生素 A 来补充。因此，若维生素 A 摄入不足，使视紫红质合成不足而致暗光环境下视觉障碍，可引起夜盲症（nyctalopia）。故应多摄入猪肝、胡萝卜、鱼肝油等富含维生素 A 的食物，以防夜盲症的发生。

2. 视锥细胞的光化学反应　三原色学说认为，视网膜上有三种视锥细胞，分别含有对红、绿、蓝三种光线敏感的感光色素，当不同波长的光线作用于视网膜时，会以不同的比例使三种视锥细胞发生不同程度的兴奋，兴奋信息经处理后，转换为不同组合的神经冲动，经视神经传至视觉中枢，就会产生各种颜色的感觉。

色觉是一种复杂的物理、心理现象，人眼可区分约 150 种不同的颜色。色觉障碍有色盲和色弱两种情况，若对某种颜色完全没有辨分能力，称为色盲，多由遗传因素引起，临床上最多见的是红绿色盲；若对某种颜色的分辨力较弱，称为色弱，常由后天因素引起。

三、与视觉有关的生理现象

（一）视敏度

视敏度（visual acuity）又称视力，指眼对物体细微结构的分辨能力，即眼分辨物体上两点间最小距离的能力，通常以视角的大小作为衡量标准。视角（visual angle）指物体上两点发出的光线射入眼球，在节点相交时所形成的夹角。眼能辨别的视角越小，表示视力越好。当视角为 1 分角（1/60 度）时，按国际标准视力表表示为 1.0（按标准对数视力表表示为 5.0），正常视力为 1.0 ～ 1.5。

（二）视野

视野（visual field）指单眼固定注视正前方一点时，该眼所看到的空间范围。视野受面部结构影响，鼻侧和上侧视野较小，颞侧和下侧视野较大。不同颜色其视野也不同，视野大小依次为白色＞黄色＞蓝色＞红色＞绿色。临床上通过视野检查，可辅助诊断视网膜或视觉传导通路的某些疾病。

（三）暗适应与明适应

1. 暗适应　人从明亮处突然进入暗处时，起初看不清任何物体，经过一定时间后，视觉敏感度逐渐提高，能逐渐看清暗处的物体，这种现象称为暗适应（dark adaptation）。其产生的原因是视紫红质在明亮处大量分解，储存量很小，不足以兴奋视杆细胞，进入暗处后，视杆细胞中视紫红质合成增多，对光刺激的敏感性提高，逐渐恢复在暗处的视觉。

2. 明适应　人从暗处突然进入明亮处时，最初感到耀眼的光亮，看不清物体，稍等片刻后才能恢复视觉，这种现象称为明适应（light adaptation）。其产生是由于在暗处时视杆细胞内蓄积了大量视紫红质，到明亮处遇强光迅速分解，因而产生耀眼的光感，待视紫红质大量分解而减少后，对光相对不敏感的视锥细胞开始承担在亮光下的感光任务，恢复在明亮处的视觉。

（四）双眼视觉和立体视觉

两眼同时看某一物体时所产生的视觉为双眼视觉（binocular vision）。双眼视觉可弥补单眼视野中的盲点缺陷，扩大视野，并产生立体视觉。立体视觉（stereoscopic vision）指双眼视物时，对物体的厚度及空间的深度或距离产生的感觉。同一物体在双眼视网膜上形成的物像并不完全相同，左眼看到物体的左侧面较多，右眼看到物体的右侧面较多，来自两眼的图像信息经过视觉高级中枢处理后形成立体视觉。

第三节　听觉器官

耳既是听觉器官，又是位置觉和运动觉器官。耳包括外耳、中耳和内耳三部分。内耳又称迷路，包括耳蜗和前庭器官。听觉功能主要由外耳、中耳和内耳耳蜗共同完成；位置觉和运动觉功能则由内耳的前庭器官完成。

一、外耳和中耳的传音功能

声波经外耳、中耳传音装置传到耳蜗感音装置，通过听觉感受器的换能作用，将声波的机械能转变为听神经纤维上的神经冲动，沿听觉传导通路传至大脑皮质听觉中枢，引起听觉。听觉的适宜刺激是频率为 20 ～ 20000Hz 的声波，人耳最敏感的声波频率为 1000 ～ 3000Hz。每种频率的声波都有一个刚能引起听觉的最小强度，称为听阈（hearing threshold）。

（一）外耳的功能

外耳包括耳郭和外耳道。耳郭的形状有利于收集声波，还可以帮助判断声源的方向；外耳道是声波传入内耳的通道，并对声波产生共振作用。

（二）中耳的功能

中耳由鼓膜、鼓室、听骨链和咽鼓管等结构组成（图 9-6），主要功能是将空气中的声波振动高效地传递到内耳淋巴液，其中鼓膜和听骨链在声波传递过程中发挥重要的增压作用。

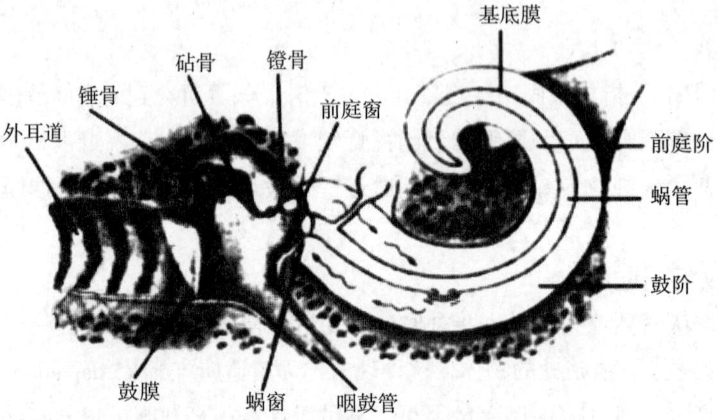

图 9-6 中耳和耳蜗的结构

1. 鼓膜 鼓膜是一层弹性好、有一定张力的半透明薄膜，呈漏斗形，为外耳道与中耳的交界。鼓膜能随声波同步振动，没有余振，因而能将声波如实地传递给听骨链。

2. 听骨链 听骨链由三块听小骨连接而成，从外到内依次为锤骨、砧骨和镫骨。锤骨柄附着于鼓膜，镫骨底借韧带与前庭窗相连接，砧骨居中。三块听小骨依次连接构成一个杠杆系统，通过杠杆作用把鼓膜的高振幅低压强振动转换为低振幅高压强振动传向前庭窗，这就是中耳的增压效应。这样既可提高传音效率，又可避免对内耳造成损伤。

3. 咽鼓管 咽鼓管是连接鼻咽与鼓室的管道，中耳鼓室内的空气借此与大气相通。咽鼓管在鼻咽部的开口常处于闭合状态，在吞咽、打哈欠时开放。咽鼓管的主要功能是调节鼓室内的压力，使之与外界大气压保持平衡，维持鼓膜的正常位置、形状和振动性能。鼻咽部炎症导致咽鼓管阻塞后，鼓室内的空气被吸收，引起鼓膜内陷，并产生耳鸣等症状，影响听力。乘飞机起飞或降落过程中，外界空气压力急速变化导致鼓室内外压力不平衡，使鼓膜出现外凸或内陷，引起耳闷、鼓膜疼痛等症状，此时做吞咽动作可避免此类情况发生。

（三）声波传入内耳的途径

声波通过气传导和骨传导两种途径传入内耳，正常情况下以气传导为主。

1. 气传导 声波经外耳道引起鼓膜振动，再经听骨链和前庭窗传入耳蜗，这种传导途径称为气传导（air conduction），是声波传导的主要途径。此外，鼓膜的振动也可引起鼓室内空气的振动，再经蜗窗传入内耳，这一传导途径在正常情况下作用不大，只有当正常气传导途径结构损坏（如鼓膜穿孔或听骨链病变）时才发挥一定的传音作用，但此时的听力较正常时大为减弱。

2. 骨传导 声波直接引起颅骨振动，从而引起耳蜗内淋巴的振动，这种传导途径称为骨传导（bone conduction）。骨传导的敏感性比气传导低得多，故在正常听觉中作用甚微。当鼓膜或中耳病变引起传音性耳聋时，气传导作用减弱，骨传导作用相对增强；当耳蜗病变引起感音性耳聋时，气传导和骨传导作用都受损减弱。因此，临床上常用音叉检查患者气传导和骨传导的情况，以协助判断听觉障碍的产生部位和原因。

二、内耳的感音功能

内耳的耳蜗能把传到耳蜗的机械振动转变为听神经的神经冲动，上传至听觉中枢，产生听觉。

（一）耳蜗的基本结构

耳蜗是一个形似蜗牛壳的骨管，被前庭膜和基底膜分隔为三个腔，分别为前庭阶、蜗管和鼓阶（图 9–7），三个管腔中充满淋巴液。前庭阶和鼓阶内充满外淋巴，借耳蜗顶部的蜗孔相通；蜗管内则充满内淋巴。前庭阶底端有前庭窗，鼓阶底端有蜗窗，分别与中耳鼓室相接；基底膜上有螺旋器，为声音感受器，即听觉感受器。螺旋器由毛细胞和支持细胞等组成。毛细胞表面有纤毛，称为听毛。听毛上方为盖膜，盖膜悬浮于内淋巴中。毛细胞的底部则与外淋巴接触，分布有丰富的听神经末梢。

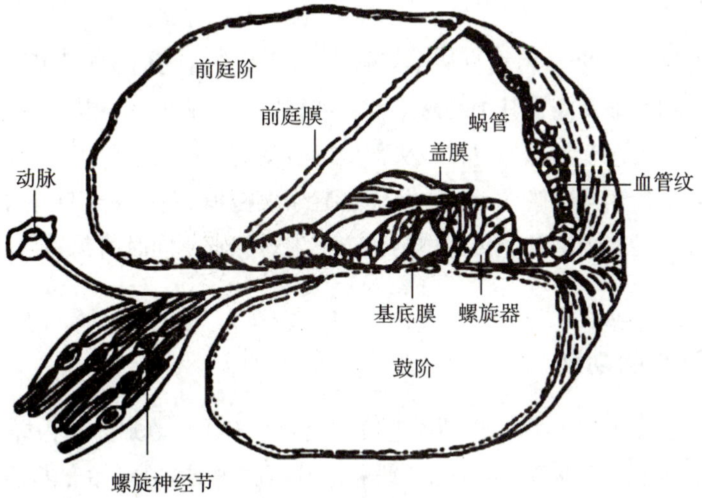

图 9–7　耳蜗管的横断面

（二）耳蜗的感音换能作用

耳蜗的感音换能作用是将传入耳蜗的机械振动转变为蜗神经上的神经冲动。当声波经前庭窗或蜗窗传入内耳后，通过外、内淋巴的振动引起基底膜的振动，从而带动螺旋器随之振动，使毛细胞与盖膜之间发生交错的移行运动，听毛弯曲变形而兴奋，产生微音器电位，当微音器电位总和达到阈电位时，触发与其相连的蜗神经产生动作电位，完成耳蜗的换能作用。听神经的动作电位通过听觉传导通路传入大脑皮质的听觉中枢，引起听觉。

（三）耳蜗对声音的初步分析

行波学说认为基底膜的振动总是从耳蜗底部向耳蜗顶部推进。由于声波频率不同，声波传导到基底膜的距离和最大振幅出现的部位也不同。高频声波推动耳蜗底部基底膜振动；中频声波振动向前延伸，在基底膜中段振幅最大；低频声波振动推进到基底膜蜗顶处振幅最大。由于基底膜不同部位的毛细胞受到刺激，经相应的听神经纤维传入大脑皮质听觉中枢的不同部位，就可产生不同音调的感觉。

【知识拓展】

听觉功能障碍

因病损部位不同，可将听觉功能障碍分为3种类型：①传音性耳聋：由鼓膜或听骨链功能障碍引起，气传导明显受损，骨传导影响不大；②感音性耳聋：由耳蜗病变、螺旋器和蜗神经受损引起，气传导、骨传导均明显受损；③中枢性耳聋：由各级听觉中枢或听觉传导通路病变引起。在以上三种类型的听觉功能障碍中，最常见的是传音性耳聋。因此，应注意避免中耳疾病、外力损伤、环境噪声等对鼓膜和听骨链的损害。

第四节　前庭器官

前庭器官由内耳中的3个半规管、椭圆囊和球囊组成，能感受人体在空间的位置及运动情况，在保持身体平衡中起重要作用。

一、半规管的功能

人两侧内耳中各有3个互相垂直的半规管，分别代表空间的3个平面。每条半规管一端都有膨大的壶腹，内有壶腹嵴，其中有感受性毛细胞，毛细胞的底部与前庭神经末梢相连。壶腹嵴是旋转变速运动的感受器，当身体或头部做旋转变速运动时，由于惯性作用，相应半规管内的淋巴液超前或滞后于半规管的运动，从而引起壶腹帽和毛细胞的相对位置发生改变，刺激毛细胞兴奋，神经冲动经前庭神经传入中枢，产生旋转感觉，同时引起姿势反射，以维持身体平衡。

二、椭圆囊和球囊的功能

椭圆囊和球囊都是膜质小囊，充满内淋巴，囊内各有1个囊斑，称为椭圆囊斑和球囊斑，其中都有感受性毛细胞。毛细胞顶部的纤毛埋植于耳石膜的结构中，底部与前庭神经末梢相连。椭圆囊斑和球囊斑是头部位置及直线变速运动的感受器，当人体头部位置改变或做直线变速运动时，由于惯性及重力作用，耳石膜与毛细胞的相对位置发生改变，刺激毛细胞兴奋，神经冲动经前庭神经传入中枢，产生头部空间位置或直线变速运动的感觉，同时引起姿势反射，以维持身体平衡。

三、前庭反应

前庭器官的传入冲动除引起一定的位置觉和运动觉外，还可引起各种姿势反射、自主神经反应和眼震颤等，这些现象统称为前庭反应（vestibular reaction）。如乘电梯突然上升时，反射性地引起肢体伸肌抑制而发生下肢屈曲，姿势反射的意义在于维持机体一定的姿势和保持身体平衡。另外，若前庭器官受到的刺激过强或刺激持续时间较长，可引起恶心、呕吐、眩晕和皮肤苍白等症状，称为前庭自主神经反应。对于前庭功能过度敏感的人，一般的前庭刺激也会引起前庭自主神经反应，易发生晕车、晕船等。前庭反应中最特殊的是躯体旋转运动时引起的一种眼球特殊运动，称为眼震颤。眼震颤主要由半规管受刺激引起，临床上进行眼震颤试验可以判断前庭功能是否正常。

【复习思考题】

一、单项选择题

1. 专门感受机体内、外环境变化的结构或装置称为（　　）

A. 受体　B. 感受器　C. 分析器　D. 感觉器官　E. 效应器

2. 视觉器官中可调节眼折光力的是（　　）

A. 角膜　B. 房水　C. 晶状体　D. 玻璃体　E. 瞳孔

3. 发生老视的原因是（　　）

A. 晶状体厚度增加　B. 角膜透明度降低

C. 房水循环受阻　D. 晶状体弹性减弱

E. 玻璃体出现混浊

4. 视紫红质的合成需要（　　）

A. 维生素 A　B. B 族维生素　C. 维生素 C　D. 维生素 D　E. 维生素 E

5. 感音性耳聋的病变部位在（　　）

A. 外耳道　B. 咽鼓管　C. 鼓膜　D. 听骨链　E. 耳蜗

6. 下列属于听觉感受器的是（　　）

A. 前庭器官　B. 螺旋器　C. 耳蜗　D. 椭圆囊斑　E. 球囊斑

7. 椭圆囊斑和球囊斑是下列哪种运动的感受器（　　）

A. 直线变速运动　B. 直线匀速运动

C. 旋转变速运动　D. 旋转匀速运动

E. 曲线变速运动

二、名词解释

1. 近点

2. 视野

3. 视力

三、简答题

1. 眼的折光异常有哪些？其产生原因各是什么？如何矫正？

2. 视锥系统与视杆系统有何区别？

3. 声波是如何传入内耳的？

4. 前庭器官包括哪些？各有何生理功能？

扫一扫，查阅
复习思考题答案

扫一扫，查阅本章PPT、视频等数字资源

第十章　神经系统功能

【学习目标】

1. 掌握：神经元的基本生理功能；突触的概念；牵张反射的概念、类型及意义；自主神经系统的主要功能及生理意义。

2. 熟悉：突触传递过程；感觉投射系统的生理功能；大脑皮质体表感觉中枢的定位特征；大脑皮质躯体运动中枢的定位特征；牵涉痛的概念及临床意义；小脑的功能。

3. 了解：基底核、脑干网状结构对躯体运动的调节；下丘脑对内脏活动的调节；条件反射的形成。

案例导入

患者，女，59岁，突然昏倒，恢复意识后言语不清。查体：右侧肢体不能运动，肌肉僵硬，腱反射亢进，巴宾斯基征阳性，两侧额纹对等，均能闭目，右侧鼻唇沟变浅，口角歪向左侧，伸舌时舌尖偏向右侧；右半身痛觉丧失，闭目时不能说出右侧肢体被动运动的状态和姿势；双眼右侧半视野偏盲。西医诊断：左侧内囊出血。中医诊断：中风。

问题与思考：

1. 脊髓的感觉传导功能有何特点？

2. 大脑皮质下行传导通路是怎样完成对躯体运动的调节的？

3. 通过案例分析中风的症状与躯体感觉、运动传导的关系。

人类在认识、适应和改造环境的过程中，主要通过神经系统调节机体的功能状态，使机体成为一个统一的整体，以满足生理活动的需要，从而维持机体正常的生命活动。神经系统分为中枢神经系统和周围神经系统两部分，主要由神经元和神经胶质细胞构成。

第一节　神经元及其相互联系

一、神经元和神经纤维

（一）神经元的基本结构与功能

神经系统主要由神经细胞和神经胶质细胞构成。神经细胞（nerve cell）又称神经元（neuron），是构成神经系统的基本结构与功能单位（图 10-1）。人类中枢神经系统内含有 1000 余个神经元，尽管形态和大小有很大差别，但结构大致可分为胞体和突起两部分。胞体是神经元功能活动的中心，主要功能是合成物质、接受刺激和整合信息。突起分为树突和轴突，典型的树突发自胞体，数量较多，分支多而短，呈树枝状，主要功能是接受信息的传入；轴突较长，一个神经元一般只有一个轴突，主要功能是传出信息。轴突和感觉神经元的长树突统称轴索，轴索外面包有髓鞘或神经膜成为神经纤维。神经胶质细胞（neuroglial cell）填充于神经元之间，数量较多，为神经元的 10～15 倍，主要功能是对神经元起支持、营养、保护和修复等作用。

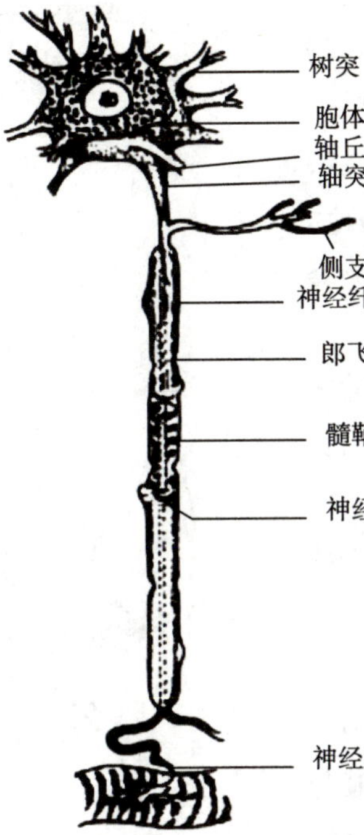

图 10-1　神经元结构

（二）神经纤维及其功能

根据有无髓鞘，可将神经纤维分为有髓神经纤维和无髓神经纤维。神经纤维的主要功能是传导兴奋（神经冲动），其传导兴奋的特征如下。

1. 生理完整性　神经纤维只有在结构和功能都完整时才能传导兴奋。如果因损伤、切断、麻醉或低温处理等破坏了神经纤维的完整性，则其兴奋传导受阻。

2. 绝缘性　一根神经干中包含的诸多神经纤维可同时传导兴奋而互不干扰，表现为传导的绝缘性。

3. 双向性　神经纤维上的任何一点产生的动作电位都可沿神经纤维同时向两端传导。但要注意，在机体内神经冲动是由胞体传向末梢，表现为单向传导，这是由神经元的极性决定的。

4. 相对不疲劳性　连续电刺激神经纤维数小时至十几小时，神经纤维仍能保持传导兴奋的能力，表现为不易疲劳，这是相对突触传递而言的。

二、神经元间的信息传递

神经元间的信息传递主要是通过突触进行的。突触（synapse）是神经元之间相互接触并传递信息的部位，分为化学突触和电突触，前者又分为定向突触（经典的化学性突触传递）和非定向突触（非突触性化学传递）两种。信息由突触前神经元通过突触传递到突触后神经元的过程称为突触传递（synaptic transmission）。

（一）经典的化学性突触传递

1. 经典突触的结构 经典突触包括突触前膜、突触间隙和突触后膜三部分（图 10–2）。在电子显微镜下，一个神经元的轴突末梢有许多分支，每个分支末梢的膨大部分称为突触小体，突触小体内有较多的囊泡，囊泡内含有高浓度的神经递质。突触小体与另一个神经元的胞体、轴突或树突表面相接触，形成突触。突触小体的终端膜称为突触前膜；与它相对应的另一神经元的细胞膜称为突触后膜；前、后膜之间的间隙称为突触间隙。

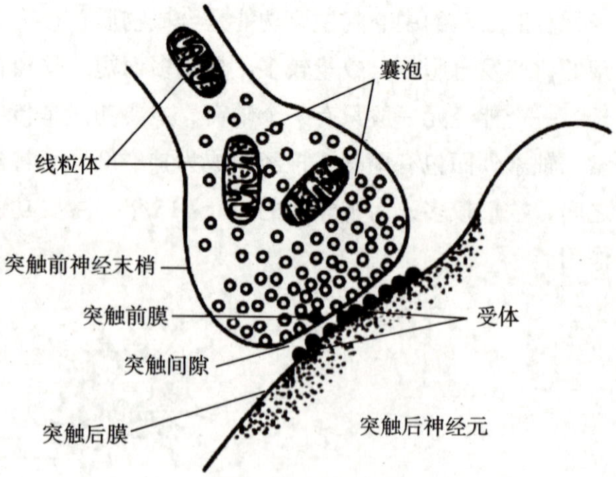

图 10–2 突触的结构

2. 经典突触的分类 根据神经元的接触部位不同，可将突触分为轴 – 树突触、轴 – 体突触、轴 – 轴突触（图 10–3）；根据传递效应的不同，可将突触分为兴奋性突触和抑制性突触。

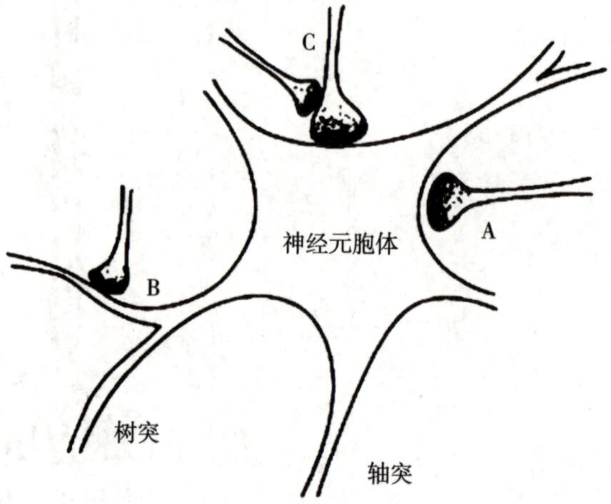

A. 轴 – 体突触；B. 轴 – 树突触；C. 轴 – 轴突触。

图 10–3 突触的分类

3. 经典突触的兴奋传递过程 突触前神经元兴奋（动作电位）→轴突末梢→突触前膜去极化→突触前膜 Ca^{2+} 通道开放→ Ca^{2+} 进入突触小体→使囊泡向突触前膜移动，并与突触前膜接触、融合和破裂等，导致神经递质以胞吐方式释放→递质经突触间隙扩散到突触后膜→与相应受体结合→突触后膜对离子的通透性改变→突触后膜发生去极化或超极化，产生突触后电位，最终导致突触后神经元兴奋或抑制，从而完成突触信息传递。突触传递包括电—化学—电三个基本过程，可以产生两种结果，即出现兴奋性突触后电位和抑制性突触后电位（表 10–1）。

表 10–1 兴奋性突触后电位和抑制性突触后电位的比较

	兴奋性突触后电位（EPSP）	抑制性突触后电位（IPSP）
神经递质	突触前膜释放兴奋性递质	突触前膜释放抑制性递质
突触后膜离子通透性变化	突触后膜对 Na^+ 和 K^+ 通透性增高，Na^+ 内流＞ K^+ 外流	突触后膜对 Cl^- 和 K^+ 通透性增高，以 Cl^- 内流为主
突触后膜电位变化	突触后膜产生去极化	突触后膜产生超极化
兴奋性	突触后神经元兴奋性升高	突触后神经元兴奋性降低
传递结果	突触后神经元易兴奋，或容易使突触后神经元暴发动作电位	突触后神经元发生抑制或不易兴奋

（1）兴奋性突触后电位 突触前膜释放兴奋性递质，当递质与突触后膜上相应受体结合后，提高突触后膜对 Na^+、K^+（特别是 Na^+）的通透性，表现为 Na^+ 内流超过 K^+ 外流，使突触后膜

产生局部去极化，产生兴奋性突触后电位（excitatory postsynaptic potential，EPSP）。兴奋性突触后电位是局部电位，若其总和达到阈电位水平，则在轴突起始部位产生动作电位，进而扩布到整个神经元；若其总和没有达到阈电位水平，则不能引起动作电位，但能使膜电位与阈电位的距离变近，使突触后神经元兴奋性提高，更容易产生动作电位。

（2）抑制性突触后电位　突触前膜释放抑制性递质，当递质与突触后膜上相应受体结合后，提高突触后膜对 Cl^-、K^+（主要是 Cl^-）的通透性，引起 Cl^- 内流和 K^+ 外流，使突触后膜产生局部超极化，产生抑制性突触后电位（inhibitory postsynaptic potential，IPSP）。抑制性突触后电位也可以总和，它使突触后神经元难以产生动作电位而出现抑制效应。

通常，一个突触前神经元能够通过轴突末梢的多个分支将信息由突触传递给多个突触后神经元，一个突触后神经元也可以接受来自许多不同突触前神经元的信息。因此，一个神经元兴奋或抑制的效应和程度取决于这些突触传递产生的综合效应。

（二）神经元间信息传递的其他方式

1. 电突触传递　电突触传递的结构基础是缝隙连接。缝隙连接（gap junction）是两个神经元间紧密接触的部位，两层膜间隔只有 2 ～ 3nm，膜两侧细胞质内不存在囊泡，但有贯穿两膜的蛋白质形成的直接沟通两神经元胞质的细胞间通道。这种通道允许相邻细胞之间直接进行物质交换，也允许局部电流通过，实现细胞之间的直接电传递。电突触传递具有双向性、低电阻和传递速度快等特点，其意义在于促进同类神经细胞群的同步活动。

2. 非突触性化学传递　在某些神经元的轴突末梢分支上有许多呈念珠状的曲张体，曲张体内有大量含递质的囊泡。曲张体并不与效应器细胞形成经典的突触联系，而是沿着分支位于效应器细胞的旁边，当神经冲动到达曲张体时，曲张体即释放递质，通过扩散与效应器细胞上的相应受体结合而发挥作用。

三、突触传递的特征

在进行反射活动时，兴奋在中枢的传布比在神经纤维上的传导复杂得多，一般需要经过多次化学性突触传递，主要具有以下特征。

（一）单向传递

在反射活动中，兴奋经化学性突触传递时，通常是突触前神经元的末梢释放神经递质，作用于突触后膜上相应的受体，这就限定了神经元间的兴奋传布只能由突触前神经元传给突触后神经元，不能逆传。近年来研究发现，突触后神经元也能释放递质，在突触前膜也存在该递质的相应受体，但其作用是调节递质的释放，与兴奋的传递无直接关系。

（二）中枢延搁

兴奋在中枢传布时速度较慢，耽搁较长时间的现象称为中枢延搁。这是由于兴奋通过突触传递要经历递质的释放、扩散、与突触后膜受体的结合和产生突触后电位等一系列过程所致。据测定，兴奋通过一个突触需时 0.3 ～ 0.5 毫秒，比兴奋在等距离的神经纤维上传导慢很多。所以，在反射活动中通过的突触数量越多，中枢延搁的时间越长。

（三）总和

突触传递是通过使突触后膜产生兴奋性突触后电位或抑制性突触后电位而将信息传递给突触后神经元的，这类突触后电位属于局部电位，可以总和。突触后神经元如何活动取决于这些突触后电位总和的结果。聚合式联系是产生总和的结构基础。

（四）兴奋节律的改变

在反射活动中，传入神经元的冲动频率与传出神经元的冲动频率是不尽相同的，兴奋节律会发生改变。这是由于冲动在中枢内常需通过中间神经元的传递，突触后神经元也常同时接收多个突触传递，加之该神经元当时的功能状态不同所致。

（五）后发放

在反射活动中，当传入神经的刺激停止后，传出神经仍可在一定时间内继续发放冲动的现象称为后发放（after discharge）。产生后发放的原因是多方面的，环式联系及中间神经元的作用是产生后发放的主要原因。

（六）对内环境变化的敏感性和易疲劳性

突触间隙与细胞外液相通，因此，内环境的变化（如缺氧、二氧化碳增多及某些药物等）可作用于突触传递的某些环节而影响突触传递。另外，用高频电脉冲连续刺激突触前神经元，突触后神经元的放电频率将逐渐降低，这说明突触传递相对容易发生疲劳，可能与突触前神经元的递质耗竭有关。

四、神经递质与受体

（一）神经递质

神经递质（neurotransmitter）指由突触前神经元合成并释放，能与突触后神经元相应受体结合，使信息从突触前神经元传递到突触后神经元的化学物质。神经递质分为外周神经递质和中枢神经递质。

1. 外周神经递质 主要有乙酰胆碱和去甲肾上腺素。此外，近年来发现有嘌呤类或肽类等外周神经递质。

末梢释放乙酰胆碱的神经纤维称为胆碱能纤维。目前研究所知，所有自主神经节前纤维、大多数副交感神经节后纤维（少数释放肽类或嘌呤类递质的纤维除外）、支配骨骼肌的运动神经纤维、少数交感神经节后纤维（支配多数小汗腺引起温热性发汗和支配骨骼肌血管引起防御反应性舒血管效应的纤维）都属于胆碱能纤维。

末梢释放去甲肾上腺素的神经纤维称为肾上腺素能纤维。在高等动物中，大部分交感神经节后纤维释放的递质为去甲肾上腺素，属于肾上腺素能纤维。

2. 中枢神经递质 中枢神经系统内递质的种类很多，主要有乙酰胆碱、单胺类、氨基酸类和肽类四大类。主要中枢神经递质的分布和功能特点见表 10–2。

表 10–2 主要中枢神经递质的分布和功能特点

名称	主要分布部位	功能特点
乙酰胆碱		
单胺类	脊髓、脑干网状结构、丘脑、边缘系统	与感觉、运动、学习和记忆有关
去甲肾上腺素	低位脑干	与觉醒、睡眠、情绪活动有关
多巴胺	黑质纹状体通路、中脑－边缘系统通路、结节－漏斗系统	与躯体运动、精神情绪活动及内分泌功能调节有关
羟色胺		
氨基酸类	脑干中缝核	与睡眠、体温调节、情绪反应及痛觉有关
γ－氨基丁酸	脑干、基底神经节、小脑和大脑皮质	抑制性神经递质
甘氨酸	脊髓前角	抑制性神经递质

续表

名称	主要分布部位	功能特点
谷氨酸		
肽类	脊髓背侧部、大脑皮质	兴奋性神经递质
下丘脑调节肽	下丘脑	调节自主神经等活动
阿片样肽	脑内	调节痛觉
脑－肠肽	胃肠和脑内	与摄食活动调节等有关

近年来关于神经递质的研究进展很快，已知的神经递质达100多种，除上述几类外，还有一氧化氮、一氧化碳、腺苷、前列腺素等。另外发现，一个神经元内可以存在两种或两种以上的神经递质，称为递质共存（transmitter coexistence），但其生理意义尚不十分清楚。

3. 递质的代谢 包括递质的合成、贮存、释放和清除等过程。不同递质的代谢过程不同。乙酰胆碱和胺类递质主要在细胞质中由酶催化合成；肽类递质则由基因调控在核糖体上通过翻译而合成。大多数递质合成后贮存于囊泡内，当神经冲动到达末梢时，Ca^{2+}内流触发突触前膜以胞吐的方式释放递质。递质结合受体产生效应后很快被消除，消除方式有多种，如乙酰胆碱被突触间隙的胆碱酯酶水解为胆碱和乙酸而失活，去甲肾上腺素通过末梢的重摄取和酶解失活（重摄取是其消除的主要方式），肽类递质则主要依靠酶降解。递质的迅速失活和清除，对保证神经元之间和神经元与效应器细胞之间信息的正常传递有重要意义。

（二）受体

神经递质必须与相应的受体结合才能发挥作用。与递质竞争受体结合位点，或改变受体的构象使递质不能发挥作用的物质称为受体阻滞剂。

1. 胆碱受体 目前已知的胆碱受体有两类（表10-3）。

（1）M型受体 又称毒蕈碱受体，可分为M_1、M_2、M_3、M_4、M_5五个亚型。M_1受体在脑内含量较多；M_2受体可见于心脏；M_4受体在胰腺腺泡和胰岛中介导胰酶和胰岛素的分泌；M_3和M_4受体也分布于平滑肌；M_5受体的情况目前尚不清楚。在外周，M型受体广泛存在于副交感神经节后纤维支配的效应器细胞、交感神经节后纤维支配的汗腺和骨骼肌血管平滑肌上，其与乙酰胆碱结合后产生的一系列副交感神经兴奋效应称为M样作用，如心脏活动被抑制，支气管、消化道平滑肌和膀胱逼尿肌收缩，消化腺分泌增加，瞳孔缩小、汗腺分泌、骨骼肌血管舒张等，阿托品是其阻滞剂。有机磷农药对胆碱酯酶有选择性抑制作用，致乙酰胆碱不能被迅速水解而在神经肌肉接头处和其他部位大量积聚，使M样作用加剧，称M样症状。

（2）N型受体 又称烟碱受体，可分为N_1、N_2两个亚型。N_1受体存在于交感和副交感神经节前神经元的突触后膜上及中枢神经系统中，六烃季铵是其阻滞剂；N_2受体分布于骨骼肌终板上，十烃季铵可阻滞其作用。筒箭毒碱既能阻滞N_1受体也能阻滞N_2受体的作用，故在临床上可作为肌肉松弛药。N型受体与乙酰胆碱结合后导致节后神经元或骨骼肌兴奋，称为N样作用，有机磷农药可以引起N样症状。

2. 肾上腺素受体 肾上腺素受体也有两类（表10-3）。

（1）α受体 可分为α_1和α_2两种亚型。去甲肾上腺素或肾上腺素与α受体结合后主要引起血管收缩、子宫收缩和瞳孔开大肌收缩，小肠平滑肌舒张。酚妥拉明是α受体阻滞剂。哌唑嗪和育亨宾可分别选择性阻滞α_1和α_2受体。

（2）β 受体　可分为 β_1 和 β_2 两种亚型。去甲肾上腺素或肾上腺素与 β 受体结合后引起平滑肌舒张，如血管舒张、小肠平滑肌舒张和支气管舒张等，但心肌表现为兴奋。普萘洛尔是 β 受体阻滞剂，美托洛尔主要阻滞 β_1 受体，丁氧胺则主要阻滞 β_2 受体。

表 10-3　胆碱受体和肾上腺素受体的分布及生理效应

效应器		胆碱受体		肾上腺素受体	
		类型	效应	类型	效应
心脏	窦房结	M	心率减慢	β_1	心率加快
	传导系统	M	传导减慢	β_1	传导加快
	心肌	M	收缩能力减弱	β_1	收缩能力增强
血管	冠状动脉	M	舒张	α_1 β_2	收缩 舒张（主要）
	骨骼肌血管	M	舒张	α_1 β_2	收缩 舒张（主要）
	脑血管	M	舒张	α_1	收缩
	腹腔内脏血管			α_1 β_2	收缩（主要） 舒张
	皮肤黏膜血管	M	舒张	α_1	收缩
呼吸器官	支气管平滑肌	M	收缩	β_2	舒张
	支气管黏膜腺体	M	促进分泌		
消化器官	胃平滑肌	M	收缩	β_2	舒张
	小肠平滑肌	M	收缩	α	舒张
	括约肌	M	舒张	α	收缩
	胃腺	M	促进分泌	α	抑制分泌
	唾液腺	M	促进分泌	α	促进分泌
泌尿生殖器官	膀胱逼尿肌	M	收缩	β_2	舒张
	内括约肌	M	舒张	α	收缩
	妊娠子宫平滑肌	M	收缩	α_1	收缩
	非孕子宫平滑肌	M	舒张	β_2	舒张
皮肤	竖毛肌			α	收缩
	汗腺	M	促进分泌		
眼	瞳孔括约肌	M	收缩（瞳孔缩小）		
	瞳孔开大肌			α	收缩（瞳孔扩大）
代谢	胰岛	M	促进分泌	α β_2	抑制分泌 促进分泌
	脂肪分解			B_1	增加
	糖酵解			β_2	增加
其他	自主神经节	N_1	兴奋		
	肾上腺髓质	N_1	促进分泌		
	骨骼肌	N_2	收缩		

3. 突触前受体 受体不仅存在于突触后膜，而且存在于突触前膜，其作用是调节神经末梢递质的释放。如 α_2 受体，当末梢释放的去甲肾上腺素超过一定量时，它能反馈性抑制末梢合成和释放去甲肾上腺素。

4. 中枢内递质的受体 除前述的胆碱受体和肾上腺素受体外，在中枢内还有多巴胺受体、5-羟色胺受体、γ-氨基丁酸受体、组胺受体、甘氨酸受体、阿片受体及腺苷受体等。

五、中枢神经元的联系方式

中枢神经元数量多、关系复杂，神经元之间的信息传递与多种多样的神经元联系方式是密不可分的（图 10–4）。

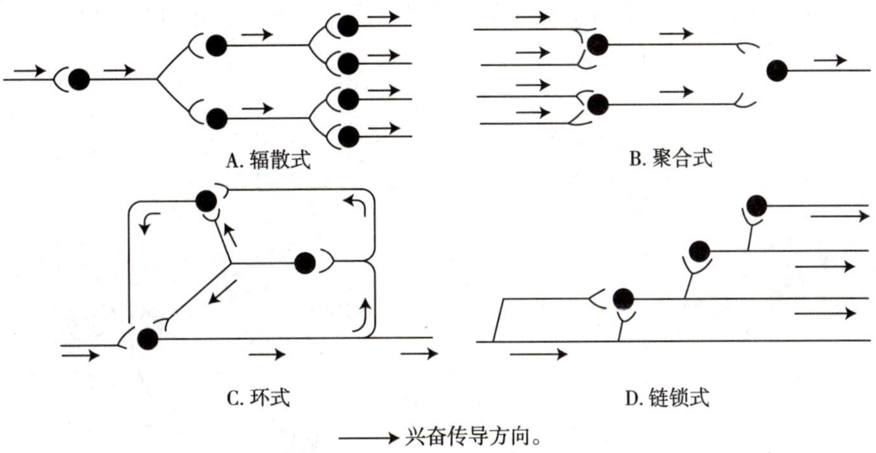

图 10–4 中枢神经元的联系方式

（一）单线式

一个突触前神经元仅与一个突触后神经元形成突触联系，如视网膜中央凹处的视锥细胞与双极细胞、双极细胞与视神经节细胞之间的联系等。这种联系方式比较少见，可使视锥系统具有较高的分辨能力。

（二）辐散式

一个神经元的轴突可通过其分支与许多神经元建立突触联系。此联系可使一个神经元的兴奋引起许多神经元同时兴奋或抑制，从而导致兴奋或抑制的扩散。这种联系方式在感觉传入通路较为多见。

（三）聚合式

多个神经元的轴突末梢同时与一个神经元建立突触联系。此联系方式可使多个神经元的作用集中到同一个神经元，从而产生信息的总和，总和的结果取决于不同来源的兴奋和抑制相互作用的结果。这种联系方式多见于运动传出系统，躯体运动反射的“最后公路”就是以此为基础的。

（四）链锁式

神经元之间通过侧支依次连接，形成传递信息的链锁。此联系方式可以在空间上扩大作用的范围。

（五）环式

一个神经元通过侧支和中间神经元相连，中间神经元的轴突分支反过来直接或间接地再作用到该神经元上。若环路内中间神经元是兴奋性神经元，则通过环式联系使兴奋效应得到增强和时间上的延长，即产生正反馈效应，这是后发放的基础；若环路内中间神经元是抑制性神经元，则通过环式联系使兴奋效应及时终止，即产生负反馈效应。

六、中枢抑制

中枢活动通过兴奋和抑制保持对立统一的关系，由此维持反射活动的协调。中枢抑制现象很复杂，一般分为突触后抑制和突触前抑制。

（一）突触后抑制

突触后抑制（postsynaptic inhibition）指兴奋性神经元先兴奋抑制性中间神经元，由后者释放抑制性递质，使突触后膜超极化，产生抑制性突触后电位，从而导致突触后神经元抑制。由于该抑制发生在突触后膜上，故称为突触后抑制。根据抑制性神经元的功能和联系方式，可将突触后抑制分为传入侧支性抑制和回返性抑制（图 10–5）。

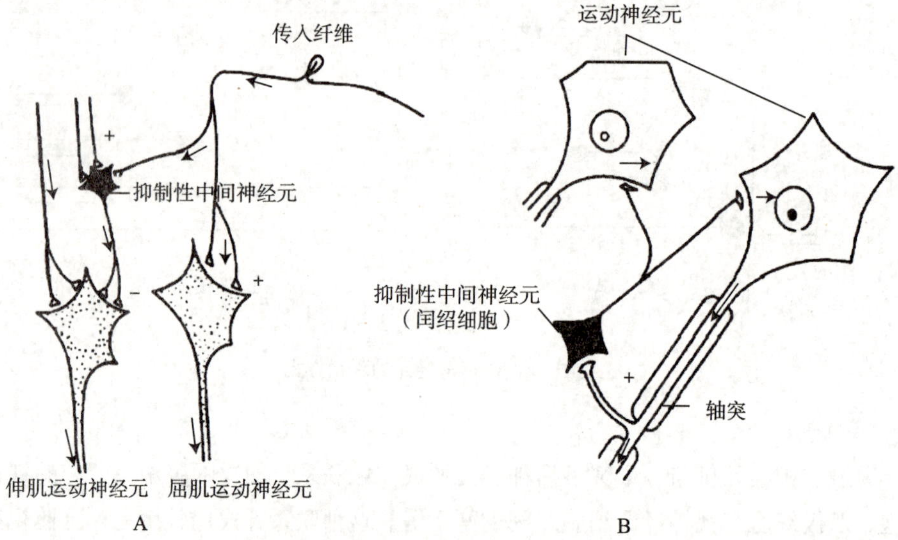

A. 传入侧支性抑制；B. 回返性抑制。

图 10–5 传入侧支性抑制和回返性抑制

1. 传入侧支性抑制 传入神经纤维兴奋一个中枢神经元的同时，经侧支兴奋另一个抑制性中间神经元，进而使另一个神经元抑制，这种现象称为传入侧支性抑制（afferent collateral inhibition）。如屈反射的传入神经纤维进入脊髓后，一方面直接兴奋支配屈肌的运动神经元，另一方面通过其发出的侧支兴奋抑制性中间神经元，转而抑制伸肌运动神经元，导致屈肌收缩而伸肌舒张，完成屈反射。

2. 回返性抑制 某一中枢神经元兴奋时，在冲动沿轴突外传的同时，经侧支兴奋另一个抑制性神经元，该抑制性神经元兴奋后再抑制原先发动兴奋的神经元及邻近的神经细胞，这种现象称为回返性抑制（recurrent inhibition）。回返性抑制的结构基础是环式联系。如脊髓前角运动神经元支配骨骼肌时，在轴突尚未离开脊髓灰质之前，发出侧支兴奋闰绍细胞。闰绍细胞是抑制性中间神经元，递质是甘氨酸，其轴突返回，与原先发放冲动的运动神经元构成抑制性突触，抑制该运动神经元的活动。这是一种负反馈，它可防止神经元过度和过久地兴奋，从而使同一中枢内许多神经元相互制约，协调一致。

（二）突触前抑制

突触前抑制（presynaptic inhibition）指通过改变突触前膜的活动使突触后神经元产生抑制的

现象，其结构基础是轴－轴突触。轴突B与轴突A构成轴－轴突触，轴突A与神经元C构成轴－体突触，当轴突A的神经元兴奋时，可使神经元C产生10mV的兴奋性突触后电位，如果轴突B的神经元在轴突A的神经元兴奋之前先发生兴奋，则其末梢释放的化学递质可影响轴突A的活动，使轴突A释放的递质量减少，只能使神经元C产生5mV的兴奋性突触后电位，该电位不能使神经元C产生动作电位，所以使突触后神经元产生抑制（图10-6）。由于这种抑制的本质是突触前膜释放兴奋性递质减少，故称为突触前抑制。突触前抑制多见于感觉传入通路，在调节感觉传入活动中具有重要作用。它的生理意义是控制从外周传入中枢的感觉信息，使感觉更加清晰和集中。

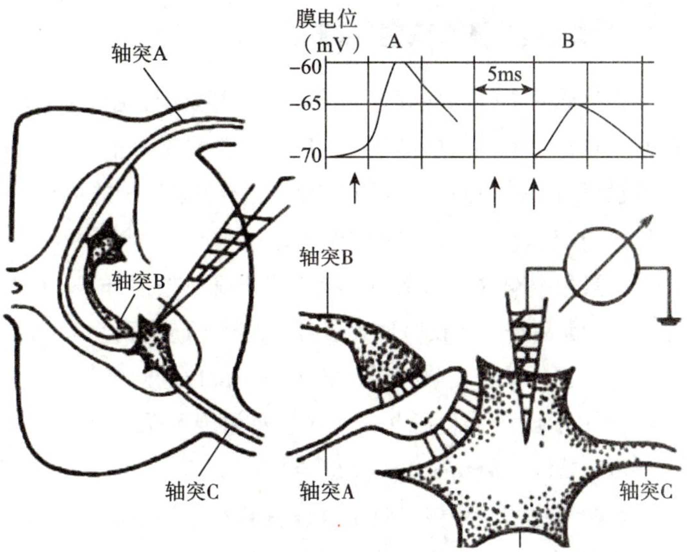

图 10-6 突触前抑制

第二节 神经系统的感觉功能

人体能感受大自然的美景、美味、天气变化和体内血压变化等，都是因为各种感受器或感觉器官接受刺激后，将刺激转换成生物电信号，经特定的感觉传导通路传入中枢进行整合和分析，从而产生相应的感觉。

一、脊髓和低位脑干的感觉传导功能

脊髓是重要的感觉传导通路，躯体的浅感觉和深感觉沿脊神经后根进入脊髓，通过两种感觉传导通路上传至大脑皮质，一种是传导痛觉、温度觉和轻触觉的浅感觉传导通路，其上行纤维在中央管前交叉到对侧，分别经脊髓丘脑侧束（痛觉、温度觉）和脊髓丘脑前束（轻触觉）上行至丘脑；另一种是传导肌肉与关节本体感觉和深部压觉的深感觉传导通路，其纤维经同侧后索上行抵达延髓的薄束核和楔束核后交换神经元，再发出纤维交叉到对侧，经内侧丘系抵达丘脑（图10-7）。由于浅感觉传导是先交叉后上行，而深感觉传导是先上行后交叉，因此，在脊髓半离断时，浅感觉障碍发生在离断的对侧，深感觉障碍发生在离断的同侧。

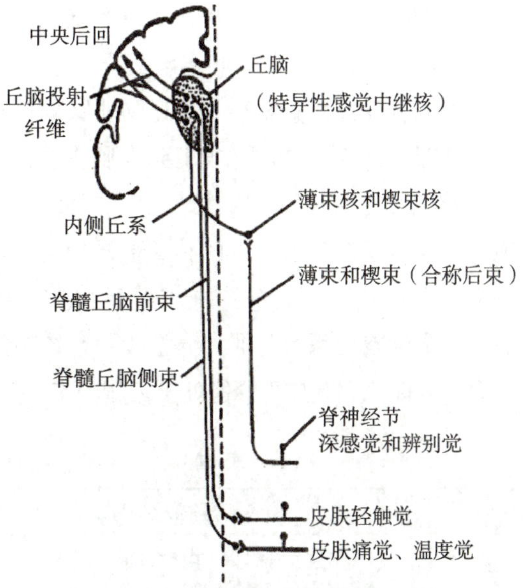

图 10-7 体表感觉的脊髓传导通路

二、丘脑及其感觉投射系统

人体除嗅觉外的各种感觉传导通路都要到丘脑更换神经元，再向大脑皮质投射。因此，丘脑是人体重要的感觉中继站，同时能对感觉传入信号进行粗略的分析与综合。根据丘脑向大脑皮质投射的途径和特征，可分为特异性投射系统和非特异性投射系统。

（一）丘脑的核团（图 10–8）

1. 感觉中继核 感觉中继核接收感觉的投射纤维，经换元后进一步投射到大脑皮质的特定感觉区，主要包括腹后核（接收躯干、肢体、头面部的感觉神经传入纤维）、内侧膝状体（接收听觉传入纤维）和外侧膝状体（接收视觉传入纤维）。

2. 联络核 联络核接收来自丘脑感觉中继核和其他皮质下中枢的纤维，换元后发出纤维投射到大脑皮质某些特定区域，它们的功能与各种感觉在丘脑到大脑皮质的联系与协调有关。主要包括丘脑前核、腹外侧核、丘脑枕核等。

3. 髓板内核群 髓板内核群主要指靠近中线的内髓板以内的各种结构，包括中央中核、束旁核、中央外侧核等。髓板内核群接收来自脑干网状结构的纤维，不能向大脑皮质直接投射，但可以间接地通过多突触接替弥散地投射到大脑皮质的广泛部分，发挥维持大脑皮质兴奋状态的重要作用。

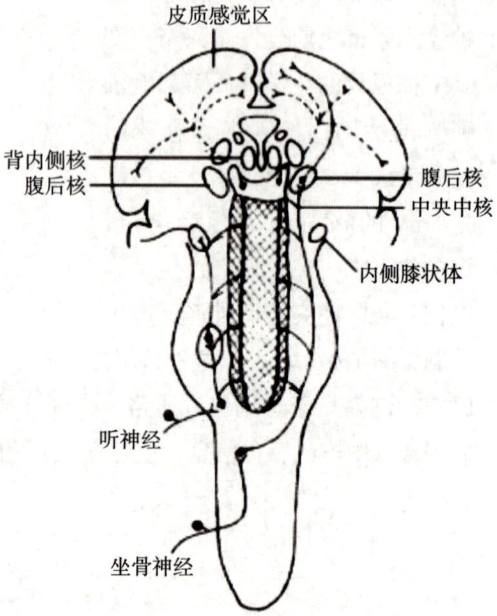

图 10–8 丘脑的核团

（二）丘脑的感觉投射系统

1. 特异性投射系统 指丘脑特异性感觉中继核及其投射到大脑皮质的传导通路。它们投向大脑皮质的特定区域，具有点对点的投射关系，且每一种感觉的投射路径都是专一的，终止于大脑皮质的第四层，引起特定的感觉。另外，这些投射纤维还通过若干中间神经元中继，与大锥体细胞构成突触联系，从而激发大脑皮质发出传出冲动。大部分联络核在结构上与大脑皮质有特定的投射关系，故也归入该系统。

2. 非特异性投射系统 指丘脑非特异投射核及其他投射到大脑皮质的神经通路。该系统一方面通过多次换元弥散地投射到大脑皮质的广泛区域；另一方面通过脑干网状结构，间接接收来自感觉传导通路第二级神经元侧支的纤维投射，经多次换元弥散地投射到大脑皮质的广泛区域。由于该系统没有专一的感觉传导功能，与大脑皮质不具有点对点的投射关系，故不能引起各种特定的感觉。其主要功能是维持和改变大脑皮质的兴奋状态，与觉醒有关。

特异性投射系统与非特异性投射系统在结构和功能上是密不可分的，需要两者相互作用与配合，才能使大脑皮质既能处于觉醒状态，又能产生各种特定感觉（表 10–4）。

表 10–4 特异性投射系统和非特异性投射系统的比较

	特异性投射系统	非特异性投射系统
定义	丘脑特异性感觉中继核、联络核及其投射到大脑皮质特定区域的神经通路	丘脑非特异投射核及其他投射至大脑皮质的神经通路

续表

	特异性投射系统	非特异性投射系统
冲动来源与换元	特异性传入通路，一般经三级神经元换元	各种不同感觉的共同上传途径，经多次换元甚或反复换元，不具备专一性感觉传导功能
投射区域	大脑皮质的特定区域	大脑皮质的广泛区域
投射关系	点对点投射	弥散投射（不具备点对点投射关系）
功能	引起特定感觉，激发大脑皮质发出神经冲动	维持和改变大脑皮质的兴奋状态，保持机体觉醒

三、大脑皮质的感觉分析功能

大脑皮质是感觉分析的最高级中枢，不同性质的感觉在大脑皮质有不同的区域分布，即大脑皮质存在不同的感觉功能代表区。

（一）体表感觉区

全身体表感觉的主要投射区域在中央后回，称为第一体表感觉区。投射规律：①躯干、四肢的感觉为交叉性投射，头面部感觉为双侧性投射；②投射区域的大小与感觉灵敏度呈正相关，分辨越精细的部位投射区域越大，如拇指的投射区域比躯干的投射区域大；③投射区域的空间安排是倒置的，但头面内部的安排是正立的（图 10-9）。

另外，在中央前回和岛叶之间存在第二体表感觉区，其投射的空间安排是正立的，具有双侧性，定位较差，只对感觉进行粗糙分析，切除该区并不产生显著的感觉障碍。

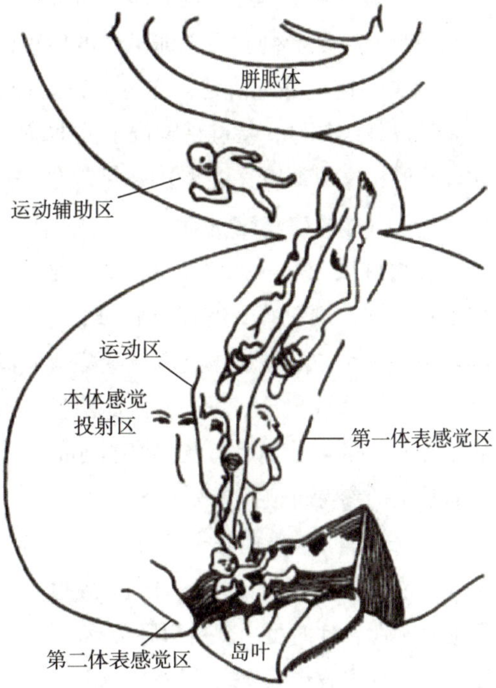

图 10-9　大脑皮质体表感觉与躯体运动功能代表区

（二）本体感觉区

本体感觉指肌肉、关节等的运动觉。中央前回既是运动区也是本体感觉的投射区。

（三）内脏感觉区

内脏感觉的投射区域位于第一、第二体表感觉区，以及运动辅助区、边缘系统等皮质部位。它与体表感觉区有较多重叠，且面积小、不集中，这可能是内脏感觉性质模糊、定位不准确的原因。

（四）视觉区

枕叶距状裂的上、下缘是视觉的投射区。左眼颞侧视网膜和右眼鼻侧视网膜的传入神经纤维投射到左侧枕叶皮质，右眼颞侧视网膜和左眼鼻侧视网膜的传入神经纤维投射到右侧枕叶皮质；视网膜上半部投射到距状裂的上缘，视网膜下半部投射到距状裂的下缘；视网膜中央的黄斑区投射到距状裂的后部，视网膜周边区投射到距状裂的前部。

（五）听觉区

听觉区位于颞横回和颞上回，其投射是双侧性的，即一侧皮质代表区接收双侧耳蜗听觉感受器传来的冲动。

（六）嗅觉区与味觉区

嗅觉的投射纤维投射到边缘叶的前底部区域；味觉的投射纤维投射到中央后回头面部感觉区的下侧。

四、痛觉

痛觉是伤害性刺激作用于机体时产生的一种复杂感觉，常伴有不愉快情绪变化和防御反应。痛觉作为机体受损害时的一种报警系统，具有保护作用。

（一）痛觉感受器

痛觉感受器是游离神经末梢，分布十分广泛，特异性不高。任何性质的刺激只要达到一定强度造成组织损伤时，都会引起组织释放 K^+、H^+、组胺、5- 羟色胺、前列腺素、缓激肽和 P 物质等致痛物质，使痛觉感受器去极化，产生传入冲动，从而产生痛觉。

（二）皮肤痛觉

当伤害性刺激作用于皮肤时，可先后引起两种性质不同的痛觉，即快痛和慢痛。最先出现的是快痛，它是受刺激后立即出现的尖锐的“刺痛”，由有髓神经纤维（Aδ）传导，特点是产生和消失迅速，感觉清楚，定位明确。慢痛是受刺激后 0.5 ～ 1.0s 出现的“烧灼痛”，由 C 类无髓神经纤维传导，特点是定位不太准确，持续时间长，伴有情绪、心血管和呼吸方面的变化。在外伤时，这两种痛觉相继出现，不易区分，但皮肤炎症时，常以慢痛为主。

（三）内脏痛与牵涉痛

1. 内脏痛 是内脏器官受到伤害性刺激时产生的疼痛，其感受器也是游离神经末梢。与皮肤痛相比，内脏痛具有以下特征：①定位不准确，定性不清楚；②发生缓慢，持续时间长；③对机械性牵拉、缺血、痉挛、炎症等刺激十分敏感，而对切割、烧灼等刺激不敏感；④常伴有不愉快情绪或出汗、恶心、血压降低等自主神经反应。内脏痛是临床常见的症状之一，如心肌缺血产生的心绞痛、胃肠痉挛引起的腹痛等，了解疼痛的部位、性质等规律对某些疾病的诊断有重要的参考价值。

2. 牵涉痛 某些内脏疾病引起体表一定部位发生疼痛或痛觉过敏的现象称为牵涉痛（referred pain），如阑尾炎早期出现脐周或上腹疼痛，心肌缺血可引起心前区、左肩和左上臂尺侧缘疼痛，胆囊炎、胆石症时可出现右肩胛部疼痛，胃溃疡或胰腺炎时可出现左上腹和肩胛间区疼痛，肾结石时可出现腹股沟区疼痛等。牵涉痛对某些疾病的诊断具有一定的价值（表 10–5）。

表 10–5 常见内脏疾病牵涉痛的部位

内脏疾病	牵涉痛的部位
心绞痛	心前区、左上臂
胃溃疡与胰腺炎	左上腹、肩胛间区
肝病与胆囊炎	右肩胛
肾结石	腹股沟区
阑尾炎	上腹部、脐周

关于牵涉痛产生的原因，会聚学说认为，患病内脏的传入神经纤维与发生牵涉痛皮肤部位的传入神经纤维经同一脊神经后根进入脊髓，聚合于同一脊神经元，并由同一上行纤维传入大脑，由于大脑习惯于识别来自体表的刺激，因而产生类似皮肤的痛觉。而易化学说认为，患病内脏的传入神经纤维与发生牵涉痛皮肤部位的传入神经纤维在脊髓内更换神经元的部位靠得很

近，当患病内脏的传入冲动增加时，引起脊髓相应的中枢兴奋并向周围扩散，提高了邻近皮肤传入神经元的兴奋性，从而引起疼痛或痛觉过敏。

【知识拓展】

疼痛的治疗

在临床上，为了解除疾病给患者带来的疼痛，在治疗原发病的同时还应采取适当的疼痛治疗。目前缓解疼痛的主要方法：①药物镇痛：包括解热镇痛药、麻醉性镇痛药、催眠镇痛药、抗癫痫药和抗抑郁药；②神经阻滞：一般选用长效局部麻醉药缓解癌性疼痛、三叉神经痛等；③椎管内注药：可以注入糖皮质激素和局部麻醉药，用于治疗癌性疼痛、椎间盘突出和颈椎病等；④痛点注射：常用于治疗腱鞘炎、肩周炎、肱骨外上髁炎、腰肌劳损等；⑤其他治疗方法：慢性疼痛还可以选用针灸疗法、推拿疗法、护理疗法和心理疗法等治疗。

第三节 神经系统对躯体运动的调节

人的躯体运动是由大脑皮质、皮质下核团、小脑、脑干及脊髓共同配合，通过骨骼肌收缩和舒张活动完成的。

一、脊髓对躯体运动的调节

脊髓是完成躯体运动最基本的反射中枢，在其前角主要存在支配骨骼肌的 α 和 γ 运动神经元，它们的轴突构成躯体运动神经纤维直达所支配的骨骼肌，末梢均释放乙酰胆碱。另外，这些神经元也存在于脑干的神经核。

α 运动神经元数量较多，支配梭外肌纤维。由一个 α 运动神经元及其所支配的全部肌纤维组成的功能单位称为运动单位。运动单位大小不一，一般肌肉越大，运动单位越大。α 运动神经元既接收来自外周深、浅感受器的传入信息，也接收来自各级高位中枢的下传信息，整合后产生反射传出冲动，引起梭外肌的收缩活动，因此，α 运动神经元被认为是脊髓躯体反射的最后通路。

γ 运动神经元支配骨骼肌内的梭内肌纤维，其兴奋性较高，常以较高的频率持续放电，可调节肌梭感受装置的敏感性，主要与调节肌紧张有关。

（一）牵张反射

当骨骼肌受到外力牵拉而伸长时，可反射性地引起受牵拉肌肉的收缩，称为骨骼肌牵张反射（stretch reflex）。

1. 牵张反射的反射弧 牵张反射的感受器是肌梭。肌梭是一种感受肌肉长度变化或牵张刺激的梭形装置，两端细小，中间膨大。肌梭囊内一般含 6 ～ 12 根肌纤维，称为梭内肌纤维，而囊外的一般肌纤维称为梭外肌纤维。梭内肌纤维的中间部分是感受装置（称螺旋状感受器），两端是收缩成分，两者呈串联关系。肌梭附着于肌腱或梭外肌纤维上，与梭外肌纤维平行排列，呈并联关系。传入神经为Ⅰa、Ⅱ类肌梭传入纤维，中枢是脊髓前角的 α 运动神经元，传出纤维是 α 运动神经元发出的神经纤维，效应器是该肌肉的梭外肌。因此，牵张反射反射弧的显著特点是感受器和效应器在同一块肌肉中（图 10–10）。

当肌肉受到外力牵拉变长时，肌梭感受器兴奋，冲动经肌梭传入纤维传至脊髓，使支配同一肌肉的 α 运动神经元兴奋，致梭外肌收缩，形成一次牵张反射。γ 运动神经元兴奋时，可使梭内肌从两端收缩，中间部位的螺旋状感受器被牵拉而兴奋性增高，故 γ 运动神经元的传出冲动增加可提高肌梭的敏感性。

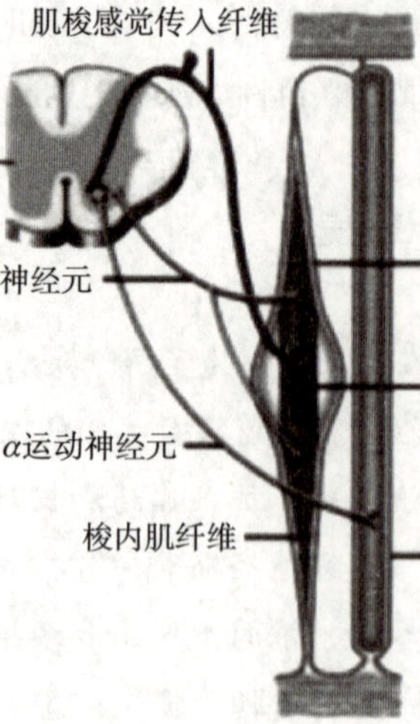

图 10–10　牵张反射

2. 牵张反射的类型　根据牵拉形式和肌肉收缩反应的不同，可将牵张反射分为腱反射和肌紧张两种类型。

（1）腱反射　指快速牵拉肌腱时发生的牵张反射，表现为受牵拉肌肉迅速明显地缩短，时间约 0.7 毫秒，是单突触反射。如叩击髌骨下方的股四头肌肌腱时，可引起股四头肌发生一次快速收缩，称为膝跳反射。人体重要的腱反射除膝跳反射外，还有跟腱反射、肱二头肌反射和肱三头肌反射等。临床上检查腱反射可以了解相应的反射弧是否完整，以及高位中枢的功能状态。腱反射减弱，常提示该反射弧的某部分有损伤；腱反射亢进，则提示高位中枢病变。

（2）肌紧张　指缓慢持续牵拉肌腱所引起的牵张反射，表现为受牵拉的肌肉轻度而持续地收缩，而不表现为明显的动作，是多突触反射。肌紧张是维持躯体姿势最基本的反射，是姿势反射的基础。其反射弧的任何一部分受到破坏，躯体都将无法维持正常姿势。

（二）脊髓休克

当脊髓突然与高位中枢离断后，离断面以下的脊髓会暂时丧失反射活动能力而进入无反应的状态，这种现象称为脊髓休克（spinal shock）。其主要表现为断面以下脊髓支配的骨骼肌紧张性降低、外周血管扩张、血压下降、发汗反射消失、尿粪潴留等。脊髓休克是暂时现象，各种脊髓反射活动可逐渐恢复，但恢复的时间与动物的进化水平有关。如蛙类只需数分钟，犬需数日，猴子需要 3 周左右，人则需要数周至数月。在恢复过程中，一般比较简单、原始的反射先恢复，如屈反射、腱反射，然后是比较复杂的反射，如对侧伸肌反射、搔抓反射等。血压可恢复到一定水平，排尿和排便反射也可以一定程度地恢复，但离断面以下的随意运动和感觉将永远丧失。脊髓休克是离断面以下的脊髓突然失去高位中枢的调控所产生的，其产生和恢复说明脊髓可以独立完成某些反射活动。

二、脑干对肌紧张的调节

脑干对肌紧张的调节主要是通过脑干网状结构易化区和抑制区的活动来实现的。

（一）脑干网状结构易化区与抑制区

在动物实验中发现，脑干网状结构中存在加强肌紧张的易化区和抑制肌紧张的抑制区。易化区范围较广，包括延髓网状结构的背外侧部分、脑桥的被盖、中脑的中央灰质及被盖，还包括下丘脑和丘脑中线核群等部位。抑制区范围较小，位于延髓网状结构的腹内侧部分（图 10–11）。从活动的强度来看，易化区的活动强于抑制区，因此，在肌紧张的平衡调节中，易化区略占优势。除脑干外，大脑皮质运动区、纹状体、小脑前叶蚓部等区域也有抑制肌紧张的作用；

而前庭核、小脑前叶两侧部等部位则有易化肌紧张的作用。这些区域对肌紧张的影响可能是通过脑干网状结构内的抑制区和易化区来完成的。

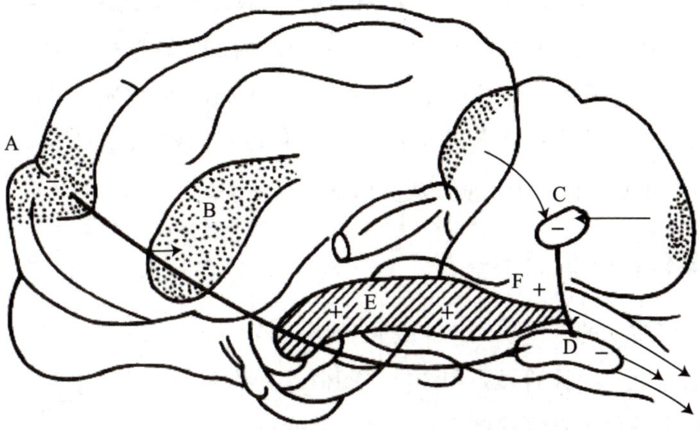

A. 运动皮层；B. 基底神经节；C. 小脑；D. 网状结构抑制区；E. 网状结构易化区；F. 前庭神经核。

图 10-11　脑干网状结构易化区与抑制区

（二）去大脑僵直

在动物中脑上、下丘之间切断脑干，动物出现四肢伸直、头尾昂起、脊柱挺硬等伸肌肌紧张亢进的现象，称为去大脑僵直（decerebrate rigidity）。这种现象的发生是因为切断高位抑制中枢与脑干网状结构抑制区的功能联系，造成抑制区活动减弱，而易化区活动相对增强。人类在中脑疾病时也可出现头后仰、上下肢僵直、上臂内旋、手指屈曲等现象，提示病变已严重侵犯脑干，是预后不良的信号。

三、小脑对躯体运动的调节

小脑分为前庭小脑、脊髓小脑和皮层小脑三个主要的功能部分，其主要功能是维持身体平衡、调节肌紧张和协调随意运动。

（一）前庭小脑

前庭小脑主要指绒球小结叶，参与身体平衡功能的调节。若此区受损或绒球小结叶受肿瘤压迫，会出现平衡失调、站立不稳、步态蹒跚和容易跌倒等症状。前庭小脑的平衡功能与前庭器官、前庭核活动有密切关系，其反射途径为前庭器官→前庭核→前庭小脑→前庭核→脊髓运动神经元→肌肉。

（二）脊髓小脑

脊髓小脑主要指小脑前叶和后叶的中间带，主要功能是调节肌紧张及在肌肉运动过程中起协调作用。小脑前叶蚓部和两侧部分别通过脑干网状结构抑制区和易化区的活动实现抑制肌紧张和加强肌紧张的作用，在进化过程中，小脑前叶的肌紧张抑制作用逐渐减退，而易化作用逐渐占优势。小脑后叶的中间带对肌紧张也有易化作用。因此，当脊髓小脑损伤后，一方面常有肌张力减退和肌无力的表现，另一方面表现为不能很好地控制随意运动的力量、方向及限度。小脑损伤后常出现动作性协调障碍，称为小脑性共济失调，表现为不能完成精细动作，肌肉在动作终末出现意向性震颤；行走摇晃呈酩酊蹒跚状，动作越迅速，协调障碍越明显；不能进行拮抗肌的快速重复轮替动作，但在静止时无肌肉异常运动。

（三）皮层小脑

皮层小脑指小脑半球外侧部，与大脑皮质运动区、感觉区、联络区之间的联合活动与运动计划的形成及运动程序的编制有关。在学习某种精细运动的过程中，开始时大脑皮质发动的运动是不协调的，在学习过程中，大脑皮质与小脑之间不断进行联合活动，同时小脑不断接收感觉传入冲动的信息，逐渐纠正运动过程中发生的偏差，使运动逐步协调。精细运动逐渐熟练完善后，皮层小脑中就贮存了一整套程序，以后大脑皮质再次发动这种精细运动指令时，首先通过下行通路从皮层小脑中提取贮存的程序，并将程序回输到大脑皮质运动区，再通过皮层脊髓束和皮层脑干束发动运动。这样，就可以快速、协调而精巧地完成运动，绘画、演奏乐器就是这样的过程。若皮层小脑受损，则不能完成类似的精细活动。

四、基底核对躯体运动的调节

基底核指大脑皮质下的一些核团，主要包括尾状核、壳核、苍白球、丘脑底核、中脑的黑质和红核。苍白球又称旧纹状体；尾状核和壳核称为新纹状体。一方面，基底核与大脑皮质之间存在神经回路；另一方面，黑质和纹状体之间有许多往返的纤维联系，从黑质至纹状体的纤维是多巴胺能系统，从纹状体至黑质的纤维是 γ-氨基丁酸（GABA）能系统，此外，在纹状体内部还有乙酰胆碱能系统。基底核（图 10-12）具有重要的躯体运动调节功能，它与随意运动的设计与编程、运动稳定协调、肌紧张的调节、本体感受器传入冲动信息的处理都有关系。

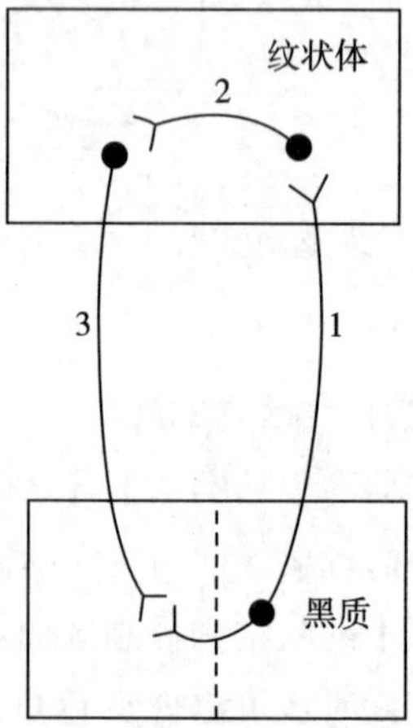

1：多巴胺能神经元；2：胆碱能神经元；
3：γ-氨基丁酸能神经元。

图 10-12 黑质纹状体环路

基底核病变引起的运动障碍可分为两大类：一类是肌紧张过强而运动过少，如帕金森病（又称震颤麻痹），表现为全身肌肉强直、随意运动减少、动作缓慢、面部表情呆板、常出现静止性震颤等，临床用多巴胺的前体左旋多巴或 M 受体阻滞剂东莨菪碱等缓解症状。帕金森病的主要病因是中脑黑质的多巴胺能神经元变性，多巴胺合成释放减少，对纹状体胆碱能神经元的抑制作用减弱，使其活动相对亢进导致肌紧张增强。另一类是运动过多而肌紧张降低，如舞蹈症，又称亨廷顿病，主要表现是不自主的上肢和头面部舞蹈样动作，伴有肌张力下降，早期出现在肢体远端，主要病因是新纹状体病变，新纹状体内胆碱能和 γ-氨基丁酸能神经元功能减退，使其对黑质的反馈抑制功能受损，导致黑质内多巴胺能神经元功能亢进引起肌紧张减弱，临床用利血平消耗多巴胺可以缓解症状。

【知识链接】

帕金森病

帕金森病又称“震颤麻痹”，是一种常见于中老年的神经系统变性疾病，主要表现为静止性震颤、肌肉僵直、运动迟缓、特殊姿势、疼痛等。若不及时治疗，可能导致患者失去自理能力。帕金森病与纹状体内的多巴胺含量显著减少有关，可能受遗传、环境、神经系统老化等因素影响。本病的治疗主要在于缓解症状，控制疾病发展，提高患者的生存质量。一般采用以药物治疗为首选，手术治疗为补充，配合心理治疗、中医治疗、康复治疗等手段的综合治疗方法。

五、大脑皮质对躯体运动的调节

大脑皮质是躯体运动调节的最高级中枢，其信息经下行通路抵达位于脊髓前角和脑干的运动神经元来控制躯体运动。

（一）大脑皮质运动区

人类的大脑皮质运动区主要在中央前回和运动前区，接收来自关节、肌腱及骨骼肌深部的感觉冲动，感受身体在空间姿势、位置及运动中的状态，并根据这些运动器官的状态调整和控制全身的运动。大脑皮质运动区对躯体运动的控制具有下列特征：①交叉性支配，即一侧大脑皮质支配对侧躯体的骨骼肌，但在头面部肌肉的支配中，以双侧性支配为主；②代表区定位精细且总体呈倒置安排，即刺激一定部位的大脑皮质引起一定肌肉的收缩，运动区定位从上到下的安排是倒置的人体投影分布，但头面部代表区内部是正立安排的（图 10–9）；③代表区的大小与运动的精细复杂程度有关，运动越精细、越复杂的肌肉，其代表区越大，如手代表区的面积几乎与整个下肢代表区的面积相等。

除中央前回外，在皮质内侧面还有运动辅助区，也参与躯体运动的控制，其对躯体运动的控制是双侧性的。

（二）运动的下行传导通路及功能

由大脑皮质运动区发出，经内囊、脑干下行到达脊髓前角运动神经元的传导束称为皮层脊髓束，分为侧束和前束。侧束的主要功能是控制四肢远端的肌肉，与精细的技巧性运动有关；前束的主要功能是控制躯干和四肢近端肌肉的活动，与姿势的维持和粗略运动有关。由大脑皮质发出，到达脑干内神经运动核的纤维束称为皮层脑干束。皮层脊髓束和皮层脑干束通过作用于脊髓前角 α 和 γ 运动神经元来发动随意运动、调节肌紧张和精细动作并保持运动的协调。

另外，从大脑皮质发出的纤维还可与纹状体、小脑、丘脑、中脑红核和黑质、前庭核、脑干网状结构等联系，通过相应纤维束作用于脊髓前角 γ 运动神经元，参与调节肌紧张和协调肌群的运动。

运动传导通路损伤后，常出现柔软性麻痹（软瘫，产生原因主要是脊髓和脑运动核损伤）和痉挛性麻痹（硬瘫，产生原因主要是姿势调节系统损伤）两种表现。两者都有随意运动丧失，但前者伴有牵张反射减退或消失，肌肉萎缩明显；而后者则伴有牵张反射亢进，肌肉萎缩不明显。此外，皮质脊髓侧束损伤后将出现巴宾斯基征阳性，即以钝物划足底外侧，出现踇趾背屈和其余四趾呈扇形外展的表现。

第四节　神经系统对内脏功能的调节

人体内脏器官的功能主要受自主神经系统的调节。自主神经系统一般指支配内脏器官的传出神经，又称内脏神经系统，可分为交感神经系统和副交感神经系统（图 10–13）。

一、自主神经系统

（一）自主神经系统的结构特征

1. 起源和分布　交感神经起源于脊髓胸腰段（胸 1 ～腰 3）灰质侧角，在体内分布非常广泛，几乎遍及所有内脏器官；副交感神经起源于脑干副交感神经核和脊髓骶段第 2 ～ 4 节灰质相当于侧角的部位，分布比较局限，某些部位不受该类神经的支配。

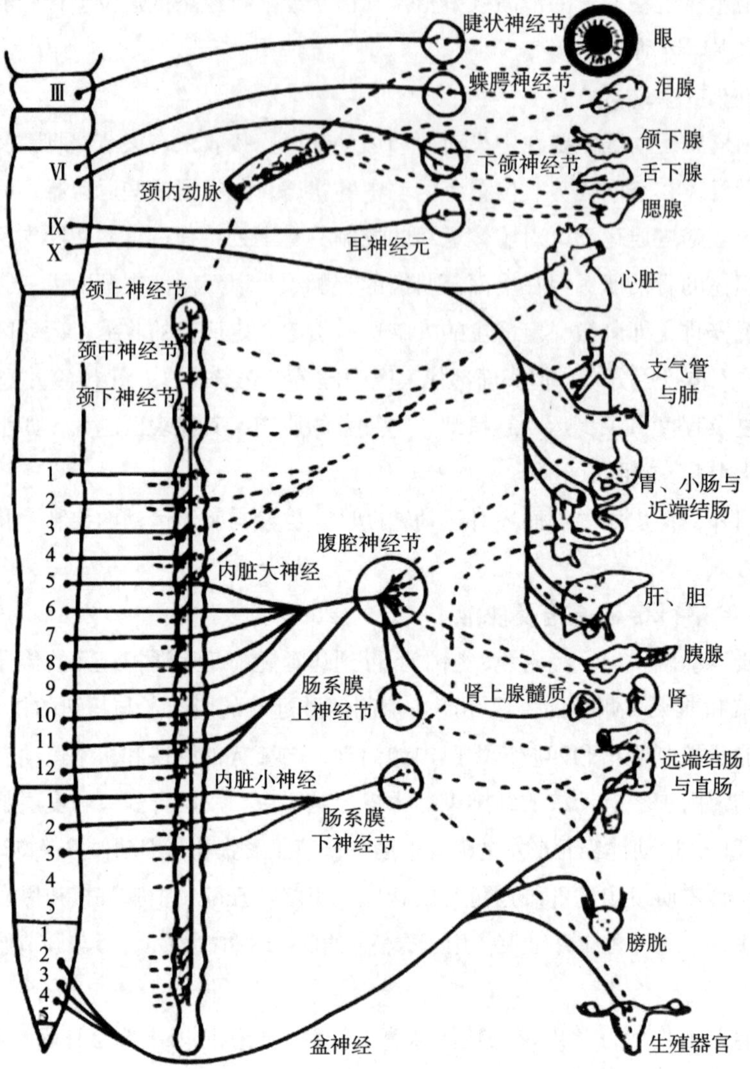

图 10–13　自主神经分布

2. 节前纤维和节后纤维　自主神经由中枢到达效应器之前，在周围神经节内换元，故有节前纤维和节后纤维之分。交感神经的节前纤维短，节后纤维长，一根节前纤维可与许多个节后神经元联系，故刺激交感神经节前纤维引起的反应比较弥散；副交感神经则相反。

（二）自主神经系统的功能特征

自主神经系统的主要功能是调节心肌、平滑肌及腺体的活动（详见本章第一节）。其主要功能特征是：

1. 具有紧张性作用　紧张性作用指自主神经对内脏器官发放少量神经冲动，使其保持一定程度的活动状态。各种功能活动的调节都是在紧张性基础上进行的，如切断心迷走神经后心率加快、切断心交感神经后心率减慢。

2. 双重神经支配　人体多数内脏器官都受交感神经和副交感神经的双重支配，少数器官（如皮肤和肌肉的血管、汗腺、竖毛肌、肾上腺髓质等）只受交感神经支配，没有副交感神经支配。

3. 功能相互拮抗 一般情况下，交感神经和副交感神经对同一器官的作用相互拮抗，如交感神经对心脏具有兴奋作用而迷走神经具有抑制作用。但也有例外，如对唾液腺的支配，两者均可使其分泌，但交感神经兴奋时分泌的唾液比较黏稠，副交感神经兴奋时分泌的唾液比较稀薄。

4. 受效应器所处功能状态的影响 自主神经的活动与效应器本身的功能状态有关。如刺激交感神经可引起妊娠子宫兴奋而非孕子宫抑制；幽门处于收缩状态时，刺激迷走神经能使之舒张，而幽门处于舒张状态时，刺激迷走神经则使之收缩。

5. 对整体生理功能调节的意义 交感神经系统的活动比较广泛，在环境突然变化时可动员机体多器官共同参与调节，以适应环境的急骤变化。如在寒冷、紧张、剧痛、窒息、失血等情况下，表现出一系列交感－肾上腺髓质系统功能亢进的现象，称为应急反应（emergency reaction），具体表现有心率加快、皮肤与腹腔内脏血管收缩、支气管扩张、血糖升高、肾上腺髓质激素分泌增加等。

副交感神经系统的活动比较局限，常伴有胰岛素分泌，故称为迷走－胰岛素系统。其主要意义是保护机体、休整恢复、促进消化、积蓄能量、加强排泄和调节生殖功能等。如机体在安静状态下副交感神经活动加强，出现心脏活动抑制、瞳孔缩小、消化功能增强等现象，以促进营养物质吸收和能量补充等。

二、内脏活动的中枢调节

（一）脊髓对内脏活动的调节

脊髓是内脏活动调节的初级中枢，一些基本的反射（如血管张力反射、发汗反射、排尿反射、排便反射、阴茎勃起反射等）可在脊髓水平完成，但这些反射平时受高位中枢的控制。高位截瘫的患者，在脊髓休克过后，上述内脏反射可以逐渐恢复，但由于失去了高位脑中枢的控制，这些反射远不能适应正常生理功能的需要，如排便反射、排尿反射不受意识控制等。

（二）脑干对内脏活动的调节

脑干具有许多内脏活动调节中枢。心血管运动、呼吸运动、消化功能等基本中枢都在延髓，故将延髓称为生命中枢，延髓受损有可能导致生命活动停止。此外，脑桥有呼吸调整中枢，中脑有瞳孔对光反射中枢。

（三）下丘脑对内脏活动的调节

下丘脑是调节内脏活动的较高级中枢，主要功能有：

1. 对体温的调节 体温调节的基本中枢位于下丘脑。视前区－下丘脑前部能感受温度变化的刺激，调节产热和散热过程，使体温保持相对稳定。

2. 对摄食行为的调节 下丘脑内有摄食中枢和饱中枢。实验表明，毁坏动物的下丘脑外侧区后，动物拒绝摄食；电刺激该区，动物食量大增，所以认为这个区域内有摄食中枢。如果毁坏下丘脑腹内侧核，则动物食量增加；电刺激该区，则动物停止摄食，所以认为这个区域内存在饱中枢。

3. 对水平衡的调节 水平衡的维持包括水的摄入与排出。在动物实验中，损毁下丘脑可导致动物出现烦渴与多尿，这说明下丘脑与机体的水平衡调节有关。在下丘脑的前部，通过渗透压感受器影响下丘脑视上核和室旁核对抗利尿激素的合成和分泌，进而对肾脏排水做出调节。

4. 对垂体分泌的调节 下丘脑能够合成多种调节性多肽，这些多肽经垂体门静脉系统到达腺垂体，调节腺垂体激素的分泌，从而影响人体内分泌功能的调节。

5. 对生物节律的控制 机体内许多活动按一定的时间顺序发生周期性变化的现象称为生物节律（biorhythm），可分为日节律、月节律、年节律等。对人体来说，日节律是最重要的，如血细胞数、体温、促肾上腺皮质激素分泌等都有日节律，目前认为下丘脑的视交叉上核可能是控制日节律的关键部位。

6. 对情绪反应的影响 下丘脑有与情绪反应密切相关的结构。在动物实验中，在间脑水平以上切除大脑的猫可出现张牙舞爪、毛发竖起、心跳加速、呼吸加快、瞳孔扩大、血压升高等交感神经亢奋的表现，好似发怒，称为"假怒"。近年来还有研究证明，在下丘脑近中线两旁的腹内侧区存在"防御反应区"，刺激该区可引起防御行为。在临床上，下丘脑疾病常出现不正常的情绪反应。

（四）大脑皮质对内脏活动的调节

大脑皮质对内脏活动的调节，目前了解不多，与内脏活动关系密切的皮质结构是边缘系统和新皮质的某些区域。

1. 边缘系统 包括边缘叶及与其有密切关系的皮质和皮质下结构。边缘系统是内脏活动的重要中枢，有人称之为"内脏脑"，与呼吸、胃肠、瞳孔、膀胱、生殖、情绪、记忆和防御等活动有密切关系。

2. 新皮质 新皮质的某些区域也与内脏活动关系密切。如电刺激皮质运动区及其周围区域，除引起不同部位的躯体运动外，还可引起血压、呼吸、出汗、直肠和膀胱等活动的变化。

第五节 脑的高级功能

人的大脑除具有形成感觉、调节躯体运动和内脏活动等功能外，还有更为复杂的学习、记忆、语言、思维和睡眠等高级功能。

一、脑电活动

在无明显外界刺激的情况下，大脑皮质经常自发地产生节律性电位变化，称为自发性脑电活动。临床上，用脑电图描记仪将置于头皮表面的引导电极记录到的自发性脑电活动描记成图，称为脑电图（electroencephalogram，EEG）。人的正常脑电图波形不规则，根据频率与振幅的不同，可将正常脑电图分为 α、β、θ、δ 四种基本波形（表 10-6）。研究表明，脑电波主要是由大量皮质细胞同步化的突触后电位总和形成的，单个神经元的突触后电位并不能导致皮质表面的电位变化。

表 10-6 人的正常脑电图基本波形

波形	频率（次/秒）	波幅（μV）	出现时状态
α 波	8 ～ 13	20 ～ 100	安静清醒闭目时，枕叶明显
β 波	14 ～ 30	5 ～ 20	紧张活动时，额叶、顶叶明显
θ 波	4 ～ 7	100 ～ 150	疲倦时
δ 波	0.5 ～ 3	20 ～ 200	睡眠时

脑电波由高幅低频转化为低幅高频时称为去同步化（desynchronization），表示大脑皮质兴奋过程的增强；反之，脑电波由低幅高频转化为高幅低频时称为同步化（synchronization），表示大

脑皮质抑制过程的加深。

脑电图在临床上对某些疾病（如癫痫、脑血管疾病、颅内占位性病变等）有一定的诊断价值。

二、觉醒与睡眠

觉醒与睡眠是人体必不可少的两种不同生理过程。人类觉醒时可以从事各种体力和脑力劳动，睡眠时则能恢复精力和体力，还可以增强免疫力、促进生长发育、增强学习和记忆能力、稳定情绪等，所以睡眠对人类身心健康具有重要意义。

（一）觉醒

各种感觉冲动的传入对觉醒状态的维持十分重要。实验表明，刺激动物脑干网状结构能唤醒动物，脑电波呈去同步化快波；而在头端切断脑干网状结构则出现昏睡现象，脑电波呈现同步化慢波。这说明觉醒状态的维持与脑干网状结构上行激动系统的作用有关，参与脑干网状结构上行唤醒作用的递质可能是乙酰胆碱。

（二）睡眠

睡眠是由于机体内部的需要使感觉和运动等暂时停止，给予适当刺激就能立即觉醒的状态。正常人每天所需睡眠时间依年龄、个体等因素有所不同，一般成人每天需 7 ～ 9 小时，新生儿需 18 ～ 20 小时，儿童的睡眠时间较成人长，老年人的睡眠时间较短。

1. 睡眠的时相　睡眠有慢波睡眠（非快速眼动睡眠）和快波睡眠（异相睡眠或快速眼动睡眠）两种时相。夜间睡眠多数处于慢波睡眠状态，脑电波为同步化慢波，一般表现为视、听、嗅、触等感觉功能暂时减退，骨骼肌反射活动和肌紧张减弱，伴有一系列自主神经功能改变，如血压下降、心率减慢、瞳孔缩小、尿量减少、体温下降、代谢率降低、呼吸变慢、胃液分泌增多而唾液分泌减少、发汗功能增强等，此时生长激素的分泌明显增多，有利于机体的生长发育和体力的恢复。快波睡眠期间，各种感觉功能进一步减退，以致唤醒阈提高；骨骼肌反射活动和肌紧张进一步减弱，肌肉几乎完全松弛；有间断的阵发性表现，如部分躯体抽动、血压升高、心率加快、眼球快速运动等。快波睡眠期间脑内蛋白质合成加快，有助于建立新的突触联系而促进学习记忆活动和促进精力恢复。

慢波睡眠和快波睡眠两个时相交替出现。成人睡眠时首先进入慢波睡眠，持续 80 ～ 120 分钟后转入快波睡眠；快波睡眠持续 20 ～ 30 分钟后又转入慢波睡眠，以后再转入快波睡眠。整个睡眠期间，这种反复转化经历 4 ～ 5 次，越接近睡眠后期，快波睡眠持续时间越长。在成人，慢波睡眠和快波睡眠均可直接转为觉醒状态；但觉醒状态只能进入慢波睡眠，而不能直接进入异相睡眠。若在快波睡眠期间被唤醒，被试者往往会报告正在做梦。快波睡眠期间有间断的阵发性表现，这可能与心绞痛、哮喘等疾病在夜间发作有关。

2. 睡眠发生的机制　大多学者认为睡眠是主动过程。在脑内存在多个促进慢波睡眠的部位，其纤维投射到与觉醒有关的部位而抑制其活动，从而调节睡眠与觉醒的相互转化。慢波睡眠可能与脑内 γ- 氨基丁酸、5- 羟色胺递质系统的活动有关，快波睡眠可能与脑干内 5- 羟色胺和去甲肾上腺素递质系统的活动有关。

三、学习与记忆

学习和记忆是两个相互联系的神经活动过程。学习指人和动物从外界获得新信息的过程；记忆则指人和动物将获得的信息在脑内编码、储存和读取的神经活动过程。

（一）学习的形式

学习有非联合型学习和联合型学习两种形式。非联合型学习包括习惯化和敏感化，是一种简单的学习形式，不需要刺激与反应之间形成某种明确的联系；联合型学习指两种不同刺激或一种行为与一种刺激之间在时间上很接近地重复发生，逐渐在脑内建立某种确定的联系。人的绝大多数学习是联合型学习，其实质是建立条件反射的过程。

（二）条件反射的基本规律

1. 条件反射的建立　给狗喂食时，引起狗的唾液分泌，这是非条件反射。狗开始听到铃声时没有唾液分泌，因铃声与食物无关，故称此时的铃声为无关刺激。若在铃声之后给予食物，重复多次后，狗再听到铃声就会分泌唾液，此时铃声已变成了进食的信号，由无关刺激变为条件刺激。由条件刺激（铃声）引起的反射（唾液分泌）称为条件反射。这就是经典的条件反射。这种经典条件反射包含两种刺激间的联系，即条件刺激的出现预示非条件刺激即将出现，是一种学习的过程，它是在将无关刺激与非条件刺激反复结合，使无关刺激变为条件刺激的基础上形成的，这个过程称为强化。有些条件反射比较复杂，必须通过完成一定的动作或操作才能得到强化，称为操作式条件反射，如训练动物走迷宫、表演等。

2. 条件反射的消退　条件反射建立后，如果只反复给予条件刺激，而不再给予非条件刺激强化，经过一段时间后，条件反射会逐渐减弱，甚至消失，这称为条件反射的消退，是大脑皮质发生抑制过程的表现。

3. 条件反射的生物学意义　由于条件反射的数量是无限的，加之条件反射可以消退、重建或新建，因此，条件反射具有极大的易变性。条件反射可以使人类更广泛地适应和改造环境，故条件反射的形成增强了机体活动的预见性、灵活性、精确性，极大地提高了机体适应环境的能力。

4. 两种信号系统　条件反射是大脑皮质活动的具体表现，引起条件反射的刺激是信号刺激。巴甫洛夫将一切信号区分为两大类：一类是食物性状、灯光与铃声等具体信号，称为第一信号，由第一信号建立条件反射的大脑皮质功能系统称为第一信号系统；另一类是语言、文字等抽象信号，称为第二信号，由第二信号产生条件反射的大脑皮质功能系统称为第二信号系统。人类同时具有这两类系统，而动物仅有第一信号系统，这是人类与动物的主要区别。由于有第二信号系统活动，人类能借助语言与文字对一切事物进行抽象概括，表达思维活动，形成推理，总结经验，从而扩大人类的认识能力。

（三）记忆

通过感觉器官进入大脑的外界信息很多，但大部分会被遗忘，能被长期保留和贮存在记忆中的约占1%。人类的记忆过程可分为四个阶段，即感觉记忆（瞬时记忆）、第一级记忆（初级记忆）、第二级记忆（次级记忆）和第三级记忆（永久记忆）。感觉记忆指人体获得信息后，将其储存在脑内感觉区的阶段，时间不超过1秒，如果没有经过注意和处理就会很快消失。第一级记忆是将感觉记忆得来的信息，经过加工处理，整合成新的连续的印象，从而转入第一级记忆，这个阶段时间也很短，平均几秒。感觉记忆和第一级记忆属于短时记忆。第二级记忆是一个大而持久的储存系统，持续时间可由数分钟到数年。由第一级记忆转入第二级记忆的重要条件是反复运用学习，使信息在第一级记忆中多次循环，延长信息在第一级记忆中停留的时间，这样容易使信息转入第二级记忆中。有些记忆，如自己的名字或每天都在进行的操作等，通过多年的反复运用，几乎不会被遗忘，已储存在第三级记忆中。第二级记忆和第三级记忆属于长时记忆。

四、语言功能

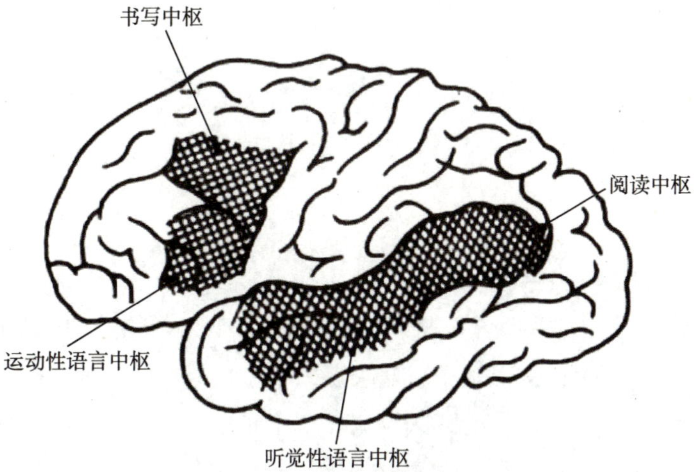

图 10-14　大脑皮质的语言中枢

大脑皮质语言功能定位是由法国神经科医生保罗·布洛卡（Paul Broca）证实的。人类大脑皮质一定区域的损伤，可以导致特有的语言功能障碍（图 10-14）。损伤布罗卡语言区（在中央前回底部之前），会导致运动性失语症，患者可以看懂文字、听懂别人谈话，却不会讲话，其与发音有关的肌肉并不麻痹，但是不能用“词”来表达自己的思想。损伤额中回后部接近中央前回手部代表区的部位，可导致失写症，患者可以听懂别人的谈话、看懂文字，会讲话，但不会书写，而手的运动并不受影响。颞上回后部损伤，可导致感觉性失语症，患者可以讲话及书写，也能看懂文字，能听到别人的发音，但不懂其含义。角回损伤，可导致失读症，患者视觉良好，其他语言功能健全，但看不懂文字的含义。

语言活动的中枢主要集中在一侧大脑半球，称为语言中枢的优势半球。习惯用右手的人，其语言中枢优势半球在左侧。左侧半球在语言活动功能上占优势，而右侧半球在非语词性认知功能上占优势，如空间辨认、图像视觉认识、音乐欣赏等。

【复习思考题】

一、单项选择题

1. 突触前膜释放递质与哪种离子的跨膜移动有关（　　）

A. Ca^{2+} 内流　B. Cl^- 外流　C. Na^+ 内流　D. Na^+ 外流　E. K^+ 外流

2. 交感神经和副交感神经节前纤维释放的递质是（　　）

A. 肾上腺素　B. 去甲肾上腺素

C. 乙酰胆碱　D. 乙酰胆碱和去甲肾上腺素

E. 肾上腺素和去甲肾上腺素

3. 人体生命的基本中枢位于（　　）

A. 脊髓　B. 中脑　C. 脑桥　D. 延髓　E. 大脑皮质

二、名词解释

1. 神经递质
2. 牵张反射
3. 应急反应

三、简答题

1. 简述突触传递的过程。
2. 简述骨骼肌牵张反射的过程、类型和意义。
3. 简述胆碱能受体的分类及主要生理效应。

扫一扫，查阅
复习思考题答案

扫一扫，查阅本章 PPT、视频等数字资源

第十一章　内分泌

【学习目标】

1. 掌握：激素的概念；生长激素、甲状腺激素、糖皮质激素、胰岛素的生物学作用及其分泌调节；应激和应急反应的概念。

2. 熟悉：激素的作用方式；下丘脑与垂体的功能联系；催乳素、甲状旁腺激素、降钙素、维生素 D_3、胰高血糖素等激素的作用与调节。

3. 了解：激素的作用机制和化学分类。

案例导入

患者，男，40 岁。6 个月前出现尿频，烦渴，饮水量增加，饭量增大，餐后 2 ～ 3 小时即感觉饥饿，在当地治疗后症状缓解不明显，常感疲乏，遂来就诊。查体：体温 36.5℃，脉搏 92 次 / 分，呼吸 18 次 / 分，血压 110/85mmHg；神志清楚，形体消瘦，舌苔黄，脉滑实有力。辅助检查：空腹血糖增高，餐后血糖明显增高，三酰甘油升高；尿酮体阴性，尿糖（++）；肝胆胰肾 B 超未见异常。西医诊断：2 型糖尿病。中医诊断：消渴 · 中消（胃热炽盛证）。

问题与思考：

1. 糖尿病的发病机制是什么？

2. 糖尿病患者为什么会出现多尿、多饮、多食及形体消瘦？

3. 机体哪些激素可参与维持血糖的稳定？

第一节　概　述

内分泌系统（endocrine system）是机体的功能调节系统，由内分泌腺和散在于某些组织、器官中的内分泌细胞组成，以分泌各种激素来发布调节信息，全面调控与个体生存密切相关的基础功能，如维持组织细胞的新陈代谢，调节生长、发育、生殖及衰老过程等。内分泌系统与神经系统、免疫系统的调节活动相辅相成，组成神经 – 内分泌 – 免疫调节网络，分别从不同的方面协同调节和维持机体的内环境稳态。

腺体或细胞产生并释放某种化学物质的过程称为分泌（secretion），包括外分泌和内分泌；腺体可分为外分泌腺和内分泌腺两种。外分泌（exocrine）指腺泡细胞产生的物质通过导管分泌到体内管腔或体外的分泌方式，如胰腺等消化腺将消化液分泌到消化管腔内发挥作用、汗腺将汗液分泌到体外等。外分泌是机体对于内、外环境刺激所产生的适应性分泌反应，在机体防御

反应和免疫调节过程中发挥重要的调节作用，是维持机体内环境相对稳定的方式之一。内分泌（endocrine）指腺细胞将产生的物质（激素）直接分泌到体液中，并以血液等体液为媒介对靶细胞产生调节效应的一种分泌方式。人体主要的内分泌腺包括垂体、甲状腺、甲状旁腺、肾上腺、胰岛、性腺、松果体等。内分泌腺的分泌过程不需要类似外分泌腺的导管结构，因此，内分泌腺的也称无管腺。此外，下丘脑、神经元、心肌、血管内皮、肝、肾、脂肪细胞及免疫细胞等非典型内分泌细胞也可产生激素。表面上看，内分泌是一种分泌形式，但其实质是机体通过分泌激素发挥调节作用的整合性功能活动。

激素（hormone）指由内分泌腺或器官、组织的内分泌细胞合成与分泌，以体液为媒介，在细胞之间传递信息的高效能生物活性物质。激素作用的细胞、组织和器官分别称为靶细胞、靶组织和靶器官。常见激素的传递方式有以下几种：①经血液循环运送到远处的靶细胞或靶组织发挥作用，实现长距离细胞间通信，称为远距分泌（telecrine），大多数激素的分泌属于这种方式，如甲状腺激素等；②经组织液扩散作用于邻近的靶细胞，称为旁分泌（paracrine），如消化管内的某些激素；③在局部扩散后又返回作用于内分泌细胞，称为自分泌（autocrine），如胰岛素作用于胰岛 B 细胞，抑制其分泌胰岛素；④某些神经细胞产生的神经激素可借轴浆沿神经细胞轴突运输到末梢而释放，经血流的运输再作用于靶细胞，称为神经分泌，如下丘脑神经－内分泌细胞分泌的激素。

一、激素的分类

激素的分子结构多种多样，其化学性质直接决定其对靶细胞的作用机制。按化学性质，一般可将激素分为含氮激素（包括胺类、多肽和蛋白质类）和类固醇激素两大类。

（一）含氮激素

1. 胺类激素　多为氨基酸的衍生物，如甲状腺激素、肾上腺素和去甲肾上腺素等。

2. 多肽和蛋白质类激素　这类激素种类繁多，分布广泛，下丘脑、垂体、甲状旁腺、胰岛、胃肠道等部位分泌的激素大多属于此类。

含氮激素因含有氮元素而得名，属于亲水性激素，多经与靶细胞膜受体结合而产生调节效应。这类激素易被胃肠道内的消化酶分解破坏，故作为药物使用时，一般采用注射给药。

（二）类固醇激素

类固醇激素的典型代表是孕酮、醛固酮、皮质醇、睾酮、雌二醇和胆钙化醇（维生素 D_3）。肾上腺皮质激素（如皮质醇、醛固酮）与性激素（如雌激素、孕激素、雄激素）属于类固醇激素，也称甾体激素。1,25- 二羟胆钙化醇（1,25- 二羟维生素 D_3）是胆固醇衍生物，也被看作类固醇激素。类固醇激素不易被胃肠道消化酶破坏，可以口服。

二、激素作用的一般特征

激素的种类繁多，作用复杂，不同激素对靶细胞的调节作用不尽相同，但具有一些共同的作用特征。

（一）相对特异性

激素只能对其识别的细胞、器官起作用。激素作用的特异性指某种激素有选择地作用于与其亲和力高的特定靶器官、靶组织和靶细胞的特性，是内分泌系统实现调节功能的基础，其本质是靶细胞膜上或细胞内存在能与该激素相结合的特异性受体。激素受体的分布决定激素的作用范围，如促甲状腺激素受体仅分布于甲状腺的腺泡细胞，因此，促甲状腺激素只对甲状腺的腺泡细胞起作用，而甲状腺激素受体分布于全身大多数器官和组织，其作用范围则遍及全身。

（二）信使作用

激素本身并不直接参与细胞的物质与能量代谢过程，它只是作为信息传递者，将调节信息以化学形式传递给靶细胞，从而启动靶细胞固有的、内在的一系列生物效应。在发挥作用的过程中，激素对其所作用的细胞，既不添加新功能，也不提供额外能量，在完成信息传递作用后，激素被分解、失活，故单纯发挥“信使”的作用。

（三）高效能作用

激素是高效能生物活性物质。在生理状态下，人体血液中激素的含量很低，一般在 pmol/L 或 nmol/L 的数量级，但信号传递环节具有生物放大效应。激素与受体结合后，在细胞内发生一系列酶促反应，经逐级放大后可产生效能极高的细胞内生物放大效应。因此，体液中激素含量虽低，但其作用十分强大，如 1mg 甲状腺素（T_4）可使机体产热量增加约 4200kJ。可见，体内某种激素水平稍偏离生理范围，无论增多或减少，都可致该激素所调节的功能出现明显异常，临床上分别称为该内分泌腺的功能亢进或功能减退。因此，体内各种激素的分泌都处于相当系统、严密的调节控制之下，随时保持血中激素水平的相对稳定。激素的生物放大效应与激素的作用机制密切相关。

（四）相互作用

激素产生的效应错综复杂，总会相互影响、相互联系，主要表现在以下三个方面。

1. 协同作用 指多激素联合作用时产生的倍增效应。如生长激素、糖皮质激素、肾上腺素等，虽然作用于代谢的不同环节，但都可使血糖升高。

2. 拮抗作用 指不同激素对某一生理效应发挥相反的作用。如胰岛素与上述升高血糖的激素作用相拮抗，降低血糖。

3. 允许作用 指某种激素对某器官或细胞没有直接作用，但其存在是另一种激素产生生物效应或作用加强的必备基础。如皮质醇本身并不引起血管平滑肌收缩，但只有它存在时，去甲肾上腺素才能发挥收缩血管的作用。

三、激素的作用机制

激素与靶细胞上的受体结合并将信息传到细胞内，产生调节效应，大致经历以下几个连续的环节。①受体识别：靶细胞受体先从体液中众多化学物质中识别出携带特定调节信息的激素；②信号转导：激素与靶细胞的特异性受体结合，启动细胞内信号转导系统；③细胞反应：激素诱导终末信号改变细胞固有功能，即产生调节效应；④效应终止：有多种机制终止激素所诱导的细胞生物反应，激素的化学性质不同，其作用机制也不同。

（一）含氮激素的作用机制——第二信使学说

1965 年由萨瑟兰学派提出的第二信使学说认为，携带调节信息的激素作为第一信使，先与靶细胞膜上的特异性受体结合，通过活化的 G 蛋白激活细胞内腺苷酸环化酶（adenylyl cyclase，AC），在 Mg^{2+} 存在的条件下，腺苷酸环化酶催化 ATP 转变成环磷酸腺苷，环磷酸腺苷作为第二信使，继续使下游无活性的功能蛋白质逐级磷酸化，最终引起细胞的生物效应（图 11-1）。

目前，人们认识到除 G 蛋白耦联受体介导的跨膜信号转导外，还有酶耦联受体介导的多种细胞内信号传递方式，以及除环磷酸腺苷外，还有环磷酸鸟苷、三磷酸肌醇、二酰甘油、Ca^{2+} 等多种类型的第二信使。

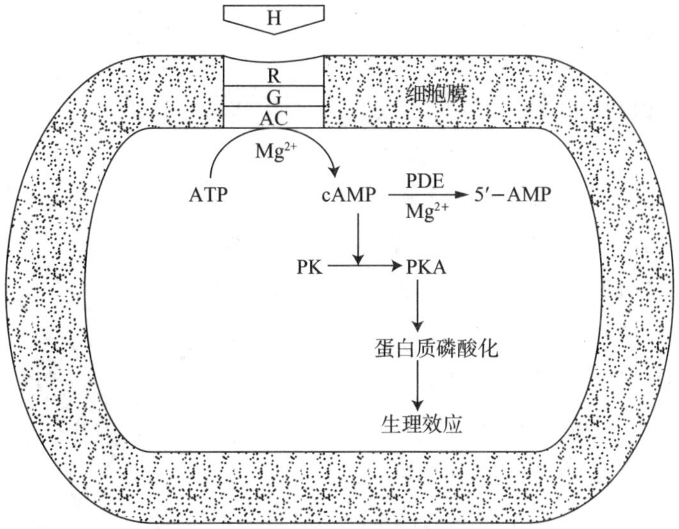

图 11–1　含氮激素的作用机制

（二）类固醇激素的作用机制——基因表达学说

类固醇激素具有脂溶性，可通过细胞膜进入细胞，与细胞内受体结合并介导靶细胞效应。基因表达学说认为，类固醇激素进入细胞后，先与细胞质受体结合形成激素－受体复合物，后者再进入细胞核，通过调节基因转录及表达，改变细胞活动（图 11–2）。

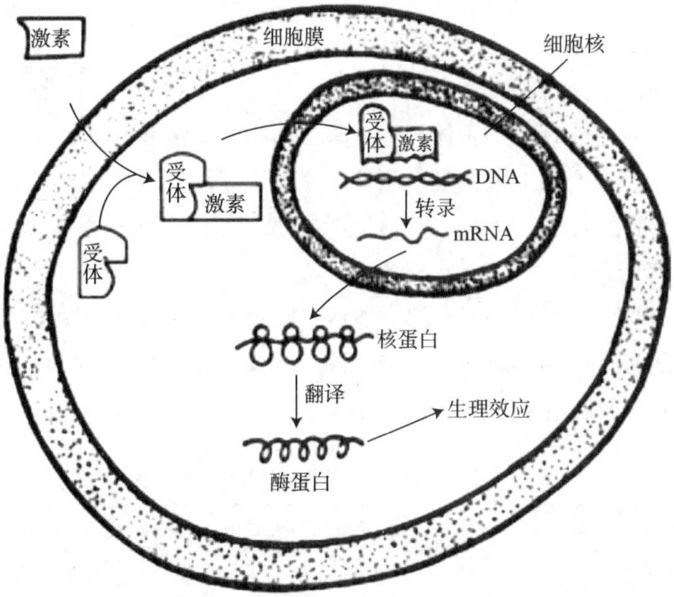

图 11–2　类固醇激素的作用机制

（三）激素作用的终止

激素对靶细胞发挥作用后只有及时终止，才能保证靶细胞不断接收新信息，适时产生精确的调节效能。如进餐使血糖升高，刺激胰岛素分泌以降低血糖，若这一作用不及时终止，则将发生低血糖症，危及脑功能。激素作用的终止效应是许多环节综合作用的结果：①完善的激素分泌调节系统，使内分泌细胞适时终止分泌激素；②激素与受体解离，其下游的一系列信号转导过程随之终止；③激素被靶细胞胞吞（如发生内化），并经溶酶体酶分解灭活；④激素在肝、肾等器官和血液循环中被降解，通过氧化还原、脱氨基、脱羧基、脱碘、甲基化或其他方式被灭活、清除。

第二节 下丘脑与垂体的内分泌

下丘脑和垂体在结构和功能上密切联系，共同组成下丘脑－垂体功能单位，包括下丘脑－腺垂体系统和下丘脑－神经垂体系统两部分（图 11–3）。

下丘脑内一些神经元同时具备神经元和内分泌细胞的功能，可汇集和整合不同来源的信息，将神经活动的电信号转变为激素分泌的化学信号，协调神经调节与体液调节的关系，广泛参与机体功能调节。因此，下丘脑－垂体功能单位不仅是内分泌系统的调控中枢，还是神经－内分泌功能的高级枢纽。

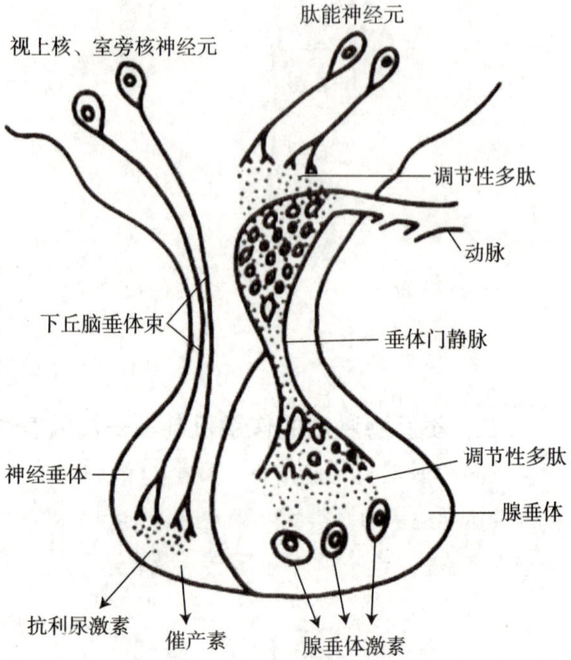

图 11–3 下丘脑与垂体的功能联系

一、下丘脑－腺垂体系统

下丘脑与腺垂体之间没有直接的神经结构联系，但存在独特的血管网络，称为垂体门静脉系统，该系统实现了腺垂体与下丘脑之间的双向沟通。下丘脑的内侧基底部主要包括正中隆起、弓状核、视交叉上核、腹内侧核、室周核等结构，都分布有小细胞神经元，能产生多重调节腺垂体分泌的激素，因此，将下丘脑的内侧基底部称为促垂体区。

（一）下丘脑调节肽

由下丘脑促垂体区小细胞神经元分泌，能调节腺垂体功能活动的肽类物质，统称为下丘脑调节肽（hypothalamic regulatory peptide），经垂体门静脉系统运送至腺垂体，调节腺垂体的功能。目前已发现的下丘脑调节肽主要有 9 种（表 11–1）。

表 11–1 下丘脑调节肽的种类和主要作用

种类	缩写	主要作用
促甲状腺激素释放激素	TRH	促进促甲状腺激素的分泌
促肾上腺皮质激素释放激素	CRH	促进促肾上腺皮质激素的分泌
促性腺激素释放激素	GnRH	促进黄体生成素、卵泡刺激素的分泌
催乳素释放因子	PRF	促进催乳素的分泌
催乳素释放抑制因子	PIF	抑制催乳素的分泌
生长激素释放激素	GHRH	促进生长激素的分泌
生长激素释放抑制激素	GHRIH	抑制生长激素的分泌
促黑素细胞激素释放因子	MRF	促进促黑素细胞激素的分泌
促黑素细胞激素释放抑制因子	MIF	抑制促黑素细胞激素的分泌

下丘脑调节肽除在下丘脑促垂体区产生外，还可在中枢神经系统其他部位及身体的许多组织中生成。因此，这些肽类物质不仅可以调节腺垂体的分泌活动，还具有更广泛的作用。

（二）腺垂体激素

腺垂体包括远侧部、中间部和结节部，是体内最重要的内分泌腺，其合成和分泌的激素主要有7种，包括生长激素（GH）、催乳素（PRL）、促黑素细胞激素（MSH）、促甲状腺激素（TSH）、促肾上腺皮质激素（ACTH）、卵泡刺激素（FSH）和黄体生成素（LH）。其中，生长激素和催乳素直接作用于靶组织或靶细胞，发挥各自的功能调节作用；而促甲状腺激素、促肾上腺皮质激素、卵泡刺激素和黄体生成素均可作用于各自的靶腺，通过促进靶腺合成、分泌的激素发挥生理作用，因此，将这些激素称为“促激素”。

1. 生长激素 腺垂体富含生长激素细胞，生长激素是腺垂体中含量最多的激素。

（1）作用机制 生长激素可通过直接激活靶细胞生长激素受体和诱导肝细胞分泌胰岛素样生长因子间接刺激靶细胞产生生理效应。

（2）生理作用

1）促进生长发育 生长激素的主要作用是促进生长，对机体各器官、组织产生广泛影响，对骨骼、肌肉及内脏器官的作用尤为显著。实验表明，幼年动物被摘除垂体后，生长立即停滞，但及时补充生长激素可使之恢复生长发育。临床上，幼儿时期生长激素分泌不足，表现为生长滞缓，身材矮小，但智力正常，称为侏儒症；幼儿时期生长激素分泌过多，则生长过度，四肢尤为突出，称为巨人症；成年后骨骺闭合，若生长激素分泌过多，长骨不再生长，则只能刺激肢端短骨、颌面部扁骨及软组织异常生长，表现为手足粗大、指/趾末端如杵状、鼻大唇厚、下颌突出及内脏器官增大等现象，称为肢端肥大症。

机体的生长发育受多种激素的调节，如生长激素、甲状腺激素、胰岛素、肾上腺皮质激素、雄激素和雌激素等（表11-2），生长激素是发挥关键性作用的激素。

表11-2 部分调节生长发育激素的主要作用

激素	主要作用
生长激素	促进全身组织、器官生长，尤其是骨骼、肌肉等软组织
甲状腺激素	维持胚胎期生长发育，尤其是脑发育；促进生长激素分泌，发挥允许作用
胰岛素	与生长激素协同作用，促进胎儿生长；促进蛋白质合成
肾上腺皮质激素	抑制躯体生长；抑制蛋白质合成
雄激素	促进青春期躯体生长；促进骨骺闭合；促进肌肉增长
雌激素	促进青春期躯体生长；促进骨骺闭合

2）调节代谢 生长激素能调节糖、脂肪、蛋白质等物质代谢。生长激素对糖代谢的影响随剂量不同而有差异：生理水平的生长激素可刺激胰岛素分泌，加强糖的利用；过量生长激素则抑制糖的利用，且由于脂肪分解增多提供能量而减少了糖的利用，故使血糖升高。因此，生长激素分泌过量可产生“垂体性糖尿”。对于脂肪代谢，生长激素可加速脂肪的分解，增强脂肪酸的氧化，提供能量，使组织特别是肢体中的脂肪减少。在蛋白质代谢方面，生长激素能促进蛋白质合成。

（3）分泌调节

1）下丘脑对生长激素分泌的调节 腺垂体的生长激素分泌主要受下丘脑生长激素释放激素和生长激素释放抑制激素的双重调节，前者促进分泌，后者抑制分泌。一般认为，生长激素释放激素对生长激素的分泌起经常性调节作用，而生长激素释放抑制激素则是在应激等刺激引起生长激素分泌过多时，才发挥抑制作用（图 11–4）。

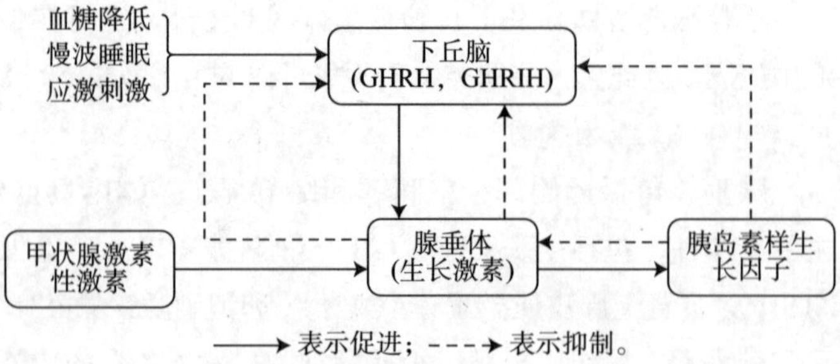

图 11–4 生长激素分泌的调节

2）反馈调节 血中生长激素含量降低时，可反馈性引起下丘脑生长激素释放激素释放增多。同时，胰岛素样生长因子对生长激素的分泌也有负反馈调节作用。

3）其他因素

①代谢影响 在能量供应缺乏时，如低血糖、运动、饥饿及应激刺激，都可引起生长激素分泌明显增多，其中低血糖是最有效的刺激。血中氨基酸水平升高能促进生长激素分泌，血中游离脂肪酸水平升高则抑制生长激素分泌。

②睡眠 人从觉醒状态进入慢波睡眠后，生长激素分泌明显增加，约 60 分钟达到高峰，有利于机体的生长发育和体力的恢复；转入快波睡眠后，生长激素分泌减少。

③其他激素作用 甲状腺激素、雌激素、睾酮等均能促进生长激素的分泌。在青春期，血中睾酮和雌激素浓度增高，生长激素分泌明显增加而使生长发育的速度加快。

2. 催乳素

（1）生理作用 催乳素因最早发现其主要功能是刺激乳腺泌乳而命名，其实催乳素及其受体在垂体外组织有广泛分布，故作用非常广泛，除对乳腺和性腺的发育及分泌起重要作用外，还参与应激和免疫调节。

【课堂互动】

女性妊娠期间乳腺已具备泌乳功能，但为何不泌乳？

1）对乳腺的作用 催乳素可促进乳腺发育，引起并维持泌乳。在女性青春期，乳腺发育是雌激素、孕激素、催乳素、生长激素、甲状腺激素等共同作用的结果；而在妊娠期，催乳素、雌激素、孕激素分泌增加，促进乳腺发育，使其具有泌乳的能力，但此时血中雌激素和孕激素浓度较高，与催乳素竞争受体，故催乳素并不刺激乳腺分泌乳汁。分娩后，血中雌激素和孕激素浓度降低，催乳素才得以发挥作用，启动和维持泌乳。

2）调节性腺的功能 催乳素能刺激卵巢黄体生成素受体的生成，并促进孕激素分泌、减少其分解。实验表明，小剂量催乳素对卵巢雌激素、孕激素的合成有促进作用，但大量催乳素则有抑制效应。大剂量催乳素可负反馈抑制下丘脑促性腺激素释放激素的分泌，导致腺垂体分泌的黄体生成素和卵泡刺激素减少，抑制排卵，故妇女哺乳期不易怀孕。临床上，乳溢 – 闭经综合征的病因是催乳素分泌异常增多，患者表现为泌乳、无排卵及雌激素水平低下，用溴隐亭治疗后症状可缓解。

在男性，催乳素可促进前列腺和精囊腺的生长，增强黄体生成素对间质细胞的作用，促进睾酮的合成，促进性成熟。患慢性高催乳素血症时，不仅睾酮合成和精子生成都减少，造成不育症，而且性兴奋减弱。催乳素还参与应激反应，是应激发生时腺垂体分泌的重要激素之一。在应激情况下，血中催乳素浓度常与促肾上腺皮质激素、生长激素一同升高，直至刺激停止后数小时才恢复正常。

（2）分泌调节 催乳素的分泌受下丘脑催乳素释放因子和催乳素释放抑制因子的双重调节，前者促进分泌，后者抑制分泌，平时以催乳素释放抑制因子的抑制作用为主。在哺乳期妇女，婴儿吸吮乳头的刺激经神经传至下丘脑，使多巴胺释放减少，从而解除多巴胺对催乳素的抑制，反射性引起催乳素释放因子增加，催乳素释放抑制因子减少，最终催乳素分泌增加，乳汁生成增多。

3. 促黑素细胞激素 分散于腺垂体远侧部的部分细胞分泌促黑素细胞激素。

（1）生理作用 促黑素细胞激素的靶细胞为黑色素细胞，主要作用是促使黑色素细胞内的酪氨酸转变为黑色素，使皮肤与毛发等的颜色变黑。

（2）分泌调节 促黑素细胞激素的分泌受下丘脑促黑素细胞激素释放因子与促黑素细胞激素释放抑制因子的双重调节，前者促进分泌，后者抑制分泌，平时以促黑素细胞激素释放抑制因子的作用占优势。

4. 促激素

（1）生理作用 腺垂体分泌促肾上腺皮质激素、促甲状腺激素、卵泡刺激素、黄体生成素4种促激素，分泌入血后分别特异地作用于相应的内分泌靶腺，再通过靶腺激素调节全身组织、细胞的活动（表11–3）。

表11–3 腺垂体促激素的主要作用

促激素名称	主要作用
促肾上腺皮质激素（ACTH）	促进肾上腺皮质增生和糖皮质激素的合成与释放，维持肾上腺皮质的正常活动和反应性
促甲状腺激素（TSH）	促进甲状腺增生和甲状腺激素的合成和分泌
卵泡刺激素（FSH）	在女性，促进卵泡发育成熟，促使卵泡分泌雌激素；在男性，促进睾丸的生精过程
黄体生成素（LH）	在女性，促进卵泡排卵、黄体的形成和孕激素的分泌；在男性，刺激睾丸间质细胞分泌雄激素

（2）分泌调节 促激素都有各自的靶腺，构成激素活动的三级水平调节（图11–5）。

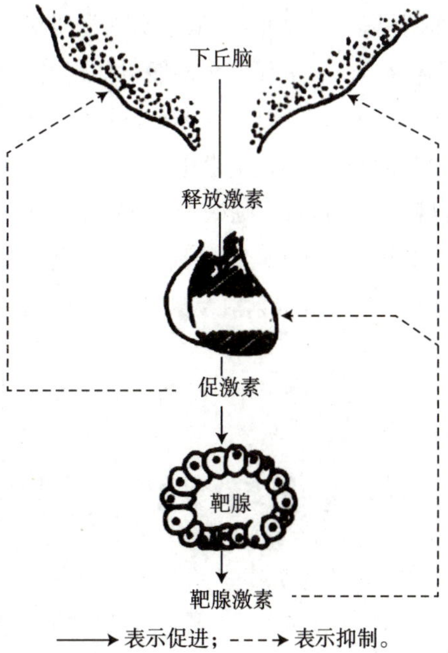

图11–5 腺垂体促激素分泌的调节

二、下丘脑－神经垂体系统

（一）下丘脑－神经垂体内分泌

神经垂体为下丘脑的延伸结构。下丘脑视上核和室旁核等部位的大细胞神经元轴突终止于神经垂体，形成下丘脑垂体束。下丘脑的视上核可分泌抗利尿激素（ADH），室旁核分泌催产素（OXT）。抗利尿激素和催产素经下丘脑垂体束的轴浆运输到达神经垂体的末梢并储存，在机体需要时释放入血而发挥作用。

（二）神经垂体激素

神经垂体自身不能合成激素，但能储存和释放下丘脑视上核和室旁核分泌的抗利尿激素和催产素。

1. 抗利尿激素

（1）生理作用　抗利尿激素又称血管升压素。生理状态下，血浆中的抗利尿激素浓度很低，抗利尿作用十分明显，对血压几乎没有调节作用。大剂量抗利尿激素有收缩血管、促进血压升高的作用。在机体脱水或大量失血的情况下，血液中抗利尿激素浓度显著升高，可使全身小动脉广泛收缩，血压升高，对维持血压有一定的作用。

（2）分泌调节　抗利尿激素的分泌主要受血浆晶体渗透压、循环血量和血压变化的调节，以血浆晶体渗透压改变的调节作用最重要。

2. 催产素　又称缩宫素，主要靶器官是乳腺和子宫。

（1）生理作用

1）促进乳腺排乳　催产素是促进乳汁排放的关键激素。妇女哺乳期乳腺可不断分泌乳汁并储存于乳腺腺泡中，婴幼儿吸吮乳头的刺激传入下丘脑后兴奋催产素神经元，神经冲动沿下丘脑垂体束传至神经垂体，使催产素释放入血。催产素则促进乳腺腺泡周围的肌上皮细胞收缩，腺泡内压力增高，促使乳汁经乳腺导管排出或射出，同时，催产素有营养乳腺的作用。

2）刺激子宫收缩　催产素可刺激子宫收缩，但作用强度与子宫的功能状态有关。非孕子宫对催产素敏感性很低，其收缩子宫平滑肌的作用较弱；妊娠晚期子宫平滑肌对催产素的敏感性提高，其收缩子宫平滑肌的作用增强。孕激素降低子宫平滑肌对催产素的敏感性；而雌激素发挥允许作用促进催产素与其受体结合，提高子宫平滑肌对催产素的敏感性。

（2）分泌调节　催产素分泌的调节属于神经－内分泌调节。最有力的刺激是分娩时胎儿对子宫、宫颈和阴道的牵张刺激，机械性扩张可反射性地引起催产素释放，通过正反馈机制，促使子宫平滑肌收缩增强，有利于分娩过程的进行。临床上，催产素常用于诱导分娩或预防产后出血。

哺乳时，婴儿吸吮乳头的刺激经传入神经传至下丘脑，反射性地引起神经垂体储存的催产素释放入血，促进乳汁的射出，该过程称为射乳反射（milk ejection reflex）。射乳反射是典型的神经－内分泌反射。

第三节　甲状腺与甲状旁腺的内分泌

一、甲状腺

甲状腺是人体最大的内分泌腺，主要由甲状腺滤泡构成，正常成人的甲状腺重 15 ～ 20g，血液供应十分丰富。甲状腺激素（TH）由甲状腺滤泡上皮细胞合成和分泌，是调节机体生长发育、基础代谢等多种功能活动的重要激素。甲状腺是唯一将激素大量储存在细胞外的内分泌腺。在甲状腺组织中，还有滤泡旁细胞（C 细胞），能合成和分泌降钙素（CT）。降钙素主要参与钙磷代谢与骨代谢间平衡的调节。

（一）甲状腺激素

甲状腺激素主要包括四碘甲状腺原氨酸（又称甲状腺素，T_4）、三碘甲状腺原氨酸（T_3）和少量的逆－三碘甲状腺原氨酸（rT_3），化学性质均为酪氨酸碘化物，三者分别约占分泌总量的 90%、9% 和 1%。T_4 的分泌量最大；T_3 分泌量少但生物活性最强，约为 T_4 的 5 倍，且引起生物效应的潜伏期短；rT_3 不具有生物活性。

1. 合成与分泌

（1）甲状腺激素的合成　甲状腺滤泡是合成和分泌甲状腺激素的功能单位，并受促甲状腺激素的调控。甲状腺激素由甲状腺球蛋白（TG）中的含碘酪氨酸残基缩合而成，故合成的必需原料为碘元素和甲状腺球蛋白。人类正常合成甲状腺激素需要碘 60 ～ 75μg/d，80% ～ 90% 来源于食物，其余来自饮水和空气，低于 50μg/d 将影响甲状腺激素的正常合成。人每天从饮食中摄取的碘量为 100 ～ 200μg，进入人体的碘化物以离子（I^-）的形式存在，经肠黏膜吸收，约有 1/3 被甲状腺摄取。

（2）甲状腺激素的分泌与储存

1）甲状腺激素的分泌　在促甲状腺激素作用下，甲状腺滤泡上皮细胞顶端膜微绒毛伸出伪足，以胞吞的方式将含甲状腺球蛋白的胶质小滴摄入细胞内，并形成胶质小泡，与溶酶体融合成吞噬体，在溶酶体蛋白水解酶的作用下，水解甲状腺球蛋白的肽键，释放游离的 T_4、T_3 及一碘酪氨酸、二碘酪氨酸等。一碘酪氨酸和二碘酪氨酸在微粒体碘化酪氨酸脱碘酶的作用下迅速脱碘，释出的大部分碘能被重复利用；T_4 和 T_3 由滤泡上皮细胞底部分泌而进入循环血液中；已脱去碘化酪氨酸的甲状腺球蛋白分子较大，不易进入血液。

2）甲状腺激素的储存　甲状腺球蛋白上形成的甲状腺激素以胶质的形式储存在滤泡腔内，其特点是储存量大并在细胞外储存，可供机体利用 50 ～ 120 天，是体内储存量最多的激素。因此，应用抗甲状腺药治疗甲状腺功能亢进时，需要较长时间才能显效。

2. 生理作用　甲状腺激素几乎作用于全身各组织，主要作用是从多方面调节人体新陈代谢与生长发育，是维持机体功能活动的基础激素，生物效应十分广泛。

（1）调节新陈代谢

1）增强能量代谢及产热效应　甲状腺激素能使体内绝大多数组织的耗氧量和产热量增加，提高能量代谢水平，尤以心、肝、肾和骨骼肌最为显著。实验表明，1mg 甲状腺素（T_4）可使机体产热量增加约 4200kJ，基础代谢率提高 28%。故甲状腺功能减退时，患者产热减少，基础代谢率降低，表现为体温偏低，喜热恶寒；反之，甲状腺功能亢进患者产热增加，基础代谢率增高，表现为体温偏高，喜凉怕热，极易出汗。

2）调节物质代谢　甲状腺激素广泛调节物质的合成代谢和分解代谢。

①糖代谢　甲状腺激素能促进小肠黏膜对葡萄糖的吸收，还能增强肝脏的糖异生，加强肾上腺素、胰高血糖素、皮质醇和生长激素等升高血糖的作用。同时，甲状腺激素能加强外周组织对糖的利用，具有降血糖作用。因此，甲状腺功能亢进患者，餐后血糖升高，随后很快降低。

②脂肪代谢　甲状腺激素能促进脂肪酸氧化，加速胆固醇的降解，并增强儿茶酚胺和胰高血糖素对脂肪的分解作用。因此，甲状腺功能亢进患者血胆固醇水平低于正常，甲状腺功能减

退患者血胆固醇水平升高而易发生动脉粥样硬化。

③蛋白质代谢　生理剂量的 T_4、T_3 可加速蛋白质的合成，有利于机体的生长发育。若甲状腺激素分泌过量，则加速蛋白质分解，特别是骨骼肌蛋白质分解增多，以致肌肉收缩无力，并可促进骨基质蛋白质分解，导致血钙升高和骨质疏松。甲状腺激素分泌不足时，蛋白质合成减少，肌肉乏力，细胞间的黏液蛋白增多，可结合大量正离子和水分子，使性腺、肾周围组织及皮下组织细胞间隙积水，形成一种指压不凹陷的水肿，称为黏液性水肿。

（2）促进生长发育　甲状腺激素是促进机体正常生长、发育的必需激素，特别是神经系统、骨骼及生殖系统的生长发育。甲状腺激素是胎儿和新生儿脑发育的关键激素。在胚胎期，甲状腺激素能促进神经元的增殖和分化，以及突起和突触的形成、促进胶质细胞的生长和髓鞘的形成、促进神经元骨架的发育等，同时，能与生长激素协同调控幼年期的生长发育；甲状腺激素可刺激骨化中心发育成熟，加速软骨骨化，促进长骨和牙齿生长。胚胎期缺碘使婴幼儿甲状腺激素合成不足及甲状腺功能减退，导致神经系统发育障碍，并影响生长激素正常发挥作用，导致长骨生长缓慢和骨骺闭合延迟，出现明显的智力低下、身材矮小、生殖器官发育不全等，称为呆小病（克汀病）。先天性甲状腺发育不全患儿出生时的身长可基本正常，但脑的发育已受累，一般在出生后数周至 3～4 个月后才表现出明显的智力低下和长骨生长迟滞，故缺碘地区预防呆小病应从妊娠期开始，如评估新生儿可能患有呆小病，最好在出生 4 个月内补充甲状腺激素，否则难以奏效。

（3）对器官系统功能的影响

1）对中枢神经系统的作用　甲状腺激素能提高中枢神经系统的兴奋性。因此，甲状腺功能亢进时，患者常表现为注意力不易集中、烦躁不安、多言多动、多愁善感、喜怒无常、失眠多梦及肌肉颤动等；甲状腺功能减退时，患者则有言行迟钝、记忆力减退、表情淡漠、少动思睡和嗜睡等症状。

2）对心血管系统的作用　T_4 和 T_3 可使心率加快、心肌收缩能力增强，增加心输出量及心脏做功，还可直接或间接地引起血管平滑肌舒张，使外周阻力降低，因此，甲状腺功能亢进患者脉压常增大。

3）对消化系统的作用　甲状腺激素可增强胃肠蠕动、增加食欲。甲状腺功能亢进时，患者食欲增强，食量高于常人；甲状腺功能减退时，则出现腹胀和便秘。

3. 甲状腺功能的调节　甲状腺功能主要受腺垂体分泌的促甲状腺激素调节，形成下丘脑 – 垂体 – 甲状腺轴调节系统。此外，甲状腺还有一定程度的自身调节能力。

（1）下丘脑 – 垂体 – 甲状腺轴的调节

1）下丘脑 – 腺垂体对甲状腺的调节　下丘脑释放的促甲状腺激素释放激素通过垂体门静脉系统运至腺垂体，促进促甲状腺激素合成和释放，促甲状腺激素再促进甲状腺滤泡增生和甲状腺激素的分泌（图 11–6）。

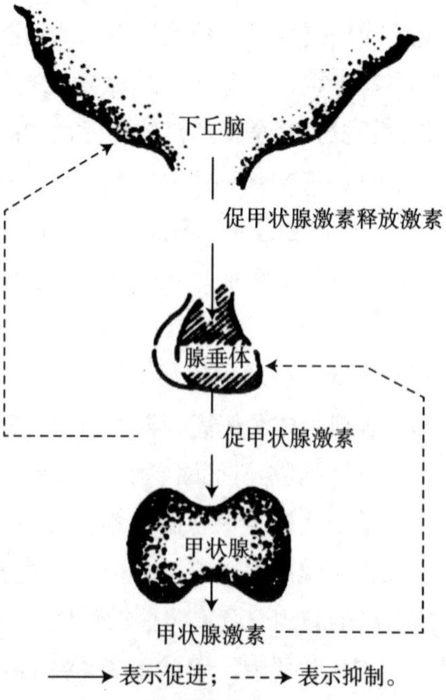

图 11–6　甲状腺激素的负反馈调节

2）甲状腺激素的反馈调节　血液中游离 T_4 和 T_3 的浓度改变，对腺垂体促甲状腺激素的合成与分泌具有负反馈调节作用，这种调节是体内 T_4 和 T_3 得以维持正常水平的重要机制。地方性甲状腺肿或单纯性甲状腺肿的发病机制是水和食物中缺碘，碘摄入不足，造成甲状腺激素合成分泌减少，使血液中 T_4 和 T_3 长期降低，从而对腺垂体的反馈性抑制作用减弱，引起促甲状腺激素分泌异常增多，导致甲状腺组织代偿性增生肥大。

（2）甲状腺的自身调节　甲状腺组织能根据血碘水平，通过自身调节改变对碘的摄取、利用及合成与释放甲状腺激素的能力。当血碘开始升高（＞1mmol/L）时，可诱导碘的活化，引起 T_4、T_3 合成增加，但血碘升高到一定水平（＞10mmol/L）后，反而抑制碘的活化过程，使 T_4、T_3 的合成减少，这种由过量碘引起的抗甲状腺效应称为碘阻滞效应（iodine blocking effect）。临床上可用大剂量碘引发的抗甲状腺效应处理甲状腺危象，以缓解病情。相反，当血碘含量不足时，甲状腺可增强聚碘作用。

甲状腺的自身调节实际上是甲状腺摄碘能力对食物碘含量的一种适应能力，其意义在于随时缓冲甲状腺激素合成和分泌量的波动。有些人可因自身免疫等发生摄碘过量或不足，导致甲状腺功能亢进或甲状腺功能减退。

（3）自主神经的调节　甲状腺受交感神经和副交感神经的双重支配。交感神经兴奋，可促进甲状腺激素合成与分泌；副交感神经的作用尚不十分清楚。

【知识拓展】

健身运动与血糖调节

高血糖是糖尿病的主要表现之一，控制血糖可以预防或延缓糖尿病并发症。健身运动可以有效地改善组织、器官对胰岛素的敏感性，使血糖接近甚至达到正常水平。运动时血液重新分配，使血糖浓度升高，但是由于机体对葡萄糖的消耗量大于补充量，导致血糖浓度降低，同时伴有血胰岛素浓度降低。血糖和血胰岛素浓度降低，有助于脂肪的分解，促进组织利用血液里的游离脂肪酸，血糖和肌糖原首先满足肌肉和脑组织的需要。

健身运动能改善糖尿病患者代谢紊乱病症，其作用机制可能包括以下几个方面：①增加细胞膜上葡萄糖运载体的数量，促进细胞对葡萄糖的转运和利用，加强体内脂质过氧化物的降解和排出；②增强靶细胞膜上胰岛素受体的数量，提高胰岛素与受体的亲和力，增强外周组织对胰岛素的敏感性，减轻胰岛素抵抗，促进血糖的摄取和利用，降低血糖浓度；③增强酶活性，使肌糖原的贮存能力和氧化代谢能力增强，从而增加骨骼肌对葡萄糖的摄取；④加速脂肪组织分解，促进游离脂肪酸和胆固醇的利用，降低低密度脂蛋白浓度，提高高密度脂蛋白浓度，选择性地减少体内的脂肪，提高胰岛素敏感性。

（二）降钙素

正常人血清降钙素浓度为 1～2ng/dL，血浆半衰期不足 15 分钟，主要在肾降解并排出。

1. 生理作用　降钙素的主要作用是降低血钙和血磷。降钙素能抑制原始骨细胞转化为破骨细胞，抑制破骨细胞的活动，增强成骨细胞的活动，使骨组织钙、磷沉积增加，释放减少，从而使血钙与血磷浓度降低；抑制肾小管对钙、磷、钠、氯的重吸收，使这些离子从尿中排出增加。此外，降钙素还能抑制小肠吸收钙和磷。

2. 分泌调节　降钙素主要受血钙浓度的反馈性调节。血钙浓度升高时，降钙素分泌增多；反之，则分泌减少。降钙素与甲状旁腺激素对血钙的调节作用相反，两者共同维持血钙的稳态。

一般来说，降钙素对血钙产生快速而短暂的调节作用，而甲状旁腺激素对血钙发挥长期的调节作用，因此，降钙素对高钙饮食引起的暂时性血钙升高起主要调节作用。进食也可刺激降钙素的分泌，可能是进食引起胃肠激素分泌（如促胃液素）的继发作用的结果。

二、甲状旁腺

甲状旁腺主细胞合成和分泌甲状旁腺激素（PTH），甲状旁腺激素和降钙素的主要靶器官是骨和肾。在体内，甲状旁腺激素、降钙素及1,25-二羟维生素D_3共同调节钙、磷与骨代谢，维持钙、磷水平的相对稳定，故习惯上将这三种激素称为钙调节激素。另外，雌激素、生长激素、胰岛素及甲状腺激素等也参与钙、磷代谢的调节。各种相关激素主要通过作用于骨、肾和小肠等靶器官维持血钙与血磷的稳态。

甲状旁腺激素

1. 生理作用 甲状旁腺激素是体内调节血钙浓度最主要的激素，通过对骨和肾的作用使血钙升高、血磷降低。

（1）对骨的作用 甲状旁腺激素可直接或间接作用于各种骨细胞，调节骨转换，既促进骨形成，又促进骨吸收，作用较复杂。骨转换过程中骨吸收与骨形成保持平衡，维持骨的正常结构及更新。骨组织中贮存的钙和血浆中游离的钙可相互转换，处于动态平衡。甲状旁腺激素能动员骨钙入血，提高血钙浓度，保持血钙浓度的相对平衡，这对维持神经、肌肉等组织的正常兴奋性十分重要。

（2）对肾的作用 甲状旁腺激素促进远曲小管和集合管重吸收钙，减少钙的排泄以维持血钙浓度；同时，抑制肾小管重吸收磷，促进磷排泄，降低血磷。甲状旁腺激素对肾的另一重要作用是激活1,25-羟化酶，催化维生素D_3转化成1,25-二羟维生素D_3，后者可促进小肠对钙的吸收，使血钙升高。

2. 分泌调节 血钙水平是调节甲状旁腺激素分泌的最主要因素。血钙浓度升高时，甲状旁腺激素分泌减少；反之，甲状旁腺激素分泌增加。这种负反馈调节是维持甲状旁腺激素分泌和血钙浓度相对稳定的重要机制。如果持续低血钙，会引起甲状旁腺增生；相反，长期高血钙会引起甲状旁腺萎缩。

第四节 肾上腺的内分泌

肾上腺是人体重要的内分泌腺，分为皮质和髓质两部分，两者在起源发生、形态结构及生物效应等方面均不相同，可视为两个独立的内分泌腺。肾上腺皮质是腺垂体的重要靶腺，肾上腺髓质接受交感神经节前纤维的直接支配。

一、肾上腺皮质激素

肾上腺皮质激素包括盐皮质激素（MC）、糖皮质激素（GC）和性激素。肾上腺皮质由外向内依次为球状带、束状带和网状带。球状带主要合成和分泌以醛固酮为代表的盐皮质激素；束状带主要合成和分泌以皮质醇为主的糖皮质激素；网状带主要合成和分泌性激素，以雄激素为主，也有少量雌激素。这些激素均属于类固醇激素。实验发现，切除双侧肾上腺的动物很快死亡，若及时补充肾上腺皮质激素，则能维持生命。可见，肾上腺皮质激素是维持生命的必需激素。

（一）糖皮质激素

1. 生理作用 人体血浆中的糖皮质激素主要为皮质醇，分泌量大，作用最强；其次是皮质酮。糖皮质激素在体内的作用十分广泛且复杂。

（1）对物质代谢的作用

1）糖代谢 糖皮质激素是体内调节糖代谢的重要激素之一，能促进糖异生，增加肝糖原的储存，又可抑制外周组织对葡萄糖的摄取和利用，发挥抗胰岛素的作用，使血糖升高。因此，糖皮质激素分泌过多，会出现血糖升高，故糖尿病患者应慎用此药；相反，肾上腺皮质功能减退患者可出现低血糖。

2）脂肪代谢 糖皮质激素能促进脂肪（主要是四肢的脂肪）分解，使血液中游离脂肪酸浓度升高，增强脂肪酸在肝内的氧化。由于机体不同部位对糖皮质激素的敏感性不同，在肾上腺皮质功能亢进或大剂量应用糖皮质激素类药时，体内脂肪重新分布，主要沉积于面部、颈部、躯干和腹部，出现水牛背、满月脸、躯干部发胖而四肢消瘦的向心性肥胖。

3）蛋白质代谢 糖皮质激素可抑制肝外组织的蛋白质合成并促进蛋白质分解，特别是肌蛋白分解。当糖皮质激素分泌过多时，可导致肌肉消瘦、骨质疏松、皮肤变薄、创口愈合延迟，婴幼儿则表现为生长减慢。同时，糖皮质激素能促进肝外组织产生的氨基酸传入肝脏，使肝内蛋白质合成增加。

4）水盐代谢 糖皮质激素具有较弱的保钠排钾作用，可增加肾血浆流量，使肾小球滤过率增大，有利于水的排出。肾上腺皮质功能减退患者常伴有水排出障碍，严重时可出现水中毒，此时补充糖皮质激素可使病情得到缓解。需要指出，盐皮质激素不能代替糖皮质激素对水盐代谢的调节作用。

（2）在应激反应中的作用 当机体突然受到有害刺激（如创伤、中毒、感染、缺氧、饥饿、手术、疼痛、寒冷及精神紧张等）时，下丘脑－垂体－肾上腺轴被激活，促肾上腺皮质激素和糖皮质激素大量分泌，引起机体发生全身性防御反应，称为应激反应（stress response）。应激反应有利于增强人体对有害刺激的耐受力，提高生存的适应性。

（3）对组织器官活动的作用

1）对血细胞的作用 糖皮质激素能增强骨髓的造血功能，使血液中的红细胞和血小板增加；同时，动员附着在小血管壁的粒细胞进入血液，使血中的中性粒细胞增加；能抑制胸腺和淋巴细胞 DNA 的合成，使淋巴细胞数量减少；加强网状内皮细胞吞噬和分解嗜酸性粒细胞的作用，使血中嗜酸性粒细胞减少。长期应用糖皮质激素可导致机体免疫功能下降，容易发生感染。

2）对心血管系统的作用 糖皮质激素通过儿茶酚胺类激素的允许作用，增加心肌和血管平滑肌细胞上受体的数量，使心血管对儿茶酚胺的敏感性提高，增加血管紧张度；抑制具有舒血管作用的前列腺素的合成，降低毛细血管通透性，有利于维持血容量，故糖皮质激素对维持正常的血压是必需的。

3）对消化系统的作用 糖皮质激素能提高胃腺细胞对迷走神经及促胃液素的反应性，增加胃酸和胃蛋白酶的分泌，并使胃黏膜的保护和修复功能减弱。因此，长期大量服用糖皮质激素，可诱发或加重胃溃疡，消化性溃疡患者应慎用糖皮质激素。

4）对神经系统的作用 糖皮质激素能维持中枢神经系统的正常兴奋性，改变行为和认知能力，影响胎儿和新生儿的脑发育。过量使用糖皮质激素或肾上腺皮质功能亢进时，可出现情绪激动、烦躁不安、注意力不集中和失眠等现象。

5）其他作用 糖皮质激素尚有促进胎儿肺泡发育及肺泡表面活性物质合成的作用，可防止新生儿呼吸窘迫综合征的发生，以及抑制骨形成等。药理剂量（大量）糖皮质激素及其类似物有抗炎、抗过敏和抗休克等作用。

2. 分泌调节 糖皮质激素的分泌有基础分泌和应激分泌两种情况，主要受下丘脑－垂体－肾上腺轴的调节。

（1）下丘脑－垂体－肾上腺轴的调节 下丘脑室旁核分泌的促肾上腺皮质激素释放激素（CRH）通过垂体门静脉系统到达腺垂体，促进促肾上腺皮质激素（ACTH）的分泌，促肾上腺皮质激素能促进束状带和网状带的生长发育，增加糖皮质激素的分泌（图 11-7）。促肾上腺皮质激素的分泌在凌晨最低，清晨觉醒前最高。由于促肾上腺皮质激素的分泌具有昼夜节律，使糖皮质激素的分泌也呈现相应的周期性波动。

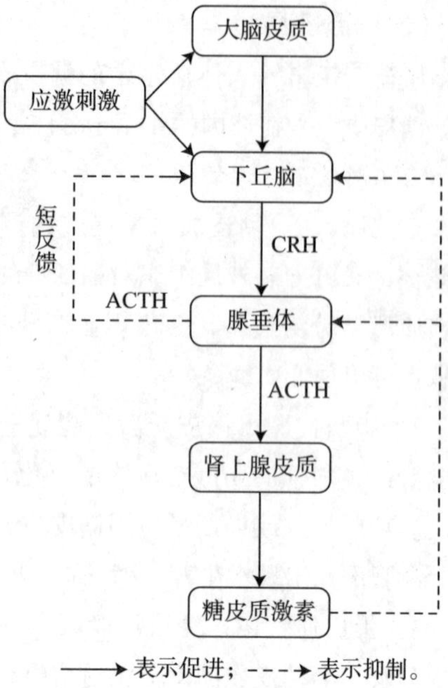

图 11-7 糖皮质激素分泌的调节

（2）反馈调节 当血中糖皮质激素浓度升高时，通过负反馈作用，可抑制腺垂体促肾上腺皮质激素和下丘脑促肾上腺皮质激素释放激素的分泌，使促肾上腺皮质激素释放激素的释放减少，促肾上腺皮质激素的合成和释放受到抑制，此反馈称为长反馈（long-loop feedback）；血中促肾上腺皮质激素升高也可通过负反馈抑制促肾上腺皮质激素释放激素的释放，称为短反馈（short-loop feedback）（图 11-7）。临床上，长期大剂量应用糖皮质激素，可通过长反馈抑制促肾上腺皮质激素释放激素与促肾上腺皮质激素的合成和分泌，导致肾上腺皮质束状带和网状带萎缩，分泌功能减退或停止，如果这时突然停药，可因体内糖皮质激素突然减少而出现急性肾上腺皮质功能减退，引起肾上腺皮质危象，甚至危及生命。因此，应逐渐减量至停药，或在治疗过程中间断补充促肾上腺皮质激素，防止肾上腺皮质萎缩。

（3）应激性调节 当机体受到应激原的刺激时，下丘脑和腺垂体对反馈刺激的敏感性降低，引起促肾上腺皮质激素和糖皮质激素大量分泌，以提高机体对伤害性刺激的耐受能力。

（二）盐皮质激素

盐皮质激素主要包括醛固酮、11-脱氧皮质酮、11-去氧皮质醇等，其中以醛固酮的生物活性最强。醛固酮能促进远曲小管及集合管上皮细胞重吸收钠和排泄钾，即保钠、保水和排钾。在重吸收钠的同时，等渗性重吸收水和排出钾，因而对维持体内钠含量、细胞外液量及循环血量的相对稳定有十分重要的作用。此外，醛固酮还能增强血管平滑肌对儿茶酚胺的敏感性，其作用比糖皮质激素更强。

（三）性激素

肾上腺皮质也分泌少量的性激素，以雄激素为主。这些雄激素对成年男性的影响不明显，但分泌过多可引起男童性早熟。肾上腺皮质分泌的雄激素是女性体内雄激素的主要来源，具有刺激女性腋毛和阴毛生长、维持性欲和性行为等作用。肾上腺皮质分泌的雄激素过多，可使女性出现痤疮、多毛和男性化等表现。

二、肾上腺髓质激素

肾上腺髓质中的嗜铬细胞分泌的激素主要为肾上腺素（E）和去甲肾上腺素（NE），两者均属于儿茶酚胺类激素。血液中的肾上腺素主要来自肾上腺髓质；去甲肾上腺素除来自肾上腺髓质分泌外，还来自肾上腺素能纤维末梢的释放。

（一）肾上腺素和去甲肾上腺素的作用

肾上腺髓质激素的作用广泛而多样，几乎对全身各系统均有作用，其主要作用见表 11–4。

表 11–4　肾上腺素与去甲肾上腺素的主要作用

	肾上腺素	去甲肾上腺素
心脏	心率加快，心肌收缩能力明显增强，心输出量增加	心率减慢（减压反射的结果）
血管	皮肤、胃肠、肾血管收缩；骨骼肌血管、冠状动脉舒张	冠状动脉舒张（局部体液因素），其他血管均收缩
血压	升高，尤其是收缩压（以心输出量增加为主）	明显升高，尤其是舒张压（以外周阻力增大为主）
支气管平滑肌	舒张	稍舒张
妊娠子宫平滑肌	舒张	收缩
血糖	升高（糖原分解，作用强）	升高（作用弱）
脂肪酸	升高（促进脂肪分解）	升高（作用强大）

肾上腺髓质受交感神经支配，两者关系密切，故将交感神经与肾上腺髓质称为交感 – 肾上腺髓质系统。当机体受到创伤、焦虑、低血压、剧烈运动和剧痛等刺激时，交感 – 肾上腺髓质系统会立即启动，肾上腺髓质激素大量分泌，中枢神经系统兴奋性增高，使机体反应灵敏，同时心率加快，心肌收缩能力增强，心输出量增多，呼吸加深加快，肺通气量增加，糖原和脂肪分解代谢增强，为机体提供更多的能量，这些适应性变化称为应急反应，有利于机体应对环境急变。因此，机体的应急反应与应激反应，既相互区别，又紧密联系，实质都是机体受到伤害性刺激时的自我保护性反应，两者相辅相成。一般而言，应急反应提高机体对环境变化的适应能力，应激反应增强机体对伤害性刺激的耐受力。

（二）肾上腺髓质激素分泌的调节

1. 交感神经的作用　肾上腺髓质受交感神经节前纤维支配，交感神经兴奋时，节前纤维末梢释放乙酰胆碱，作用于肾上腺髓质嗜铬细胞上的受体，促进肾上腺素和去甲肾上腺素的分泌。

2. 促肾上腺皮质激素的作用　促肾上腺皮质激素可直接或通过糖皮质激素间接刺激肾上腺髓质，使其激素分泌增加。

3. 反馈性抑制　当去甲肾上腺素合成达一定量时，可负反馈抑制酪氨酸羟化酶（限速酶）的活性，使去甲肾上腺素合成减少。肾上腺素过多也能抑制苯乙醇胺氮位甲基移位酶的活性，使肾上腺素合成减少。

第五节　胰岛的内分泌

胰岛为散在分布于胰腺外分泌细胞之间呈小岛状的内分泌细胞团，细胞之间有丰富的毛细血管分布，有利于胰岛细胞分泌的激素进入血液循环。根据形态学特征及分泌激素分类，人胰岛内至少有 5 种分泌细胞：A（α）细胞占 25%，分泌胰高血糖素；B（β）细胞占 60% ～ 70%，分泌胰岛素；D 细胞占 10%，分泌生长抑素；PP 细胞很少，分泌胰多肽；H（D_1）细胞分泌血管活性肠肽。本节主要介绍胰岛素和胰高血糖素。

一、胰岛素

人胰岛素是含 51 个氨基酸残基的小分子蛋白质，分子量为 5.8kD，由 21 肽的 A 链和 30 肽的 B 链组成。A、B 两链之间借助 2 个二硫键相连，如果二硫键断开，胰岛素便失去活性。正常成人胰岛素的分泌量为 40 ～ 50U/d（1.6 ～ 2.0mg/d）。空腹时，血清胰岛素浓度约为 10μU/mL（69pmol/L 或 40ng/dL）。胰岛素在血液中以与血浆蛋白结合和游离两种形式存在，两者之间保持动态平衡，只有游离的胰岛素具有生物活性。人血中胰岛素的半衰期仅 5 ～ 6 分钟，主要在肝脏被胰岛素降解酶灭活，亦有少量胰岛素在肌肉和肾脏中被灭活。

胰岛素受体属于酪氨酸激酶受体家族成员，几乎分布于哺乳动物的所有细胞膜上。胰岛素抵抗（insulin resistance）指胰岛素作用的靶细胞对胰岛素的敏感性下降，即需要更大量的胰岛素才能产生正常的生物效应。目前认为，胰岛素抵抗是导致糖尿病、高血压和高脂血症等疾病发生、发展的重要原因之一。

（一）生理作用

胰岛素是促进物质合成代谢、维持血糖平稳的关键激素，对于机体能源物质的储存及生长发育有重要意义。

1. 对糖代谢的作用 胰岛素是生理状态下唯一能降低血糖的激素，这一作用是通过增加血糖的去路及减少血糖的来源而实现的。胰岛素能促进全身各组织细胞对葡萄糖的摄取和利用，尤其加速肝细胞和肌细胞摄取葡萄糖合成糖原并储存，促进葡萄糖转变为脂肪，抑制糖原分解和糖异生，从而使血糖的去路增加、来源减少，血糖浓度降低。因此，胰岛素是调节血糖浓度的主要激素，且与其他激素共同维持血糖稳定。若胰岛素分泌不足，葡萄糖不能被细胞储存和利用，会导致血糖升高；当血糖超过肾糖阈时，尿中会出现葡萄糖，导致糖尿。

2. 对脂肪代谢的作用 胰岛素可促进脂肪的合成与贮存，抑制脂肪的分解，降低血中脂肪酸的浓度。胰岛素缺乏，可造成脂肪代谢紊乱，脂肪分解加强，血脂升高，容易引起动脉粥样硬化，造成心血管系统的严重疾病。同时，由于脂肪酸在肝内氧化，生成大量酮体，可引起酮症酸中毒，甚至昏迷。

3. 对蛋白质代谢的作用 胰岛素能促进蛋白质的合成和储存，促进细胞对氨基酸的摄取和利用，抑制蛋白质的分解，抑制糖异生，有利于机体生长、发育。

4. 对机体生长的作用 在促进机体生长方面，胰岛素与生长激素具有协同作用，且生长激素必须在有胰岛素的情况下才能发挥促进蛋白质合成的作用。实验发现，同时切除垂体及胰岛的动物，生长停滞，如果单纯给予胰岛素或生长激素，其促生长的作用不如同时应用两种激素显著。

5. 对电解质代谢的作用 胰岛素能促进 K^{+}、Mg^{2+} 及磷酸盐进入细胞，参与细胞的物质代谢活动。

（二）分泌调节

胰岛素在调节体内物质代谢等活动的同时，其合成与分泌活动也受到营养物质、神经－体液等诸多因素的调节（图 11-8）。

1. 血糖的影响 血糖浓度是调节胰岛素分泌的最重要因素。血糖浓度升高可直接刺激 B 细胞，使胰岛素分泌增多，血糖下降；血糖浓度降低则抑制胰岛素的分泌，血糖升高。这种负反馈调节是维持血中胰岛素及血糖水平正常的重要机制。

2. 激素间的相互作用 多种激素对胰岛素分泌有调节作用。

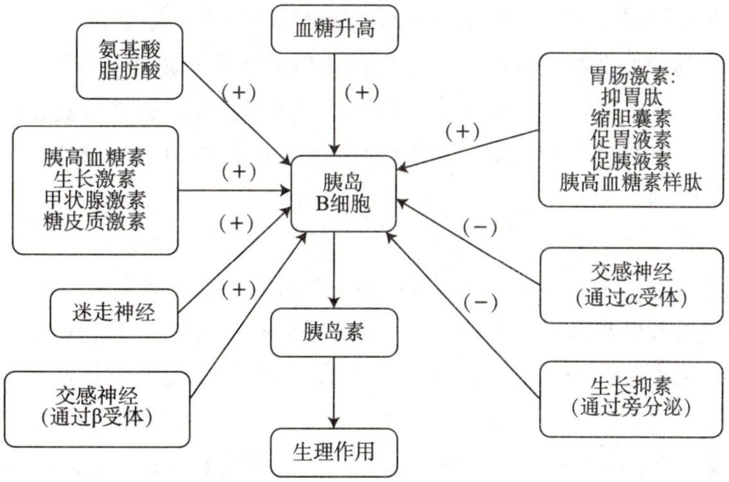

图 11-8　胰岛素分泌的调节

3. 神经调节　胰岛 B 细胞受迷走神经和交感神经的双重支配。迷走神经兴奋时，通过 M 受体直接促进胰岛素分泌，也可通过刺激胃肠激素释放，间接促进胰岛素分泌；交感神经兴奋时，通过 α 受体抑制胰岛素分泌。神经调节对正常情况下的胰岛素分泌作用不大，主要意义在于维持胰岛 B 细胞对葡萄糖的敏感性。运动时交感神经兴奋，抑制胰岛素分泌，可防止低血糖的发生。

【课程思政】

中国在世界上首次人工合成结晶牛胰岛素

胰岛素是一种重要的生物活性蛋白质，对于调节血糖、促进糖原合成和抑制脂肪分解等生理功能具有关键作用。尽管胰岛素是一种只有 51 个氨基酸的小分子蛋白质，但在 20 世纪 50 年代，世界上尚无国家成功地人工合成出蛋白质。在科技飞速发展的背景下，我国科技工作者意识到人工合成蛋白质的重要性，并将牛胰岛素的人工合成列为重点研究课题。在没有任何蛋白质合成方面的经验可供借鉴的情况下，我国科技工作者克服资源匮乏等困难，突破技术瓶颈，坚持自主创新，充分发挥集体智慧的力量，经过 6 年 9 个月的不懈努力，历经无数次失败与挫折，终于在 1965 年实现了人工合成具有高度生物活性的结晶牛胰岛素，同时对胰岛素的空间结构和功能进行一系列研究，取得了重大成果，是一项领先于世界各国的伟大成就，标志着人类在探索生命奥秘的征途中迈出了关键的一步，它开辟了人工合成蛋白质的时代，在生命科学发展史上产生了重大影响，也为我国生命科学研究奠定了基础。

“中国的胰岛素”，体现了我国老一辈科学家的奉献、团结协作与创新精神。这是中华民族智慧的体现，是当代科技工作者和年轻人必备的品质。

二、胰高血糖素

胰高血糖素是胰岛 A 细胞分泌的含 29 个氨基酸残基的直链多肽，分子量约 3.5kD，其 N 末端第 1 ～ 6 位氨基酸残基为其生物活性所必需。胰高血糖素的血清浓度正常为 50 ～ 100ng/L，半衰期为 5 ～ 10 分钟，主要在肝内降解，少部分在肌肉和肾内被灭活。

（一）生理作用

与胰岛素的作用相反，胰高血糖素是一种促进物质分解代谢、动员体内能源物质分解供能的重要激素。其主要靶器官是肝，具有很强的促进肝糖原分解、增强糖异生作用，使血糖明显升高；促进脂肪分解及脂肪酸的氧化，使血中酮体生成增多；促进蛋白质分解、抑制其合成，加速氨基酸进入肝细胞，经糖异生转化为肝糖原。大剂量胰高血糖素可使心肌细胞内的 cAMP 含量增加，心肌收缩能力增强，同时还有增加组织血流量（尤其是肾血流量）、促进胆汁分泌及抑制胃液分泌等作用。

（二）分泌调节

1. 血糖浓度的作用 血糖浓度是调节胰高血糖素分泌的最主要因素。低血糖时，胰高血糖素的分泌增加，引起肝释放大量葡萄糖入血，使血糖升高；反之，则分泌减少。饥饿时，胰高血糖素分泌增加，对维持血糖稳定、保证脑的物质代谢和能量供应具有重要意义。

2. 激素的调节 口服氨基酸比静脉注射氨基酸引起的胰高血糖素分泌更多，提示胃肠激素可刺激胰高血糖素的分泌。缩胆囊素和促胃液素可促进胰高血糖素分泌，而促胰液素的作用则相反。胰岛素和生长抑素可以旁分泌的方式直接抑制相邻的 A 细胞分泌胰高血糖素；胰岛素可通过降低血糖间接刺激胰高血糖素的分泌。

3. 神经调节 交感神经兴奋时，胰高血糖素的分泌增加；迷走神经兴奋时，则分泌减少。

【课堂互动】

为什么长期使用药理剂量的糖皮质激素或甲状腺激素会使患者出现高血糖，甚至引发糖尿病？

【复习思考题】

一、单项选择题

（一）A1 型题

1. 第一信使指的是（　　）

A. 受体　　B. 基因

C. 激素　　D. 激素 - 受体复合物

E. cAMP

2. 下列激素中，属于下丘脑调节肽的是（　　）

A. 促甲状腺激素　　B. 促肾上腺皮质激素

C. 促性腺激素　　D. 生长抑素

E. 促黑素细胞激素

3. 影响骨骼、肌肉生长发育的最主要激素是（　　）

A. 糖皮质激素　　B. 生长激素

C. 盐皮质激素　　D. 肾上腺素

E. 甲状腺激素

4. 女性妊娠期间乳腺生长发育已具备泌乳功能，但并不泌乳的原因是（　　）

A. 母体腺垂体分泌催乳素受抑制

B. 母体血中催乳素水平过低，乳腺不能分泌乳汁

C. 母体胎盘催乳素水平过低，乳腺不能分泌乳汁

D. 母体血中高水平孕激素与雌激素的抑制性

E. 胎儿体内产生特异性抑制物

5. 在胚胎期对胎儿脑发育最为重要的激素是（　　）

A. 生长激素　B. 甲状腺激素　C. 糖皮质激素　D. 肾上腺素　E. 胰岛素

6. 成人甲状腺激素分泌不足可出现下列哪种疾病或体征？（　　）

A. 呆小病　B. 侏儒症　C. 黏液性水肿　D. 克汀病　E. 水中毒

7. 血液中降钙素主要由哪种细胞产生？（　　）

A. 甲状旁腺主细胞　B. 甲状腺 C 细胞　C. 胰岛 A 细胞　D. 胰岛 B 细胞　E. 小肠上部 S 细胞

8. 刺激胰岛素分泌的最主要因素是（　　）

A. 胃泌素释放　B. 迷走神经兴奋　C. 血糖浓度升高　D. 血氨基酸浓度升高　E. 胰高血糖素释放

（二）A2 型题

患者，男，45 岁，主诉性欲减退，肌肉消瘦、无力，不能耐受运动。查体：四肢消瘦，皮肤菲薄，面部、项背及腹部体脂增加。实验室检查血中甲状腺激素水平正常。与这些症状相符合的诊断是（　　）

A. 糖皮质激素分泌过多　B. 糖皮质激素分泌缺乏　C. 生长激素缺乏　D. 催乳素缺乏　E. 肢端肥大症

二、名词解释

1. 内分泌
2. 激素
3. 允许作用
4. 下丘脑调节肽

三、简答题

1. 比较生长激素与甲状腺激素对生长发育作用的异同点。
2. 何为应激反应？何为应急反应？两者有何区别和联系？
3. 长期大量使用糖皮质激素类药物的患者，为什么不能突然停药？
4. 调节和影响机体生长发育的激素有哪些？各有何作用？

扫一扫，查阅复习思考题答案

扫一扫，查阅本章 PPT、视频等数字资源

第十二章 生 殖

【学习目标】

1. 掌握：雄激素、雌激素和孕激素的生理作用；月经周期的概念、分期及子宫内膜的周期性变化。

2. 熟悉：睾丸的生精功能和卵巢的生卵功能。

3. 了解：胎盘分泌的主要激素。

案例导入

张先生和李女士结婚3年，一直希望拥有自己的孩子，但李女士始终未能怀孕。两人决定寻求专业医疗机构的帮助，以查明原因并获得解决方案。经过详细的检查，医生发现张先生的精子数量低于正常标准，每毫升精液中精子数量不到2000万，这直接降低了受精的可能性。此外，医生还发现李女士存在排卵障碍，具体表现为月经周期不规律，有时甚至出现几个月不排卵的情况。

问题与思考：

1. 张先生的精子数量低于正常标准，这种情况在生理学上通常是由哪些因素引起的？

2. 李女士的排卵障碍可能与激素失衡有关，哪些激素对月经周期和排卵有直接影响？

生物体生长发育到一定阶段，具有产生与自己相似子代个体的功能，称为生殖（reproduction）。

第一节 男性生殖

男性的主性器官是睾丸，副性器官包括附睾、输精管、精囊腺、前列腺、尿道球腺和阴茎等。

一、睾丸的功能

（一）生精功能

睾丸的生精功能主要表现为生成精子，精子是男性的生殖细胞。睾丸主要由生精小管和间质细胞组成，生精小管是精子的生成部位，间质细胞具有合成和分泌雄激素的功能。男性自青春期开始，生精小管上皮细胞中的精原细胞依次发育成初级精母细胞、次级精母细胞、精子细胞，经过一系列复杂的变态期，最终变成成熟精子。精子发育成熟后，脱离支持细胞进入管腔，

储存于附睾中。从精原细胞发育成为精子约需 2.5 个月。

精子的生成需要适宜的温度，阴囊内温度较腹腔内低 2℃左右，适合精子的生成。在胚胎发育期，由于某种原因，睾丸未能下降到阴囊内，称为隐睾症，可导致生精障碍，是男性不育的原因之一。正常男性每次射出精液 3 ～ 6mL，每毫升精液含 2000 万～ 4 亿个精子。若每毫升精液精子数少于 2000 万，则不易使卵子受精。另外，疾病、吸烟、酗酒也可导致精子活动力降低、畸形率增加，甚至少精或无精。

（二）内分泌功能

睾丸间质细胞分泌雄激素，支持细胞分泌抑制素。

1. 雄激素 主要包括睾酮、双氢睾酮、脱氢表雄酮、雄烯二酮和雄酮等。双氢睾酮的生物活性最强，睾酮的分泌量最多。

睾酮的主要生理作用：

（1）促进男性副性器官的生长发育 睾酮能刺激阴茎、阴囊和前列腺增长，并维持其成熟状态。

（2）促进男性第二性征的出现并维持其正常状态 男女两性在青春期时，会出现一系列与性别有关的特征，称为第二性征。男性表现为喉结突出、嗓音低沉、骨骼粗壮、肌肉发达、体毛胡须生长等。

（3）维持生精作用 睾酮进入生精小管可直接转变为活性更强的双氢睾酮，与生精细胞的雄激素受体结合，促进精子的生成。

（4）促进蛋白质合成 主要促进肌肉和生殖器官的蛋白质合成，出现机体加速生长。睾酮可以提高血中低密度脂蛋白含量，并降低高密度脂蛋白含量，因而男性患心血管疾病的风险高于绝经前的女性。睾酮还参与调节机体水和电解质平衡，导致体内钠、水潴留。

（5）维持正常的性欲

2. 支持细胞 抑制素是由睾丸支持细胞分泌的糖蛋白激素，可选择性地作用于腺垂体，对卵泡刺激素的合成和分泌有很强的抑制作用。生理剂量的抑制素对黄体生成素的分泌无明显影响。

二、睾丸功能的调节

睾丸的生精作用和内分泌功能均受到下丘脑 – 垂体轴的调控，下丘脑、腺垂体、睾丸在功能上联系密切，构成下丘脑 – 垂体 – 睾丸轴。睾丸分泌的激素又对下丘脑 – 垂体进行反馈调节，从而维持正常的生精过程和各种激素水平的稳定。

（一）下丘脑 – 垂体 – 睾丸轴的调节

下丘脑分泌的促性腺激素释放激素（GnRH）经垂体门静脉系统直接作用于腺垂体，促进腺垂体合成和分泌卵泡刺激素和黄体生成素，进而对睾丸的生精功能和内分泌功能进行调节。黄体生成素主要作用于间质细胞，卵泡刺激素主要作用于生精细胞和支持细胞。

（二）睾丸激素对下丘脑和腺垂体的反馈调节

睾丸分泌的雄激素在血液中的浓度变化可对下丘脑和腺垂体分泌促性腺激素释放激素、卵泡刺激素和黄体生成素产生负反馈调节（图 12–1）。其中，雄激素结合蛋白（androgen binding protein，ABP）是由睾丸支持细胞（Sertoli cell）在卵泡刺激素（FSH）的作用下产生的。雄激素结合蛋白与睾酮有很强的结合力，两者结合后被转运到生精小管生精上皮及管腔中，为精子的生成提供必要的高浓度睾酮环境。下丘脑分泌的促性腺激素释放激素（GnRH）刺激垂体产生黄体生成素（LH）和卵泡刺激素（FSH）。睾酮（testosterone，T）是由睾丸间质细胞（Leydig cell）在黄体生成素（LH）的刺激下产生的。睾酮是男性主要的性激素，对生殖器官的发育、性成熟，以及精子生成等过程起着重要作用。

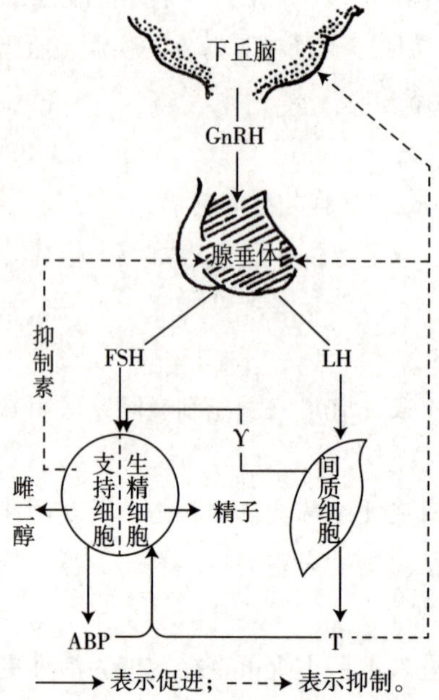

图 12-1 下丘脑－垂体－睾丸轴的功能及睾酮的负反馈作用

1. 雄激素 当血液中睾酮（T）浓度达到一定水平后，可作用于下丘脑和腺垂体，通过负反馈机制抑制促性腺激素释放激素和黄体生成素的分泌，而对卵泡刺激素的分泌却无影响，从而使血液中睾酮浓度保持在一个相对稳定的水平。

2. 抑制素 卵泡刺激素可促进睾丸的支持细胞分泌抑制素，而抑制素又可对腺垂体卵泡刺激素的合成和分泌发挥选择性抑制作用。机体通过这一负反馈机制调节腺垂体卵泡刺激素的分泌。

（三）睾丸内的局部调节

睾丸支持细胞、生精细胞和间质细胞能通过旁分泌或自分泌的方式，局部调节睾酮的分泌和生精的过程。如切除动物的垂体，可使生精过程中止，在睾丸局部注入睾酮可维持局部生精功能，如注射大量雄激素而不给卵泡刺激素也可使生精功能恢复。

第二节 女性生殖

女性的主性器官是卵巢，具有生卵和内分泌功能。副性器官包括输卵管、子宫、阴道、外生殖器等。

一、卵巢的功能

卵巢是女性主性器官，具有生卵及内分泌的功能。

（一）生卵作用

1. 卵泡的生长发育 卵子由卵巢内的原始卵泡发育而成（图 12-2）。新生儿卵巢内约有 200 万个未发育的原始卵泡，到青春期减少到 30 万～40 万个，绝经期仅存几百个。从青春期开始，每个月有 15 ～ 20 个原始卵泡同时开始发育，但通常只有 1 ～ 2 个可发育成优势卵泡并发育成熟，排出其中的卵细胞，而其余的卵泡均在发育过程中退化，形成闭锁卵泡。

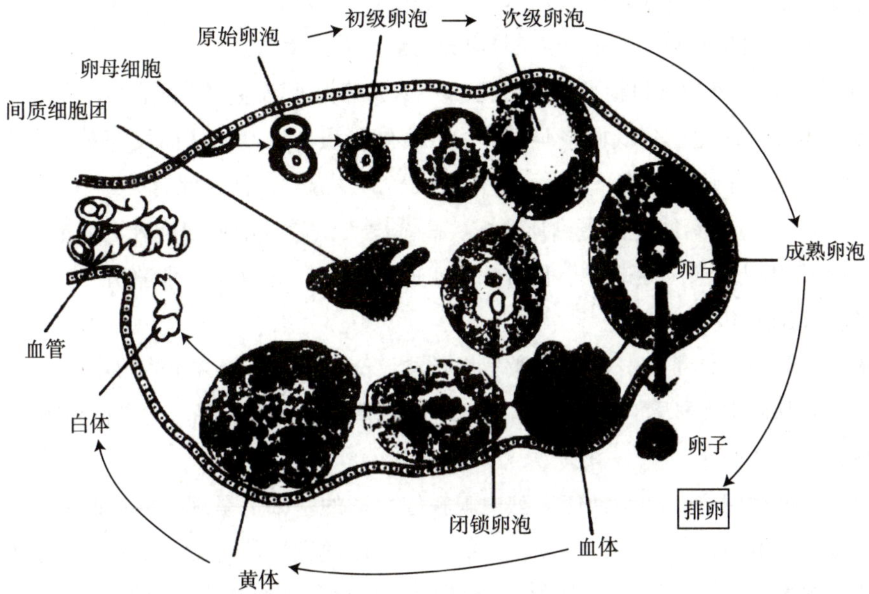

图 12-2 卵泡的发育

2. 排卵 成熟卵泡在黄体生成素分泌高峰的作用下，向卵巢表面移动，成熟卵泡壁破裂，卵细胞与透明带、放射冠及卵泡液被排出，此过程为排卵。

3. 黄体的形成及退化 排卵后，残余的卵泡壁内陷，血液进入卵泡壁发生凝固，形成血体。随着血液被吸收，残留的颗粒细胞与卵泡膜细胞外观为黄色，故称为黄体。若卵子受精成功，胚胎可分泌人绒毛膜促性腺激素（hCG），使黄体继续发育为妊娠黄体；若排出的卵子未能受精，则黄体在排卵后第 9 ～ 10 天开始变性，并逐渐被结缔组织取代，成为白体而萎缩、溶解。

（二）内分泌功能

卵巢主要分泌雌激素（estrogen，E）、孕激素（progestogen，P）和少量雄激素。此外，卵巢还可分泌多种肽类激素。

1. 雌激素 主要由卵泡膜细胞和颗粒细胞共同参与合成，包括雌二醇、雌酮和雌三醇。雌二醇的活性最强，分泌量最多。

雌激素的主要生理作用：

（1）对生殖器官的作用 ①协同卵泡刺激素促进卵泡发育，诱导排卵前黄体生成素分泌高峰的出现，从而促进排卵，是卵泡发育、成熟、排卵不可缺少的调节因素。②促进子宫发育，使子宫内膜呈现增生期的变化；子宫颈分泌大量清亮、稀薄的黏液，有利于精子穿透和存活；促进子宫平滑肌细胞增生，使子宫收缩力增强；分娩前，雌激素能增加子宫平滑肌的兴奋性，提高子宫平滑肌对催产素的敏感性。③促进输卵管上皮增生、分泌，促进输卵管运动，有利于精子和卵子的运行。④刺激阴道黏膜上皮细胞增生、角化，并使细胞内糖原含量增加，糖原分解使阴道内环境呈酸性，提高阴道的抗菌能力。

（2）对乳腺和第二性征的作用 雌激素可促进乳房发育，刺激乳腺导管和结缔组织增生，使乳房丰满而隆起，产生乳晕；使全身脂肪和毛发分布具有女性特征，脂肪沉积于乳房、臀部等部位。表现出一系列女性第二性征，如骨盆宽大、臀部丰满、声音细润、音调变高等，并维持第二性征的正常状态。

（3）对非生殖系统的作用

1）骨骼系统　促进骨骼生长和钙盐沉积，促进青春期骨成熟及骨骺闭合，因此，青春期前后雌激素分泌不足者，将引起骨成熟延迟，导致成人期身高过高。女性在绝经期后，由于雌激素分泌减少，骨骼中的钙逐渐流失，易患骨质疏松症，易发生骨折。

2）心血管系统　雌激素可使血管内皮细胞中 NO 等血管活性物质的合成增加，促进血管内皮细胞修复，还能抗氧化、降低血浆胆固醇和低密度脂蛋白浓度，从而发挥对心血管系统的保护作用，预防动脉粥样硬化。绝经前女性心血管疾病的发病率较低与此有关。

3）其他作用　雌激素能促进蛋白质合成。高浓度雌激素可增加细胞外液的量，由于循环血量减少而引起醛固酮分泌，促进肾小管对钠和水的重吸收，导致钠、水潴留。有些女性月经前出现水肿可能与此作用有关。

2. 孕激素　卵巢黄体细胞分泌的孕激素以孕酮（progesterone）的作用最强。孕激素通常要在雌激素作用的基础上发挥效应，主要作用于子宫内膜和子宫平滑肌，为受精卵的着床做准备，并维持妊娠。

（1）对子宫的作用　①孕激素使子宫内膜在增生期的基础上呈现分泌期改变，即子宫内膜进一步增生变厚，并有腺体分泌，为受精卵的着床提供适宜环境；②使子宫平滑肌的兴奋性降低、活动能力减弱，抑制母体对胎儿的免疫排斥反应，降低妊娠子宫平滑肌对催产素的敏感性，保证胚胎有较“安静”的生长发育环境，故有安胎作用；③使子宫颈口闭合，宫颈黏液的分泌量减少、变稠，阻止精子穿透。孕激素对子宫的综合作用是保证妊娠过程安全、顺利地进行。如果孕激素缺乏，有可能发生早期流产，临床上常用黄体酮治疗先兆流产。

（2）对乳腺的作用　在雌激素作用的基础上，孕激素可促进乳腺腺泡的发育和成熟，并与催产素等相关激素一起，为分娩后泌乳创造条件。

（3）产热作用　女性的基础体温在月经期、排卵前期较低，排卵日最低，排卵后体温可升高 0.5℃左右，直至下次月经来潮。基础体温升高与孕激素作用于下丘脑体温调节中枢有关。临床上常利用测定基础体温的方法监测排卵和指导避孕。

（4）其他作用　孕激素和雌激素有拮抗作用，能促进钠、水排泄。另外，孕激素能使血管和消化道平滑肌张力下降。因此，妊娠期女性易发生静脉曲张、痔疮、便秘、输卵管积液等。

二、卵巢功能的调节

（一）下丘脑－垂体－卵巢轴的调节

正常情况下，下丘脑分泌的促性腺激素释放激素呈脉冲式释放，导致腺垂体分泌卵泡刺激素和黄体生成素具有波动性，进而导致卵巢分泌性激素和排卵呈周期性。雌激素可以增加下丘脑促性腺激素释放激素脉冲式释放的频率，孕激素的作用则与雌激素相反。因此，在卵泡发育期，随着卵泡性激素的分泌增加，下丘脑促性腺激素释放激素的分泌频率也渐渐增加，进而导致腺垂体出现黄体生成素分泌高峰，此高峰进一步导致卵泡的排卵和黄体的形成。

（二）卵巢激素对下丘脑和腺垂体的反馈调节

卵巢分泌的激素（如雌激素、孕激素和抑制素等）对下丘脑和腺垂体的功能具有反馈性调控作用。一般认为，抑制素和孕激素对下丘脑和腺垂体功能的调节为负反馈调节，即抑制素和孕激素的分泌增加，腺垂体卵泡刺激素和黄体生成素的分泌减少。雌激素对下丘脑和腺垂体的反馈调节则比较复杂，既有负反馈调节，也有正反馈调节。一般认为，在黄体期，当血液中雌激素处于中等水平时，雌激素主要以负反馈方式抑制腺垂体黄体生成素的分泌；在卵泡成熟期，当血液中雌激素较长时间处于高水平时，雌激素则以正反馈方式促进下丘脑促性腺激素释放激素和腺垂体黄体生成素的分泌。

三、月经及月经周期

（一）概念

女性自青春期起，在整个生育期内（妊娠期除外），生殖系统的活动呈规律性变化，称为生殖周期（reproductive cycle）。其中最明显的表现是每月 1 次的子宫内膜脱落和出血现象，称为月经（menstruation），因此，女性的生殖周期也称月经周期。两次月经第一天的间隔时间称为月经周期（menstruation cycle），长短因人而异，一般为 28 ～ 30 天。月经的首次来潮称为月经初潮，一般健康女性的初潮年龄为 12 ～ 14 岁。50 岁左右月经周期停止，此后称为绝经期。

（二）月经周期的分期

根据月经周期中卵巢及子宫的形态和功能变化，将月经周期分为以下几个时期（图 12–3）：

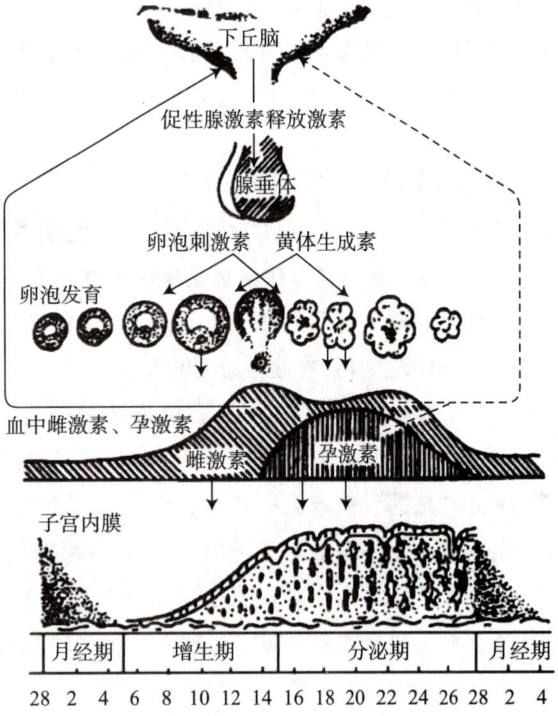

图 12–3　月经周期中卵巢和子宫内膜的周期性变化

1. 增生期　月经周期第 5 ～ 14 天，也称排卵前期。在此期间，卵泡不断发育并分泌雌激素，雌激素促使子宫内膜逐渐增殖、血管及腺体增生，但腺体尚不分泌。至此期末，卵巢内有 1 个卵泡发育成熟，出现排卵。

2. 分泌期　月经周期第 15 ～ 28 天，也称排卵后期。排卵后的卵泡形成黄体，开始分泌孕激素和雌激素，子宫内膜在增生期的基础上进一步增生变厚，血管扩张，腺体呈现高度分泌状态，为受精卵着床和发育做好准备。如果在此期受孕，则黄体发育成妊娠黄体继续分泌孕激素和雌激素，使子宫内膜形成蜕膜；如未受孕，则黄体萎缩，进入月经期。

3. 月经期　月经周期第 1 ～ 4 天。在此期间，黄体退化、萎缩，血中孕激素和雌激素水平迅速下降，由于失去这两种激素的支持，子宫内膜功能层的螺旋小动脉痉挛，导致子宫内膜缺血、缺氧、脱落，引起出血，即月经来潮，出血量为 50 ～ 100mL，经血因富含纤溶酶而不易凝固。月经期内，子宫内膜脱落，表面形成创伤面容易感染，应注意保持外阴清洁，并避免剧烈运动。

（三）月经周期的形成机制

月经周期的形成主要是下丘脑 – 垂体 – 卵巢轴周期性功能活动的结果。

1. 增生期的形成　青春期前，下丘脑、腺垂体尚未发育成熟，下丘脑促性腺激素释放激素分泌很少，腺垂体卵泡刺激素、黄体生成素分泌极少，不足以引起卵巢和子宫内膜的周期性变化。随着青春期的到来，下丘脑逐渐发育成熟，分泌的促性腺激素释放激素增多，使腺垂体分泌卵泡刺激素和黄体生成素也增多，卵泡刺激素促使卵泡生长发育成熟，并与黄体生成素配合，使卵泡分泌雌激素。在雌激素的作用下，子宫内膜发生增生期的变化。在增生期末，约相当于排卵前一天，血中雌激素浓度达到高峰，通过正反馈作用使促性腺激素释放激素分泌进一步增加，进而使卵泡刺激素和黄体生成素分泌增加，尤其以黄体生成素分泌增加更为明显，形成黄体生成素峰。在高浓度黄体生成素的作用下，引起已发育成熟的卵泡排卵。

2. 分泌期和月经期的形成 卵泡排卵后，在黄体生成素的作用下，其残余部分形成黄体，继续分泌雌激素和大量孕激素。这两种激素（特别是孕激素）使子宫内膜发生分泌期变化。随着黄体的不断增长，雌激素和孕激素的分泌不断增加，到排卵后的第 8 ～ 10 天，血中雌激素和孕激素浓度达到高峰，通过负反馈作用抑制下丘脑和腺垂体的功能，导致促性腺激素释放激素、卵泡刺激素和黄体生成素分泌减少。由于黄体生成素减少，黄体开始退化、萎缩，导致雌激素和孕激素的分泌减少，血中雌激素和孕激素浓度迅速下降到最低水平，子宫内膜由于突然失去性激素的支持而脱落，形成月经。

随着血中雌激素、孕激素浓度降低，对下丘脑、腺垂体的抑制作用解除，卵巢中的卵泡又在卵泡刺激素和黄体生成素的共同作用下生长发育，开始新的月经周期。到 50 岁左右，卵巢功能退化，卵泡停止发育，雌激素、孕激素分泌减少，子宫内膜不再呈现周期性变化，月经停止，进入绝经期。

【知识拓展】

女性更年期

女性更年期指由卵巢功能逐渐衰退到完全消失的过渡时期，包括绝经前期、绝经期和绝经后期（月经停止 1 年以后）。在我国，女性更年期年龄在 50 岁左右，大多数在 44 ～ 54 岁。目前有些学者主张使用“围绝经期”一词代替“更年期”。

进入更年期以后，卵巢功能开始衰退，卵巢体积缩小，重量仅为性成熟期的 1/3 ～ 1/2，卵泡不能发育成熟和排卵，雌激素分泌水平下降，表现为月经量逐渐减少或月经失调，最后完全停止。更年期可出现自主神经功能紊乱导致的一系列症状，如潮热、出汗、易激动、抑郁、失眠、心悸等。更年期症状因人而异，大多数女性可通过自身神经 – 内分泌调节适应这种变化，不出现自觉症状或仅有轻微症状；少数女性由于更年期生理和心理变化较大，机体不能很快适应，症状比较明显，影响身心健康；极少数女性症状严重，甚至影响生活和工作。

四、妊娠与避孕

（一）妊娠

妊娠（pregnancy）指胚胎和胎儿在母体内发育成长的过程，包括受精、着床、妊娠的维持、胎儿的生长发育。卵子受精是妊娠的开始，胎儿及其附属物从母体排出是妊娠的终止。妊娠全过程平均 38 周，是一个非常复杂、变化极为协调的生理过程。

1. 受精 指精子穿入卵子，并与卵子融合的过程。

（1）精子的运行 精子被射入阴道后，经过子宫颈、子宫腔、输卵管到达输卵管壶腹部，与卵子相遇。男性一次射精精液内含精子 0.2 亿～ 4 亿个，只有 15 ～ 50 个活动能力强的精子才能到达受精部位，最后只有 1 个精子冲破层层屏障与卵子相遇而使之受精。

（2）精子获能 精子必须在女性生殖道内停留几小时才能获得使卵子受精的能力，称为精子获能。精子经过在附睾中的发育，已具备使卵子受精的能力，但由于附睾和精液中存在去能因子，致精子失去使卵子受精的能力。精子进入女性生殖道后，去能因子被去除，从而恢复受精的能力。

（3）*受精过程* 卵子从卵巢排出后进入输卵管，停留在输卵管壶腹部等待受精。精子和卵子在女性生殖道内保持受精能力的时间很短，精子为 1 ～ 2 天，卵子仅为 6 ～ 24 小时。精子与卵子接触后，精子顶体外膜与头部细胞膜融合、破裂，释放出顶体酶，使卵子外围的放射冠及透明带溶解，这一过程称为顶体反应。顶体反应中释放的酶，协助精子进入卵细胞。当精子进入卵细胞后，卵子胞质内的皮质颗粒会释放溶酶体酶样物质，释放物与透明带反应，封锁透明带，使其他精子难以进入。因此，一般只有 1 个精子能与卵子结合（图 12–4）。

2. 着床 指胚泡植入子宫内膜的过程。约在受精后第 3 天，受精卵分裂成由 16 个细胞组成的实心细胞团，称为桑葚胚。约在受精后第 4 天，桑葚胚进入子宫腔，此时已形成胚泡。在受精后第 8 天，胚泡开始着床，吸附在子宫内膜上，通过与子宫内膜的相互作用而逐渐进入子宫内膜，于受精后 10 ～ 13 天，胚泡完全植入子宫内膜中（图 12–4）。

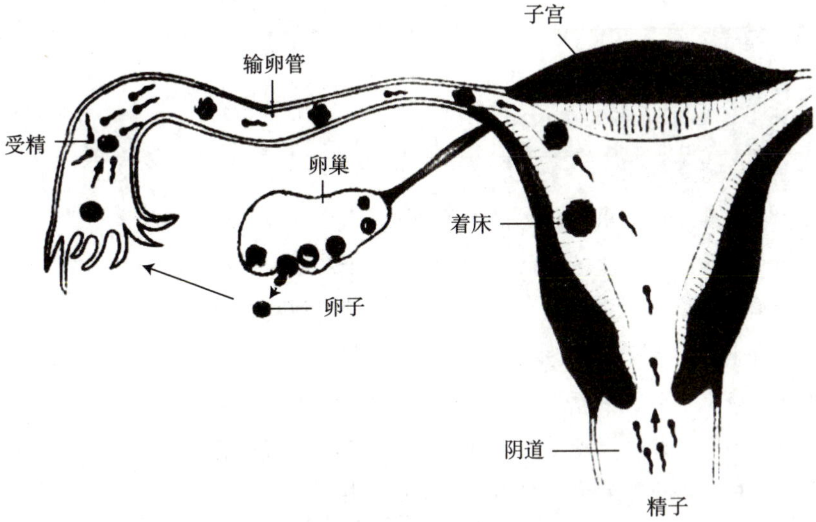

图 12–4 排卵、受精与着床

3. 妊娠的维持与激素的调节 正常妊娠的维持依赖垂体、卵巢和胎盘分泌的多种激素的相互配合。受精与着床之前，在腺垂体促性腺激素的作用下，卵巢黄体分泌大量孕激素和雌激素，使子宫内膜进入分泌期，为妊娠做好准备。如果受孕，在受精后第 6 天左右，胚泡滋养层细胞开始分泌人绒毛膜促性腺激素（hCG），并刺激卵巢黄体转化为妊娠黄体，继续分泌孕激素和雌激素。胎盘形成后，即成为妊娠期一个重要的内分泌器官，大量分泌激素，对维持妊娠起关键作用。

（1）*人绒毛膜促性腺激素* 是由胎盘滋养层细胞分泌的一种糖蛋白激素，在妊娠 8 ～ 10 天出现，故母体血中或尿中的 hCG 可作为诊断早孕的指标。

（2）*雌激素和孕激素* 在整个妊娠期内，孕妇血中雌激素和孕激素都保持在较高水平，对下丘脑 – 腺垂体系统起负反馈作用。因此，妊娠期卵巢内没有卵泡发育、成熟和排卵，故不来月经，也不会再孕。胎盘分泌的雌激素主要为雌三醇，如果在妊娠期间胎儿死于宫内，雌三醇会突然减少，因此，检测母体血或尿中雌三醇的含量，可判断胎儿是否存活。

（3）*人绒毛膜生长激素* 具有生长激素的作用，可调节母体与胎儿的糖、脂肪与蛋白质代谢，促进胎儿生长。

4. 分娩 指成熟的胎儿及其附属物从母体子宫产出的过程。在妊娠末期，子宫平滑肌兴奋性逐渐提高，导致强烈的节律性收缩，子宫颈变软，宫口开放，将胎儿娩出。

（二）避孕

避孕（contraception）指采用一定的方法使女性暂时不受孕。目前研究和使用的避孕方法大致有：①抑制精子和卵子生成；②防止卵子受精；③抑制着床；④促进胚胎由子宫排出。如口服避孕药（主要成分为雌激素、孕激素）抑制排卵；使用安全套、子宫帽，外用避孕栓、避孕膏，实施男性输精管或女性输卵管结扎术等，均可防止精子与卵子相遇；放置宫内节育器，使胚泡着床受阻。

【复习思考题】

一、单项选择题

1. 下列关于睾酮生理作用的叙述，错误的是（　　）

A. 促进精子生成

B. 刺激生殖器官发育成熟

C. 促进男性第二性征的出现与维持

D. 促进肌肉和骨骼蛋白质的分解

E. 促进生精细胞的分化

2. 下列关于孕激素生理作用的叙述，不正确的是（　　）

A. 刺激子宫内膜呈增生期变化　　B. 使子宫平滑肌活动减弱

C. 降低母体免疫排斥反应　　D. 刺激乳腺腺泡的发育

E. 促进能量代谢，有产热作用

3. 女性卵巢功能正常时，排卵的标志是血中何种激素出现高峰（　　）

A. 催乳素　　B. 卵泡刺激素　　C. 黄体生成素　　D. 孕激素　　E. 雌激素

4. 在月经周期中，形成雌激素分泌第二高峰的直接原因是（　　）

A. 卵泡刺激素分泌增加　　B. 黄体生成素分泌增加

C. 雌激素的正反馈作用　　D. 雌激素的负反馈作用减弱

E. 孕激素的正反馈作用

5. 育龄期女性月经来潮的原因是（　　）

A. 雌激素急剧减少　　B. 孕激素急剧减少

C. 雌激素和孕激素都急剧减少　　D. 催乳素急剧减少

E. 催产素急剧减少

二、名词解释

月经周期

三、简答题

1. 睾丸的生精过程受哪些激素调节？

2. 为什么女性妊娠期间不来月经也不再受孕？

扫一扫，查阅复习思考题答案

扫一扫，查阅本项目 PPT、视频等数字资源

附录　生理学实验指导

实验一　反射弧的分析

【实验目的】

分析反射弧的组成，并探讨各部分的作用，说明反射弧的完整性与反射活动的关系。

【实验原理】

反射弧分析实验的原理主要基于神经系统对刺激的传导和反应机制。反射弧是完成反射活动的结构基础，包括感受器、传入神经、神经中枢、传出神经和效应器 5 个部分。当一定的刺激作用于感受器时，感受器会将刺激转化为神经冲动，通过传入神经将冲动传导至神经中枢。神经中枢对传入的冲动进行分析和整合，然后通过传出神经将指令传递给效应器，引发相应的反应。

分别破坏反射弧的不同组成部分后，观察反射活动的有无或变化，确定各部分在反射活动中的作用和地位。如切断传入神经后，刺激感受器不再能引起反射，从而证明传入神经在反射传导中的必要性。

通过对反射弧各组成部分的逐一分析，能够深入了解神经系统的功能和反射活动的机制。

【实验用品】

1. 器材　手术刀、组织剪、粗剪、手术镊、止血钳、治疗碗、弯盘、金属探针、蛙板、大头针、三脚架、线、双凹夹、肌夹、保护电极、滤纸片、药棉、医用纱布。

2. 试剂　0.5% H_2SO_4 和 1% H_2SO_4。

【实验对象】

蛙或蟾蜍。

【实验内容】

1. 制备脊蛙　将粗剪横插入蛙口，剪去蛙的头部，保留下颌和脊髓，用肌夹将蛙下颌夹住挂在三脚架上，接着进行以下实验。

2. 实验观察　按表实验一 -1 进行操作并书写实验报告。

表实验一 -1 反射弧分析实验报告

序号	实验项目	实验结果	结果分析
1	用 0.5% H_2SO_4 刺激双后肢中趾趾尖皮肤		
2	剥净左后肢踝关节以下皮肤，重复“1”（刺激左后肢）		
3	分离右侧坐骨神经大腿段，穿两根线结扎、剪断，重复“1”（刺激右后肢）		
4	连续电刺激右侧坐骨神经中枢端，观察对侧后肢反应		
5	将浸有 1% H_2SO_4 的滤纸片贴在蛙腹部皮肤，观察有无反应		
6	用金属探针捣毁脊髓，重复“4”		
7	连续电刺激右侧坐骨神经外周端，观察双后肢反应		
8	剥净左后肢膝关节以下皮肤，直接用电单刺激腓肠肌，观察有无肌肉收缩反应		

【注意事项】

1. 严格按实验步骤进行操作，如实记录实验结果。

2. 每一次用 H_2SO_4 刺激脊蛙后，用清水洗净，擦干水分再进行下一操作，以防 H_2SO_4 腐蚀实验者皮肤。一旦 H_2SO_4 溅入实验者眼内或皮肤，立即用大量清水冲洗，严重者送医院治疗。

【思考题】

1. 反射活动能否实现与反射弧的结构和功能有何关系？

2. 实验中，捣毁脊髓后，脊蛙为何出现四肢松软和对刺激无反射活动？

3. 什么是屈肌反射和对侧伸肌反射？

实验二 不同刺激强度和频率对骨骼肌收缩的影响

【实验目的】

1. 学习神经 - 肌肉实验的电刺激方法及肌肉收缩的记录方法。

2. 制备活性良好的蛙类坐骨神经 - 腓肠肌标本，记录和分析刺激强度与肌肉收缩幅度、刺激频率与肌肉收缩形式之间的关系，并综合运用所学知识解释其机制，从而认识机体在自然状态下骨骼肌的收缩形式及其生理意义。

【实验原理】

神经组织和肌肉组织都是可兴奋组织，运动神经的兴奋可引起骨骼肌的兴奋和收缩。由一根运动神经纤维及其所支配的骨骼肌组成的功能单位称为运动单位。坐骨神经 - 腓肠肌标本是由很多运动单位交织在一起构成的。在保持刺激时间（即脉冲波宽）足够长的情况下，如施加的刺激强度过小，则不引起可见的肌肉收缩反应；如将刺激强度增加到某一临界值，可引起少数兴奋性较高的神经纤维兴奋，从而引起其支配的骨骼肌细胞产生微小但可见的收缩，此临界刺激强度即为阈强度，具有阈强度的刺激称阈刺激；若继续增大刺激强度，将有更多的运动单位兴奋，肌肉的收缩幅度或张力也将不断增加，此时的刺激均称为阈上刺激；但当刺激强度增大到某一临界值时，标本中所有的运动单位都被兴奋，肌肉收缩的幅度或张力达到最大；此后，即使再增大刺激强度，骨骼肌收缩的幅度或张力也不会继续增大。一般把引起肌肉出现最大反应的最小刺激强度称为最适刺激强度，该刺激称为最大刺激（或适宜刺激）。

骨骼肌单收缩的时程包括收缩期和舒张期。若给予坐骨神经－腓肠肌标本一定频率的连续刺激，使相邻两次刺激的时间间隔短于该肌肉收缩的时程，则可出现收缩总和。如果这种收缩总和是由两次刺激形成的，称复合收缩；如这种收缩总和是3次或3次以上的刺激形成的，一般称为强直收缩。对于强直收缩，若相邻两个刺激的时间间隔长于肌肉收缩的收缩期而短于肌肉单收缩的时程，致后一刺激落在前一刺激引起的肌肉收缩的舒张期内，则肌肉尚未完全舒张又产生新的收缩，这种收缩形式称为不完全强直收缩，其收缩的幅度一般高于单收缩的幅度；若相邻两次刺激的时间间隔短于肌肉收缩的收缩期，致后一刺激引起的肌肉收缩落在前一刺激引起的肌肉收缩的收缩期内，则肌肉收缩尚未结束又开始新的收缩，这种收缩形式称为完全强直收缩，其收缩的幅度一般高于不完全强直收缩的幅度。根据这个原理，若给予标本一连串比最适刺激强度稍大的刺激，则因刺激频率不同，可出现不同形式的肌肉收缩。

【实验用品】

1. 器材　BL-420生物机能实验系统（含各种连接线和电极）、张力换能器、三脚架、哺乳动物手术器械、蛙板、粗剪、组织剪、手术镊、玻璃分针、金属探针、蛙钉、线、滴管、治疗碗、弯盘、医用纱布。

2. 试剂　复方氯化钠注射液（任氏液）。

【实验对象】

蟾蜍或蛙。

【实验内容】

1. 制备标本　制备坐骨神经－腓肠肌标本（在体/离体标本制备均可），在任氏液中浸泡10～15分钟。

2. 标本与BL-420生物机能实验系统的连接　将腓肠肌跟腱的结扎线连于张力换能器的应变片上（暂时不要将线拉紧）；将穿有线的坐骨神经轻轻提起，放在保护电极上，并保证神经与电极的两根金属丝（金属丝如不干净要先清洗）接触良好。调整换能器的高度，使肌肉处于自然状态（线不宜过紧，也不要太松），如图实验二－1所示。

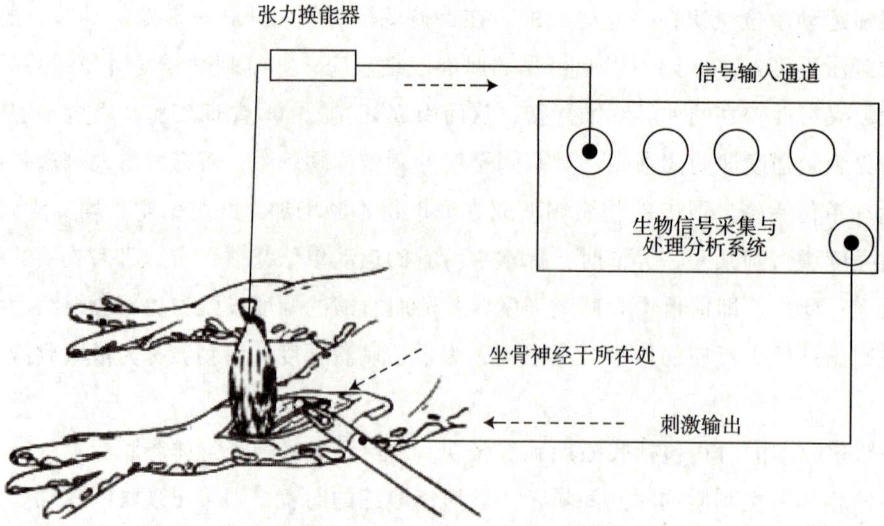

图实验二 -1　坐骨神经 - 腓肠肌标本与生物机能实验系统的连接

3. 实验观察

项目一：刺激强度与肌肉收缩幅度之间的关系

（1）打开计算机，启动生物机能实验系统，进入“刺激强度对骨骼肌收缩的影响”实验菜单。

（2）使用单脉冲刺激方式，波宽设定为 1ms，刺激强度从 0mV 开始逐渐增大，首先找到能引起肌肉收缩的最小刺激强度，该强度可作为阈强度。

（3）将刺激强度逐渐增大，观察收缩曲线幅度是否随之升高。

（4）继续增大刺激强度，直至连续 3 ～ 4 个肌肉收缩曲线不再随刺激强度的增大而升高，引起最大收缩的刺激强度即可作为最适刺激强度。

项目二：刺激频率与肌肉收缩形式之间的关系。

（1）进入“刺激频率对骨骼肌收缩的影响”实验菜单。

（2）以稍高于最大刺激强度的刺激，用单刺激方式作用于坐骨神经，可记录到肌肉的单收缩曲线。

（3）将刺激方式设置为“连续单刺激”，以强度相等但频率不同的连续刺激作用于坐骨神经，可记录到单收缩、不完全强直收缩和完全强直收缩曲线。

【注意事项】

1. 整个实验过程中，需经常给标本的裸露部位滴加任氏液，防止肌肉和神经干燥，保持其生理活性，但不要在记录过程中滴加任氏液。

2. 每次刺激后，不论肌肉有无收缩，只要有刺激，就需要记录。如有肌肉收缩，则待肌肉收缩完全恢复至基线后，再进行下一次刺激，使每次肌肉收缩的曲线起点均在同一水平上。

3. 每两次刺激之间要让标本休息半分钟，并用任氏液湿润标本，以保持良好的兴奋性。

【思考题】

1. 骨骼肌的收缩与刺激强度之间的关系如何？

2. 为什么在达到最大刺激之前，骨骼肌收缩会随刺激强度的增加而增大幅度？

3. 为什么刺激频率增加时，肌肉收缩幅度增大？

4. 如果刺激直接施加在肌肉上，会出现什么现象？为什么？

实验三　蛙类心脏的期前收缩与代偿间歇

【实验目的】

1. 观察心脏在兴奋过程中兴奋性的变化。
2. 学习在体蟾蜍（或蛙）心脏收缩和舒张曲线的记录方法。
3. 观察期前收缩和代偿间歇，并理解其生理意义。

【实验原理】

心肌在经历一次兴奋后，其兴奋性会发生一系列周期性变化，包括绝对不应期、有效不应期、相对不应期和超常期。心肌兴奋后的兴奋性变化特点是有效不应期很长（200～300 毫秒），约相当于心动周期的整个收缩期甚至加上舒张早期。在此期中，任何强大的刺激都不能使心肌细胞产生动作电位，不能发生兴奋和收缩。此后为相对不应期，可对强刺激产生动作电位。最后为超常期，此期心肌细胞兴奋性高于正常，稍低于阈强度的阈下刺激就可以引发动作电位。后两期均处于心脏的舒张期内。因此，如果在心脏的有效不应期之后，给予心室一次人为的或起自窦房结以外的阈上刺激，便可以在正常节律性兴奋到达心室之前，引起一次扩布性兴奋和收缩，由于该兴奋和收缩发生在正常节律性兴奋之前，故称为“期前收缩”（亦称“早搏”）。期前兴奋也是一次心脏兴奋，因而有自己的有效不应期，当紧接在期前收缩后的一次正常的节律性兴奋到达时，心肌常处于期前收缩的有效不应期，因而不能引起心室的兴奋和收缩，此时心室停留在舒张状态。直至下一次正常节律性兴奋到达时，心肌才恢复正常的节律性收缩。这种期前收缩后出现的一次时间较长的舒张间歇期，称为代偿间歇。

【实验用品】

1. 器材　BL-420 生物机能实验系统（含各种连接线和电极）、张力换能器、三脚架、哺乳动物手术器械、蛙板、粗剪、组织剪、手术镊、玻璃分针、金属探针、蛙钉、蛙心夹、线、滴管、小烧杯、治疗碗、弯盘、医用纱布。

2. 试剂　复方氯化钠注射液（任氏液）。

【实验对象】

蟾蜍或蛙。

【实验内容】

1. 暴露心脏　用金属探针捣毁蟾蜍（或蛙）的脑脊髓。将其仰卧在蛙板上，在肩带下方 1～2cm 处用手术镊夹起腹部皮肤，用粗剪剪下一块顶端向下的等边三角形皮肤。用手术镊夹住胸骨下端，剪去一块等样大小的肌肉组织（连同胸骨、上缘骨、喙状骨、前喙骨和锁骨在内），暴露心脏。在心脏舒张期用蛙心夹夹住心尖约 1cm。

2. 连接 BL-420 生物机能实验系统　将换能器的输入端与 BL-420 生物机能实验系统前面板的 CH1 接口连接，刺激电极的插头与 BL-420 生物机能实验系统前面板的刺激接口相连。

3. 标本连接 将蛙心夹上的连线连至换能器，检查刺激电极的刺激强度后（先刺激腹部肌肉，能引起收缩即可），将蟾蜍（或蛙）心脏固定于铁支柱上，使心室在收缩和舒张时均与刺激电极的两极接触。

4. 实验观察

（1）描记正常的心跳曲线，观察心脏收缩期和舒张期相对应的心跳曲线。

（2）单击刺激器调节区的“启动刺激”命令按钮，选择适当的阈上刺激强度，分别在心脏舒张的早、中、晚期给予心室 1 次刺激，观察心跳曲线的变化。

（3）以同等刺激强度，在心脏收缩期点击刺激按钮，观察心跳曲线的变化。

【注意事项】

1. 在对心脏施加电刺激之前，先刺激蛙腹部肌肉，以检查电刺激是否有效。

2. 经常滴加任氏液保持心脏湿润。

3. 每次刺激产生效应后，一定要等待心脏搏动恢复正常，约 1 分钟后才可施加下一次刺激，不可短时间内重复多次刺激标本。

【思考题】

1. 心肌细胞兴奋后，其兴奋性的改变有何特点？生理意义是什么？

2. 心肌细胞兴奋后，其兴奋性的改变与骨骼肌兴奋后兴奋性的变化有何异同？

实验四 影响血液凝固的因素

【实验目的】

了解血液凝固的基本过程，掌握加速和延缓血液凝固的因素。

【实验原理】

血液凝固指血液从流动的液体状态转变成不能流动的凝胶状态，其化学本质是溶胶状态的纤维蛋白原转变成凝胶状态的纤维蛋白。这个过程有凝血因子的参与。

影响血液凝固的因素众多。如温度，低温会使凝血酶活性降低，延缓血液凝固；接触面的光滑程度，接触面粗糙会加速凝血因子的激活，促进凝血；Ca^{2+} 在凝血过程中起着重要作用，缺乏 Ca^{2+} 会导致凝血障碍；某些药物（如肝素）可以增强抗凝血酶的活性，抑制凝血过程。

通过在实验中改变这些因素，观察血液凝固时间的变化，从而分析各因素对血液凝固的影响。

【实验用品】

1. 器材 20mL 注射器、12 号针头、棉花、小烧杯、装有冰水和 38℃温水的烧杯、试管、记号笔、治疗碗、弯盘、医用纱布。

2. 试剂 3.8% 柠檬酸钠、1% 肝素、液体石蜡。

【实验对象】

兔心血。

【实验内容】

1. 取 7 支试管编号，按表实验四 –1 加入试剂。

表实验四 –1　影响血液凝固的因素

实验条件	试管号、方法步骤	凝血时间（秒）
接触面	1 号试管底放入少许棉花	
	2 号试管中加 10 滴液体石蜡润滑管内表面	
温度	3 号试管中加血后置于 38℃温水中	
	4 号试管中加血后置于冰水中	
Ca^{2+} 被螯合	5 号试管中加 3.8% 柠檬酸钠 0.5mL（10 滴）	
肝素的作用	6 号试管中加 1% 肝素 0.5mL（10 滴）	
空白管	7 号试管空白对照	

2. 实验观察　自兔心抽取 20mL 血液，向每个试管中注入 2mL，每隔 20 秒倾斜试管 1 次，至试管内血液不流动为止，记录凝血时间。

【注意事项】

1. 添加各种影响血液凝固的试剂（如抗凝剂、液体石蜡等）时，要准确控制剂量和添加顺序，确保实验条件的一致性。

2. 实验过程中可能接触到血液，要注意避免被针头刺伤，防止感染血液传播疾病。

3. 实验结束后，将用过的血液样本、试管等废弃物妥善处理，按照实验室规定进行分类和消毒。

【思考题】

1. 何谓血液凝固？其基本过程如何？

2. 为什么正常人体内血液不发生凝固？

3. 凝血实验结果不理想的常见原因有哪些？应该如何避免？

实验五　ABO 血型鉴定

【实验目的】

掌握 ABO 血型鉴定原理，学会用玻片法鉴定 ABO 血型，加深对 ABO 血型分型依据及临床意义的理解。

【实验原理】

ABO 血型鉴定的实验原理基于红细胞表面抗原与血清中抗体的特异性反应。

ABO 血型系统中，红细胞表面存在 A 抗原和 / 或 B 抗原，血清中含有抗 A 抗体和 / 或抗 B 抗体。如果 A 抗原遇到抗 A 抗体，会发生凝集反应；如果 B 抗原遇到抗 B 抗体，会发生凝集反应。如果 A 抗原遇到抗 B 抗体，不会发生凝集反应；如果 B 抗原遇到抗 A 抗体，不会发生凝集反应。

【实验用品】

1. 器材 一次性采血针、棉签、微量吸管、微量移液器吸头、牙签、载玻片、记号笔、试管刷、治疗碗、弯盘、显微镜。

2. 试剂 A 型标准血清（抗 B 血型定型试剂）、B 型标准血清（抗 A 血型定型试剂）、生理盐水、75% 乙醇。

【实验对象】

人血。

【实验内容】

1. 制备红细胞混悬液

（1）取双凹载玻片或平板载玻片 1 块，如图实验五 –1 所示标记。

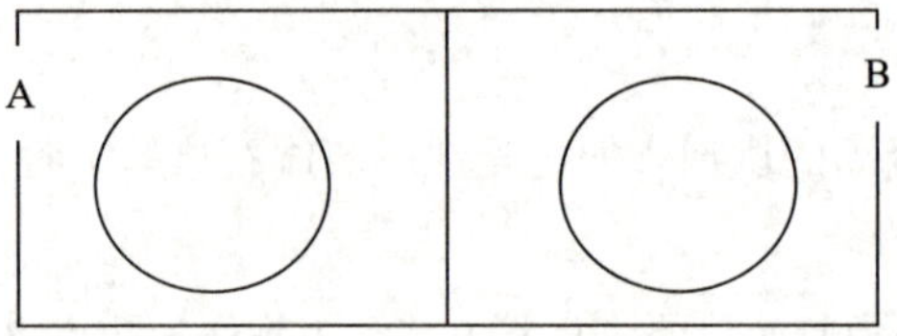

图实验五 –1 载玻片标记法

（2）向 A 圈、B 圈内各加 1 滴生理盐水。

（3）采集末梢血液。术者左手固定受试者手指指腹或耳垂，用 75% 乙醇消毒采血部位，待乙醇挥发后，右手拇指、示指、中指持采血针迅速刺入受试者皮肤 1 ～ 2mm，用微量吸管吸取少量血液至 A、B 圈内与生理盐水混匀，制成红细胞混悬液（以淡红色为佳）。

（4）向 A 圈滴抗 A 血型定型试剂 1 滴，向 B 圈滴抗 B 血型定型试剂 1 滴（口诀：A 蓝 B 黄），滴加血清后用牙签混匀，在桌面上静置 5 ～ 10 分钟，观察是否发生凝集现象（即凝集反应）。如果肉眼可见红细胞混悬液内细沙样颗粒或团块，说明发生了凝集反应；若无以上现象，则没有发生凝集反应。

2. 判断 ABO 血型的理论依据

（1）如果 A 抗原遇到抗 A 抗体，会发生凝集反应；如果 B 抗原遇到抗 B 抗体，会发生凝集反应。如果 A 抗原遇到抗 B 抗体，不会发生凝集反应；如果 B 抗原遇到抗 A 抗体，不会发生凝集反应。

（2）A 型标准血清（抗 B 血型定型试剂）内含有 B–Ab（已知），B 型标准血清（抗 A 血型定型试剂）内含有 A–Ab（已知），当：

①A圈凝集、B圈不凝集，说明红细胞膜上只有A抗原，此为A型血；

②B圈凝集、A圈不凝集，说明红细胞膜上只有B抗原，此为B型血；

③A、B圈均发生凝集反应，说明红细胞膜上有A抗原和B抗原，此为AB型血；

④A、B圈均不发生凝集反应，说明红细胞膜上无A抗原和B抗原，此为O型血。

【注意事项】

1. A、B圈内的液体不能混在一起，单圈直径＞0.5cm。

2. 严格消毒，采血针、微量吸管、微量移液器吸头、棉签应专人专用且一次性使用，以避免血液传播疾病和防止感染。

3. 滴加血清后用牙签混匀时，宜一端搅拌一侧，不可用牙签一端搅拌A、B两侧。

4. 肉眼观察不能确定有无凝集现象时，应在低倍显微镜下观察鉴定。

【思考题】

1. 如何区分红细胞叠连、血液凝固和红细胞凝集？

2. 何谓交叉配血试验？为什么要做交叉配血试验？

3. 本实验操作中，如何避免血液传播疾病？

4. 在无标准血清的情况下，能否用已知的A、B型血鉴定血型？为什么？

5. 统计本班同学的血型（人数随班级而定），试比较样本均数与总体均数的差异有无显著意义。

实验六　人体心音的听诊

【实验目的】

1. 熟悉心音听诊的方法和部位，掌握正确的听诊技巧。

2. 熟悉心瓣膜听诊区部位，识别正常心音的特点（包括第一心音和第二心音的音调和时长等），区分它们之间的差异。

3. 了解心音产生的机制，理解心脏在收缩和舒张过程中产生心音的原理。

【实验原理】

人体心音听诊的实验原理基于心脏在收缩和舒张过程中产生的声音，以及声音在胸腔内的传导特性。在心动周期中，由于心肌收缩、瓣膜启闭、血液流速改变形成湍流及血流撞击心室壁和大动脉壁等引起机械振动，则产生心音。第一心音发生在心室收缩期，是由于房室瓣突然关闭引起心室内血液和室壁的振动，以及心室射血引起的大血管壁振动和血液湍流引起的振动而产生的。其特点是音调较低、持续时间较长。第二心音发生在心室舒张期，是由于主动脉瓣和肺动脉瓣迅速关闭，血流冲击大动脉根部引起血液、血管壁及心室壁的振动而产生的。其特点是音调较高、持续时间较短。将听诊器置于胸壁特定部位，可以清晰地听到这些心音。正常情况下，在不同的听诊区听到的心音强度和性质有所不同。通过听诊心音的频率、节律、强度、性质等，可以初步判断心脏的功能状态和是否存在异常。

【实验用品】

听诊器、胸廓模型。

【实验对象】

健康志愿者。

【实验内容】

1. 确定听诊区 在胸廓模型上，以胸骨角为听诊区骨性标志，确定听诊区。

（1）二尖瓣听诊区 胸骨左侧第5肋间隙与锁骨中线交点内侧。

（2）三尖瓣听诊区 胸骨右缘第4肋间隙或胸骨剑突下。

（3）主动脉瓣第一听诊区 胸骨右缘平第2肋间隙（主动脉瓣第二听诊区：胸骨左缘平第3肋间隙）。

（4）肺动脉瓣听诊区 胸骨左缘第2肋间隙。

2. 听诊顺序 二尖瓣听诊区→肺动脉瓣听诊区→主动脉瓣第一听诊区→（主动脉瓣第二听诊区）→三尖瓣听诊区，区分第一心音和第二心音，并注意比较不同听诊区两心音的强弱特点（表实验六-1）。

表实验六-1 第一心音和第二心音的比较

分类	特点	产生机理
第一心音（S_1）	音调低，响度大，持续时间长，约0.12秒	心室收缩，房室瓣关闭及心室射出的血液冲击动脉壁引起振动产生
第二心音（S_2）	音调高，响度小，持续时间短，约0.08秒	心室舒张，半月瓣关闭及血液冲击主动脉根部使其振动产生

3. 听诊内容

（1）心音。

（2）心率（正常值：60～100次/分）。

（3）心律。

（4）有无杂音。

【注意事项】

1. 保持室内安静。
2. 呼吸音影响心音听诊时，可嘱受试者屏气。
3. 听诊器的耳件（听筒）方向应与外耳道一致（向前），按压胸件不能过紧或过松。橡皮管不得交叉、扭结，或与其他物品摩擦，以防产生杂音影响听诊。

【思考题】

1. 正常人体胸壁上可听到几种声音？是如何产生的？
2. 心音听诊的内容有哪些？注意事项是什么？
3. 在听诊心音过程中的“爱伤（护）意识”内容有哪些？
4. 如何判断生理性杂音和病理性杂音？

实验七　人体动脉血压测量

【实验目的】

1. 掌握人体动脉血压测量的原理和方法。
2. 学会正确使用袖带法测量人体肱动脉的收缩压和舒张压。
3. 了解体位对血压的影响。

【实验原理】

人体动脉血压测量最常用的方法是袖带法，即科罗特科夫音（科氏音）听诊法。使用血压计测量血压时，将袖带绑在上臂，向袖带内充气加压，使肱动脉血流被暂时阻断，然后逐渐缓慢放气，当袖带内压力稍低于收缩压时，血液在压力差的作用下冲过被压闭的动脉，形成湍流并产生声音，即第一声科氏音，此时对应的血压计读数为收缩压。随着袖带内压力继续下降，血流持续通过动脉，声音逐渐增强。当袖带内压力等于舒张压时，声音突然减弱或消失，此时对应的血压计读数为舒张压。这种测量方法基于动脉在不同压力下血流状态的变化所产生的声音特征，从而实现对动脉血压的测量。

【实验用品】

血压计（台式）、听诊器、检查床。

【实验对象】

健康志愿者。

【实验内容】

1. 血压计的构造　由打气球、袖带、检压计三部分组成。

（1）打气球　有一放气螺丝。一般用右手握住打气球，使放气螺丝朝内，拇指在上，示指在下时，拇指向前旋为关闭，拇指向后旋为打开放气。注意：旋转打开时不宜过度，以防打气球损坏。

（2）袖带　用于压闭肱动脉管壁。由一密闭棉皮囊构成，连有两根管道，一根接打气球，另一根接检压计。世界卫生组织（WHO）规定的袖带标准规格：成人宽 14cm，儿童宽 7cm；长度为受试者上臂周径的 1.2 倍。

（3）检压计　由水银贮瓶及带有刻度的玻管组成，两者之间有一阀门。收存血压计时，应将血压计向右侧倾斜 45° 角，待水银完全进入水银贮瓶后，再将阀门拨向右侧关闭。

2. 检查血压计　将检压计的阀门打开，使打气球、袖带、检压计通过管道连通，展开袖带。观察玻管内水银是否指在“0”刻度，若不是，则加、减水银，使之达到“0”刻度，否则测量出的动脉血压值不准确。

3. 测量肱动脉血压

（1）打开血压计，连接各部件，袖带展开放平。

（2）嘱受试者露出右上臂，其中段应与心脏在同一水平。将袖带缠在上臂。要求松紧适度，以刚好能插入两个指头为宜，袖带下缘在肘横纹上 3cm 处。

（3）操作者右手探查受试者右肘窝肱动脉搏动，左手持听诊器胸件放在该处并轻压固定（袖带下缘）。

（4）操作者右手持打气球，松开放气螺丝，左手挤压袖带，放出袖带内残余气体，使玻管内水银液面指在 0 刻度（注意：每次重复测量时都要求这样操作），然后关闭放气螺丝。

（5）操作者持打气球不断挤压，使水银柱液面上升，当听不到肱动脉搏动声响时，再使水银柱上升 30 ～ 40mmHg，然后旋转放气螺丝减压，使水银柱液面以 2 ～ 4mmHg/s 的速度下降，仔细听取肱动脉搏动声响。

（6）当听到第一声“嘭”时，水银柱所示刻度为收缩压，继续放气，可听到连续的“嘭嘭”声，当此声音由强变弱或者消失之时，水银柱所示刻度为舒张压。

（7）收放好血压计、听诊器，按“收缩压 / 舒张压 mmHg”的格式记录。

（8）改变体位（坐位→仰卧→站立→深蹲），按照血压测量方法，记录受试者的血压值。

【注意事项】

1. 保持室内安静，正式测量前应反复加压、减压数次，消除受试者紧张情绪。

2. 测量部位应与心脏在同一水平，连测 2 ～ 3 次，取平均数，或者收缩压取其上值，舒张压取其下值。

3. 左右肱动脉血压相差 5 ～ 10mmHg，故统计动脉血压时，一定要测量一侧，不要随意改变。

4. 重复测量血压时，需将袖带内气体放尽，使压力降至 0 位，再加压测量。

5. 测量结束后，应将袖带内气体放尽，卷好，放置盒内，将血压计向右倾斜 45°，待管内水银返回水银槽内，然后关闭开关，以防水银泄漏。

【思考题】

1. 何谓收缩压？何谓舒张压？两者的正常值是多少？
2. 测量血压时，对袖带有何要求？
3. 测量血压时，为什么听诊器的胸件不能放在袖带下？
4. 哪些因素可以影响动脉血压？
5. 采用触诊法和听诊法所测动脉血压有何不同？

实验八 急性哺乳动物实验的基本操作技术

【实验目的】

初步学会家兔急性实验的基本操作技术，包括麻醉、固定、颈部手术、腹部手术等。

【实验原理】

急性哺乳动物实验的原理主要基于以下几个方面：①利用哺乳动物与人类在生理结构和功

能上的相似性，通过在动物身上进行实验操作，模拟和研究人体的生理和病理过程；②通过对动物进行手术暴露、神经电生理记录、药物干预等操作，直接观察和分析器官、组织和细胞的功能及反应，以揭示生理机制和疾病的发生发展规律；③在实验中，可以控制和改变实验条件，如环境因素、刺激强度和频率等，来观察动物的生理变化，从而推断人体在不同情况下可能出现的反应；④借助各种检测和监测手段，如生理指标的测量、组织学检查等，对实验结果进行客观、定量的评估和分析。

【实验用品】

1. 器材　BL-420 生物机能实验系统及其配件、手术刀、组织剪、眼科剪、手术镊、粗剪、止血钳、线、兔手术台及绑兔绳、气管插管、动脉夹、动脉插管、注射器、玻璃分针、固定箱、三脚架、治疗碗、弯盘、医用纱布。

2. 试剂　25% 氨基甲酸乙酯、硫酸阿托品、0.9% 氯化钠、1% 肝素钠、0.01% 肾上腺素、尼可刹米。

【实验对象】

家兔。

【实验内容】

一、麻醉

（一）称体重（kg）→计算麻醉药剂量（25% 氨基甲酸乙酯 4mL/kg）→注射器抽取药液，排尽空气。

（二）将家兔用兔固定箱固定或人工固定。

（三）注射药物

1. 先于臀部肌内注射硫酸阿托品 0.5mL（按体重 2.0kg 计）。

2. 静脉注射

（1）注射部位为兔耳背内侧缘静脉。

（2）术者左手示指和中指为一组，拇指和环指为一组，分别夹住兔耳的背面，两组手指之间空出一段耳背静脉；右手持注射器使针尖面朝上，针尖与耳背皮肤成 5° ～ 10° 角刺入，同时松开左手的示指、中指和环指。

（3）左手示指与拇指相对从上、下两面夹住针座，右手回抽注射器针栓，针筒内见到回血，说明静脉穿刺成功，可缓慢推注药液。若未见回血，则可将针尖稍往后退重新进行静脉穿刺。

（4）助手在术者静脉穿刺成功，推注麻醉药的同时，间断刺激兔眼，观察角膜反射（被刺激后眨眼）是否消失或减弱。若角膜反射减弱或消失，提示麻醉成功，助手应告知术者停止推注药液。把家兔从兔固定箱中取出，还可看到其翻正反射消失、呼吸变浅变慢而规则等现象。

（5）麻醉过量和过浅的处理

1）麻醉过量

①呼吸慢而不规则，血压和脉搏仍正常，可进行人工呼吸和静脉注射苏醒剂。

②呼吸停止、血压下降、唇舌变紫且仍有心跳，可进行人工呼吸，直至呼吸恢复，静脉注射 0.01% 肾上腺素（一次 0.25mg）和呼吸中枢兴奋剂尼可刹米。

③常用苏醒剂有咖啡因（1mg/kg）、尼可刹米（2 ～ 5mg/kg）、洛贝林（0.3 ～ 1mg/kg）。

2）麻醉过浅　追加麻醉药，但一次注射量不可超过总量的 1/2，且推注速度更慢，密切观察动物反应。

二、固定

将家兔固定于兔手术台上，固定后呈“大”字形。

三、备皮

用粗剪将手术部位的毛剪去，范围应大于手术区域。颈部剪去下颌骨下缘至胸廓上口的毛；腹部正中线切口剪去胸骨剑突至耻骨联合上缘的毛。

四、颈部手术

（一）术者站于实验动物右侧，左手拇指和其余四指将切口上端两侧的皮肤绷紧固定，右手持手术刀，在颈正中线上，以适当的力度，一次全线切开皮肤和皮下组织，直至肌层，长约 6cm。

（二）用组织剪剪开肌膜，再用手术刀柄或手指或止血钳沿肌纤维走行方向钝性分离肌肉，暴露气管。

（三）用止血钳将气管与其两侧相连的结缔组织分开，再用止血钳紧贴气管后壁刺穿，张开止血钳两柄，把气管后壁与其他组织分开。气管下穿一根浸透生理盐水的线备用。

（四）气管插管

1. 术者左手小指伸入气管下并稍向上抬起气管，右手持手术刀在 3 ～ 5 气管软骨环之间横向切开气管直径的 1/2，再把刀口朝上的手术刀尖伸入切口内，向上挑开 1 ～ 2 个气管软骨环，使切口呈“⊥”（倒 T）形。若切口渗血，用干棉球压迫切口片刻即可。

2. 将气管插管插入气管腔内（左手小指伸入气管下面稍向上抬，右手持气管插管自切口从头端向尾端插入气管腔 0.5 ～ 1cm），用线结扎气管插管和气管接触处两遍，再将线一端绕过气管杈，与线的另一端结扎两遍，以避免气管插管从气管腔脱落（图实验八 -1）。最后将少许棉花放在气管插管与大气相通的侧管上检查。

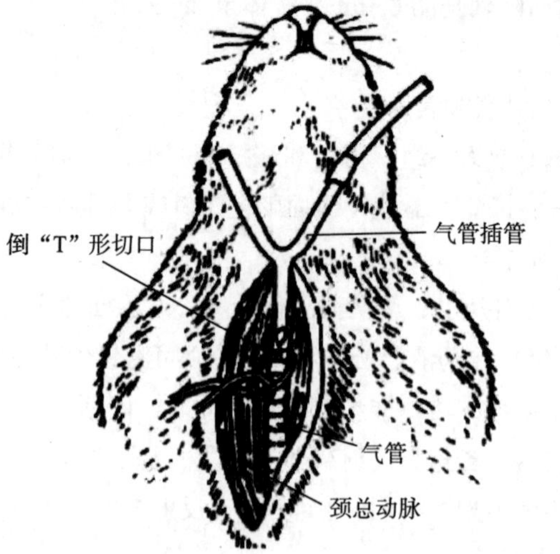

图实验八 -1　气管插管

（五）分离气管两侧的颈总动脉和 3 条神经，穿线备用

1. 术者左手拇指伸入气管旁，示、中、环指在颈后与拇指相对夹紧气管旁的肌肉，然后示、中、环指从下向上顶，拇指随之由内向外翻，则可充分暴露气管一侧的颈总动脉和 3 条神经。

2. 仔细辨别颈总动脉和 3 条神经，依次用玻璃分针分离出减压神经、交感神经、迷走神经、颈总动脉，并分别在其下穿 2 条浸透生理盐水的线备用（图实验八 -2）。神经的分离长度为 1 ～ 2cm，颈总动脉的分离长度为 3 ～ 4cm。

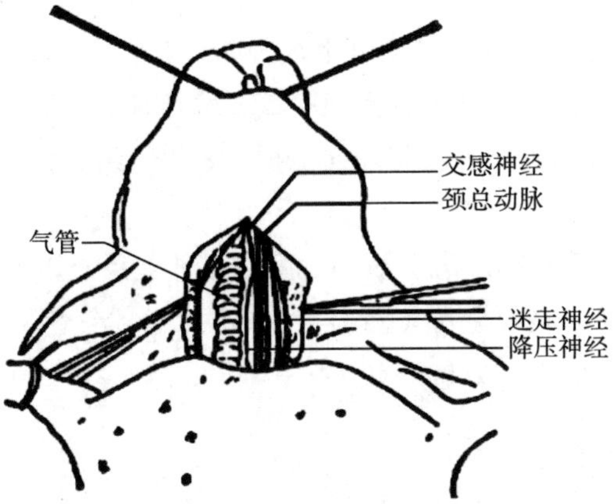

图实验八 -2　颈部的血管和神经

（六）颈总动脉插管

选择左侧颈总动脉插管，描记动脉血压。用线结扎颈总动脉的远心端，近心端夹上动脉夹，结扎线与动脉夹之间一般应相距 3cm 以上。在结扎线的下方用眼科剪向颈总动脉近心端剪开一斜切口，向心脏方向插入连接血压换能器的动脉套管（插入前动脉套管内必须灌满 1% 肝素），深度 0.5cm 以上，用线固定动脉套管。调节血压换能器与心脏在同一水平面，血压换能器连接 BL-420 生物机能实验系统的相应端口。

（七）股动脉插管

在腹股沟下方、大腿前面中部用手指指腹探查股动脉搏动，在动脉搏动处切开 5 ～ 7cm 的纵向切口。仔细分离出股动脉，穿两根线备用。以手术线结扎股动脉远心端，近心端用动脉夹夹闭。在结扎点上方用眼科剪向股动脉近心端剪开一个斜切口，向心脏方向插入灌满 1% 肝素、连接三通管的动脉套管并用线结扎固定。

以上两种动脉套管插入完毕后都要从耳缘静脉注射 1% 肝素钠（1mL/kg）使全身血液肝素化，以防动脉套管堵塞。

（八）颈静脉插管

仔细分离右侧颈外静脉，向心脏方向插入静脉套管。静脉套管的三通管端连接输液装置，缓慢滴注生理盐水（5 ～ 10 滴 / 分），以保持管道通畅。

五、收集尿液

（一）输尿管置管术

从耻骨联合向上，沿腹壁正中线做长约 4cm 的手术切口，沿腹白线打开腹腔，在肾与膀胱之间找到两侧输尿管并分离出 2 ～ 3cm，其下穿两根线备用。结扎输尿管远心端，用眼科剪向肾脏方向剪开输尿管，插入塑料套管并固定；输尿管近心端连接尿液记滴器，尿液记滴器的信号线与 BL-420 生物机能实验系统的“记滴输入”通道连接，记录单位时间的尿量。

（二）导尿管置入法

在公兔会阴部找到阴茎并仔细辨认尿道外口，左手固定阴茎并后翻包皮，右手持手术镊夹住已用液体石蜡润滑的导尿管前端，自尿道外口缓缓插入 3 ～ 4cm，拉出导丝，当看到尿液自导尿管流出时说明导尿成功，再用注射器刺入导尿管后端的充气阀注入 3mL 生理盐水固定导尿管。

导尿腔连接尿液记滴器，尿液记滴器的信号线与 BL-420 生物机能实验系统的“记滴输入”通道连接，记录单位时间的尿量。

六、腹部手术

（一）术者用手术刀沿腹前壁正中线切开上至剑突、下至耻骨联合上缘的皮肤，助手用止血钳夹住切口两边的皮肤并稍用力向外上方提起腹壁。术者右手持手术刀挑开一段长 5 ～ 6cm 的腹白线，左手示、中指指腹向下伸入腹腔并向上顶，右手持组织剪沿腹白线剪开腹腔，长度同皮肤切口。

（二）仔细观察腹腔内脏器的形态、活动及解剖毗邻关系。用生理盐水纱布将肠管推向右侧，找到左肾和位于其内上方的肾上腺（圆形，如豌豆大，粉红色）。在肾上腺的外上方仔细分离左侧内脏大神经，分离长度 1 ～ 2cm，穿线备用。

【附】手术过程中的止血

手术过程中必须及时止血，否则会造成手术视野模糊，组织变色，目标混淆而妨碍手术操作，延误手术时间。

1. 微血管渗血，可用温热的生理盐水纱布轻压片刻即可止血。
2. 较大血管出血，可用止血钳夹住出血点及其周围少量组织，然后结扎止血。
3. 大血管出血或出血点较集中者（如肌肉横断面），最好贯穿结扎，以免结扎线松脱。
4. 干纱布只用于吸血，不可擦拭组织，以防组织损伤和血凝块脱落。

【注意事项】

1. 各小组成员分工明确，密切配合。
2. 分离神经时不可用手术镊、止血钳夹持，以免其结构和功能受损。
3. 颈部、腹部手术完毕，应用温热的生理盐水纱布覆盖创口，以防组织干燥，热量散失，必要时手术台要加热保温。还可以在分离的神经、血管处滴加少量温热的液体石蜡，使其浸泡其中。

【思考题】

1. 哺乳动物手术操作时，如何进行切开和止血？血管和神经的分离应如何操作？
2. 如何进行血管插管和气管插管？

实验九　动脉血压的调节

【实验目的】

1. 学习哺乳动物动脉血压的直接描计方法。
2. 观察神经和体液因素对动脉血压的影响，从而加深对动脉血压调节及药物作用机制的理解。

【实验原理】

动脉血压受到多种因素的综合调节，以维持相对稳定。动脉血压调节的实验原理基于以下几个重要方面：

1. 神经调节　交感神经系统兴奋时，释放去甲肾上腺素，作用于心血管的 α 和 β 受体，导致心脏活动加强、心输出量增加，以及血管收缩，从而使动脉血压升高；副交感神经系统兴奋时，释放乙酰胆碱，抑制心脏活动，使动脉血压降低。

2. 体液调节　肾素 – 血管紧张素 – 醛固酮系统起着关键作用。当肾血流量减少或血压降低时，肾素分泌增加，促使血管紧张素原转化为血管紧张素Ⅰ和血管紧张素Ⅱ，血管紧张素Ⅱ具有强烈的收缩血管作用，并刺激醛固酮分泌，增加水钠潴留，进而升高血压。肾上腺素和去甲肾上腺素等激素也能直接作用于心血管系统，调节动脉血压。

3. 压力感受器反射　颈动脉窦和主动脉弓压力感受器能感受动脉血压的变化，当动脉血压升高时，感受器传入冲动增加，通过中枢神经系统的整合作用，使心迷走神经紧张性加强，心交感神经和交感缩血管神经紧张性减弱，导致心率减慢、心输出量减少、外周血管阻力降低，从而使动脉血压下降；当动脉血压降低时，发生相反的调节过程。

在实验中，通过施加各种刺激或处理，如刺激神经、注射相关激素、改变血容量等，观察动脉血压的变化，从而深入了解各种调节因素对动脉血压的影响及作用机制。

【实验用品】

1. 器材　BL–420 生物机能实验系统、保护电极、兔手术台及绑兔绳、哺乳动物手术器械、动脉夹、动脉插管、压力传感器、气管插管、眼科剪、注射器、静脉输液装置、电刺激器、线、治疗碗、弯盘、医用纱布。

2. 试剂　25% 氨基甲酸乙酯、生理盐水、1% 肝素、0.01% 去甲肾上腺素、消旋山莨菪碱。

【实验对象】

健康家兔，雌雄不限，体重 2.0kg 左右。

【实验方法】

动脉血压直接测定法。

【实验内容】

1. 麻醉与固定　从家兔耳缘静脉缓慢注入 25% 氨基甲酸乙酯（4mL/kg），注射过程中注意观察动物的肌张力、心率、呼吸及角膜反射等，以免麻醉过深。麻醉后将动物仰卧固定于手术台上，颈部手术区备皮。

2. 开放静脉通道　用头皮输液针做耳缘静脉穿刺并固定，以 5 ～ 10 滴 / 分的速度缓慢滴注生理盐水，以保持静脉通畅。（或颈外静脉插管开放静脉通道。）

3. 颈部手术　分离右侧迷走神经、减压神经、交感神经、双侧颈总动脉。

颈部正中做长 5 ～ 7cm 的切口，分离皮下组织和肌肉（肌肉不可剪切，只做钝性分离，以免出血太多），暴露气管，将气管两边的肌肉拉开，便可在气管两侧的深部找到包在颈动脉鞘内的颈总动脉、颈迷走神经、颈交感神经及减压神经。在分离颈总动脉前仔细辨认并分离迷走神经、交感神经及减压神经，其中，迷走神经最粗，交感神经较细，减压神经最细。在各神经的下方穿 1 根用生理盐水浸湿的线标记备用，然后分离两侧的颈总动脉（注意要有恰当的长度）。左颈总动脉可用于测量血压，其下穿 2 根线，以便结扎和固定动脉血管；右颈总动脉可用于阻断血流，其下亦穿 1 根线备用。

4. 左颈总动脉插管，描记动脉血压　先结扎颈总动脉远心端（保留结扎线），然后在颈总动脉近心端夹一动脉夹，与结扎线相距 3cm，在结扎处下方用眼科剪做一斜切口，向心脏方向插入动脉插管（插入前，动脉插管内必须充满 1% 肝素，另一端连接压力换能器，排尽空气），用线固定插管（必须固定 2 次，以防脱落）。

5. 连接 BL–420 生物机能实验系统，设置参数　将连接着动脉插管的压力换能器接入 BL–420 生物机能实验系统的信号输入口，保护电极与刺激输出口相连。

6. 实验观察

（1）观察正常的血压曲线。

（2）夹闭一侧颈总动脉　用动脉夹夹闭右侧颈总动脉 5 ～ 10 秒，观察动脉血压与心率的变化，思考出现这一变化的原因。

（3）刺激减压神经　设置刺激器，选择合适的强度（4 ～ 6V）和波间隔 25 毫秒，串长 100 个。用连续电刺激右侧减压神经，观察血压与心率的变化。

（4）刺激交感神经　设置刺激器，选择合适的强度（4 ～ 6V）和波间隔 25 毫秒，串长 100 个。用连续电刺激右侧交感神经，观察血压与心率的变化。

（5）刺激迷走神经　结扎右侧迷走神经，于结扎线头侧端剪断，然后用电刺激其末梢端，观察血压与心率的变化。

（6）静脉注射去甲肾上腺素　从耳缘静脉注射 0.01% 去甲肾上腺素 0.3mL，观察血压与心率的变化，思考出现这一变化的原因。

（7）整理并记录实验结果，进行分析、讨论。

【实验结果】

见表实验九 –1。

表实验九 –1　某些实验因素对血压的影响

序号	项目	血压（mmHg）	
		实验前	实验后
1	正常血压		
2	夹闭右侧颈总动脉 5 ～ 10 秒		
3	电刺激完整的右侧减压神经		
4	电刺激完整的右侧交感神经		
5	电刺激完整的迷走神经		
6	电刺激右侧迷走神经末梢端		
7	静脉注射 0.01% 去甲肾上腺素 0.3mL		

【注意事项】

1. 为便于插管或颈总动脉压力感受器反射等操作，颈总动脉应尽量分离得长一些，一般为 2 ～ 3cm。

2. 动脉插管前用 1% 肝素溶液注满与压力换能器相连的动脉插管，排尽压力换能器和动脉插管里的空气。

3. 在整个实验过程中，须保持动脉插管与颈动脉干平行，以免刺破动脉。

4. 每观察一个项目，必须待其恢复后，才能进行下一个项目的观察。

【思考题】

1. 分析实验观察项目中各种因素对血压调节的影响。
2. 使用血管活性药物以后，家兔血压有何变化？机制是什么？

实验十　人体肺活量的测定

【实验目的】

学习简易肺量计（肺活量计）的使用，熟练掌握人体肺通气功能的测定方法。

【实验原理】

肺活量指在最大吸气后，尽力呼气的气量。实验通常采用肺活量计测量肺活量。其原理是受试者尽力吸气后，再尽力呼气，使呼出的气体进入肺活量计，肺活量计中的气体流量传感器或其他测量装置可以检测到呼出气体的体积和流速等参数。在呼气过程中，随着肺内气体的排出，肺内压力逐渐升高，推动气体通过气道进入肺活量计，肺活量计根据气体的体积变化和压力变化等，经过一定的计算和转换，可以准确地测量出受试者的肺活量值。

【实验用品】

肺活量计、75% 乙醇棉球、镊子。

【实验对象】

人。

【实验内容】

受试者先练习做几次深呼吸运动（鼻吸气，口呼气），而后在深吸气之末，迅速捏鼻，向肺活量计吹嘴内从容缓慢地做最大呼气至极限，此时指针所指的数值即肺活量。如此连测 3 次，取其中的最大值。

【注意事项】

1. 排气时，应先打开浮筒顶端的活塞，下压浮筒速度不宜快，以免水从筒内外溢。
2. 测量时，受试者应立于肺活量计的正前方，勿使皮管扭转，保证气流畅通。如发现皮管内有水泡声，应排出管内水分后重测。
3. 每次测量前，都须将肺活量计的指针调整到“0”位。

【思考题】

1. 什么是肺活量？它反映了人体的什么功能？
2. 影响肺活量的因素有哪些？

实验十一 呼吸运动的调节

【实验目的】

1. 学习哺乳动物的呼吸记录方法。
2. 学会观察呼吸运动的频率和幅度。
3. 观察神经 – 体液因素对呼吸运动的影响。

【实验原理】

呼吸运动是由呼吸中枢节律性地发放冲动引起呼吸肌的收缩和舒张而实现的。延髓是产生基本呼吸节律的部位，脑桥则对呼吸节律进行调整和修饰。呼吸运动调节的实验原理基于呼吸运动的神经和化学调节机制。

神经调节方面，肺牵张反射在呼吸调节中起重要作用。肺扩张时，牵张感受器兴奋，冲动经迷走神经传入延髓，抑制吸气，促使吸气转为呼气；肺缩小则引起相反的过程。化学调节方面，动脉血中 PCO_2 升高、PO_2 降低及 H^+ 浓度升高，都能刺激外周和中枢化学感受器，反射性地引起呼吸加深加快。其中，外周化学感受器对缺氧不敏感，主要感受 CO_2 和 H^+ 浓度的变化；中枢化学感受器对 CO_2 敏感，但对 H^+ 的敏感性较低。通过在实验中改变各种条件，如吸入不同气体成分、改变血液中气体分压、切断迷走神经等，观察呼吸运动的变化，从而分析神经和化学因素对呼吸运动的调节作用。

【实验用品】

1. 器材 BL–420 生物机能实验系统、保护电极、兔手术台及绑兔绳、哺乳动物手术器械、气管插管、动脉夹、张力换能器、注射器、治疗碗、弯盘、线、医用纱布、小棉球、50cm 长橡皮管、CO_2 球胆。

2. 试剂 25% 氨基甲酸乙酯、生理盐水、0.02% 肾上腺素、1% 盐酸吗啡、5% 尼可刹米、3% 乳酸溶液。

【实验对象】

健康家兔，雌雄不拘，体重 2.0kg 左右。

【实验内容】

1. 麻醉与固定 以 25% 氨基甲酸乙酯为麻醉剂，剂量 4mL/kg，由兔耳缘静脉缓慢注入，待兔麻醉后，仰卧固定于手术台上。

2. 颈部手术

（1）气管插管 沿兔颈部正中切开皮肤，切口长 4 ～ 5cm。用止血钳分开颈前正中的肌肉，暴露气管；再分离气管两侧及其与食管之间的结缔组织，使气管游离出来；在气管下穿 1 根较粗的缚线，用手术刀于甲状软骨下 2 ～ 3cm 处在气管上做一“⊥”形切口。若气管内有分泌物或血液，需用小棉球拭净。然后一手提起气管下面的缚线，另一手将适当口径的气管插管插入气管腔内，用缚线加以固定。

（2）分离颈部双侧迷走神经 在气管旁边的颈动脉鞘内找到颈总动脉，与颈总动脉伴行的有 3 根神经，最粗的为迷走神经，沿神经走行分离迷走神经，并在每一根神经下方穿 1 根线（预先用生理盐水浸湿）备用。

3. 暴露膈肌　在剑突下切长 2cm 的切口，暴露膈肌，接好两个电极，连接张力换能器。

4. 连接 BL–420 生物机能实验系统，设置参数　将张力换能器另一端接入 BL–420 生物机能实验系统的信号输入口，保护电极与刺激输出口相连。

5. 实验观察

（1）正常呼吸曲线。

（2）CO_2 对呼吸运动的影响　气管插管的一侧与 CO_2 球胆相连，打开球胆的夹子，使兔吸入 CO_2，观察并记录呼吸运动变化。

（3）增大无效腔对呼吸运动的影响　把 50cm 长橡皮管连接在气管插管的另一侧管上，观察并记录呼吸运动变化。

（4）气道狭窄（不完全窒息）对呼吸运动的影响　用中号镊夹闭与气管相连的橡皮管的口径约 2/3，或用小棉球阻塞气管插管口径约 2/3，观察并记录呼吸运动的变化。

（5）完全窒息对呼吸运动的影响　迅速将气管插管的两侧管完全夹闭（无橡皮管一侧可用小棉球阻塞），待呼吸明显变化后立即松开。

（6）H^+ 浓度对呼吸运动的影响　耳缘静脉注射 3% 乳酸溶液 2mL，使血液 pH 值下降，观察并记录呼吸运动的变化。

（7）切断双侧迷走神经对呼吸运动的影响　先剪断一侧迷走神经，观察并记录呼吸运动的变化；再剪断另一侧迷走神经，观察并记录呼吸运动的变化。

（8）电刺激迷走神经对呼吸运动的影响　电刺激迷走神经中枢端 30 秒，观察并记录呼吸运动的变化。

（9）药物对呼吸运动的影响　耳缘静脉注射 1% 盐酸吗啡溶液 2mL/kg，观察呼吸曲线，待呼吸频率极度减慢、幅度显著降低时，立即由耳缘静脉缓慢注射 5% 尼可刹米溶液 1mL/kg，至呼吸恢复为止。

（10）整理并记录实验结果，进行分析、讨论。

【实验结果】

见表实验十一 –1。

表实验十一 –1　某些实验因素对呼吸运动的影响

序号	实验项目		呼吸频率（次 / 分）		呼吸幅度（深 / 浅）	
			实验前	实验后	实验前	实验后
1	正常呼吸					
2	增加吸入气中 CO_2 含量					
3	增大无效腔					
4	气道狭窄（不完全窒息）					
5	完全窒息					
6	静脉注射 3% 乳酸溶液 2mL					
7	切断迷走神经	左侧				
		右侧				
8	电刺激迷走神经中枢端 30 秒					
9	静脉注射尼可刹米 5%1mL/kg					

【注意事项】

1. 吸入 CO_2 流速不宜过快，以免直接影响呼吸运动，造成假象，干扰实验结果。
2. 所描记的各项呼吸曲线均要有正常对照曲线。

【思考题】

1. 分析各种实验因素对呼吸运动影响的机制。
2. 简述尼可刹米对吗啡所致呼吸抑制的抢救机制。

实验十二 胃肠运动观察

【实验目的】

1. 熟练进行家兔耳缘静脉注射麻醉。
2. 观察正常情况下胃肠运动的形式，以及神经和某些药物对胃肠运动的影响。
3. 分析痉挛性腹痛的产生机制和解痉药止痛的机制。

【实验原理】

胃肠运动主要包括蠕动、紧张性收缩和分节运动等形式。这些运动是由胃肠平滑肌的收缩和舒张活动产生的，受神经系统和体液因素的调节。在实验中，通常对动物进行手术操作，暴露胃肠，然后观察不同刺激条件下胃肠运动的变化，从而了解这些因素对胃肠运动的影响。

【实验用品】

1. 器材 哺乳动物手术器械、保护电极、气管插管、滴管、注射器、线、治疗碗、弯盘、医用纱布。

2. 试剂 25% 氨基甲酸乙酯、生理盐水、阿托品注射液、新斯的明注射液、0.01% 乙酰胆碱、0.01% 肾上腺素、平衡盐溶液（台氏液）。

【实验对象】

健康家兔，雌雄不拘，体重 2.0kg 左右。

【实验内容】

1. 麻醉与固定 以 25% 氨基甲酸乙酯为麻醉剂，剂量 4mL/kg，由兔耳缘静脉缓慢注入，待兔麻醉后，仰卧固定于手术台上。

2. 颈部手术

气管插管：沿兔颈部正中切开皮肤，切口长 4 ～ 5cm。用止血钳分开颈前正中的肌肉，暴露气管；再分离气管两侧及其与食管之间的结缔组织，使气管游离出来；在气管下穿 1 根较粗的缚线，用手术刀于甲状软骨下 2 ～ 3cm 处在气管上做一“⊥”形切口。若气管内有分泌物或血液，需用小棉球拭净。然后一手提起气管下面的缚线，另一手将适当口径的气管插管插入气管腔内，用缚线加以固定。

3. 腹部手术 将腹中部的毛剪去，自剑突下沿腹壁正中线切开腹壁，打开腹腔，暴露胃和肠。在膈下食管的末端及左侧肾上腺上方的腹后壁处，分别找出迷走神经前支和左侧内脏大神经，套以保护电极备用。

4. 实验观察

（1）观察正常情况下的胃、肠运动形式，注意胃肠的蠕动和紧张度，以及小肠的蠕动、分节运动等。

（2）用重复电刺激迷走神经，观察胃肠运动的变化。

（3）用重复电刺激左侧内脏大神经，观察胃肠运动的变化。

（4）在一段肠管上滴加 0.01% 乙酰胆碱 5 ～ 10 滴，观察肠管运动的变化。

（5）在一段肠管上滴加 0.01% 肾上腺素 5 ～ 10 滴，观察肠管运动的变化。

（6）在一段肠管上滴加新斯的明注射液 0.2mg，观察肠管运动的变化。

（7）在新斯的明作用基础上，在该段肠管上滴加阿托品注射液 0.5mg，观察肠管运动的变化。

（8）整理并记录实验结果，进行分析、讨论。

【注意事项】

1. 为避免胃肠暴露时间过长，使腹腔内温度下降，影响胃肠活动，以及使胃肠表面干燥，应随时用温热的生理盐水湿润胃肠。

2. 每次更换药物前，必须在肠管上滴加台氏液，以去除上一种药物的影响。

3. 注意对家兔的保温（恒温兔台）。

【思考题】

1. 胃肠运动主要有哪些形式？各种运动的主要特点和生理意义是什么？

2. 分析各种实验因素对胃肠运动影响的机制。

实验十三 影响尿生成的因素

【实验目的】

1. 深入理解肾脏的生理功能，以及尿生成的过程和机制。通过实验观察不同因素对尿生成的影响，从而掌握肾脏在维持体内水、电解质和酸碱平衡中的作用。

2. 研究各种生理因素（如肾血流量、肾小球滤过率、肾小管重吸收和分泌等）对尿生成的调节作用。

3. 观察和分析某些药物（如去甲肾上腺素、呋塞米等）对肾脏功能和尿生成的影响，了解药物的作用机制和临床应用。

4. 培养学生的实验操作技能、观察能力和科学思维能力，使学生能够运用所学知识分析和解决实验中出现的问题。

5. 通过收集和分析实验数据，提高学生处理和解释实验结果的能力，培养严谨的科学态度和实事求是的精神。

【实验原理】

影响尿生成因素的实验原理主要基于尿生成的生理过程。尿生成包括3个基本过程：肾小球的滤过、肾小管和集合管的重吸收及肾小管和集合管的分泌。

肾小球的滤过作用取决于有效滤过压，有效滤过压 = 肾小球毛细血管血压 –（血浆胶体渗透压 + 肾小囊内压）。当肾小球毛细血管血压改变、血浆胶体渗透压变化（如快速静脉注射生理盐水使血浆胶体渗透压降低）或肾小囊内压变动时，会影响肾小球滤过率，从而影响尿生成的量。

肾小管和集合管的重吸收和分泌功能受多种因素调节。如抗利尿激素（ADH）能增加远曲小管和集合管对水的通透性，促进水的重吸收，从而减少尿量。当血浆晶体渗透压升高（如大量出汗、严重呕吐或腹泻导致脱水）或血容量减少时，会刺激抗利尿激素分泌增加，导致尿量减少；反之，抗利尿激素分泌减少，尿量增加。肾素 – 血管紧张素 – 醛固酮系统也对尿生成有调节作用。当肾血流量减少时，肾素分泌增加，激活该系统，醛固酮分泌增多，促进肾小管对 Na^+ 的重吸收和 K^+ 的排泄，从而影响尿量和尿中电解质的含量。此外，心房钠尿肽能抑制 Na^+ 重吸收，增加尿量；而肾上腺素、去甲肾上腺素等可通过影响肾血流量和肾小管的重吸收功能来调节尿生成。

通过在实验中改变这些影响因素，观察尿量及尿成分的变化，探讨各因素对尿生成的调节机制。

【实验用品】

1. 器材 BL–420 生物机能实验系统、记滴器、保护电极、兔手术台及绑兔绳、哺乳动物手术器械、动脉夹、动脉插管、导尿管、眼科剪、注射器、尿杯、线、医用纱布、治疗碗、弯盘、静脉输液装置、尿糖定性试纸、滴管。

2. 试剂 25% 氨基甲酸乙酯、生理盐水、肝素溶液、25% 葡萄糖溶液、0.01% 去甲肾上腺素、垂体后叶激素、0.1% 呋塞米溶液。

【实验对象】

健康雄兔，体重 2.0kg 左右。

【实验方法】

导尿管置入法（雄兔）。

【实验内容】

1. 麻醉与固定 将家兔称重后，用 25% 氨基甲酸乙酯（3 ～ 4mL/kg）于耳缘静脉注射，麻醉后仰卧固定于兔手术台上。

2. 开放静脉通道 用头皮输液针做耳缘静脉穿刺并固定，以 5 ～ 10 滴 / 分的速度缓慢滴注生理盐水，以保持静脉通畅。（或颈外静脉插管开放静脉通道。）

3. 颈部手术

（1）分离气管、神经。颈部正中做长 5 ～ 7cm 的切口，分离皮下组织和肌肉（肌肉不可剪切，只做钝性分离，以免出血太多），暴露气管，将气管两边的肌肉拉开，便可在气管两侧的深部找到包在颈动脉鞘内的颈总动脉、颈迷走神经、颈交感神经及减压神经。分离右侧迷走神经，在神经下穿线备用。

（2）气管插管及颈总动脉插管。

4. 导尿管置入法 在雄兔会阴部找到阴茎并仔细辨认尿道外口，左手固定阴茎并后翻包皮，右手持手术镊夹住已用液体石蜡润滑的导尿管前端，自尿道外口缓缓插入 3 ～ 4cm，拉出导丝，当看到尿液自导尿管流出时说明导尿成功，再用注射器刺入导尿管后端的充气阀注入 3mL 生理盐水固定导尿管。导尿腔连接尿液记滴器，尿液记滴器的信号线与 BL–420 生物机能实验系统的“记滴输入”通道连接，记录单位时间的尿量。

5. 实验观察 待尿流量稳定后，即可进行下列操作并观察。

（1）记录正常尿流量（滴 / 分）及正常动脉血压。

（2）快速静脉推注 37℃生理盐水 20mL，观察尿量及血压变化。

（3）静脉注射 0.01% 去甲肾上腺素 0.5mL，观察尿量及血压变化。

（4）静脉注射 25% 葡萄糖溶液 5mL，观察尿量变化。收集尿液 2 滴做尿糖定性试验。

（5）静脉注射垂体后叶激素 2U，观察尿量及血压变化。

（6）静脉注射 0.1% 呋塞米溶液 1mL/kg，观察尿量及血压变化。收集尿液 2 滴做尿糖定性试验，作为步骤（4）的对照。

（7）剪断右侧颈部迷走神经，用保护电极以中等强度和频率的电刺激间断刺激其外周端 15 ～ 20 秒，观察尿量及血压变化。

（8）整理并记录实验结果，进行分析、讨论。

【实验结果】

见表实验十三 –1。

表实验十三 –1 某些实验因素对尿生成的影响

序号	项目	血压（mmHg）		尿量（滴 / 分）		尿糖（–/+）	
		实验前	实验后	实验前	实验后	实验前	实验后
1	正常尿量						
2	快速静脉推注 37℃生理盐水 20mL						
3	静脉注射 0.01% 去甲肾上腺素 0.5mL						
4	静脉注射 25% 葡萄糖溶液 5mL						
5	静脉注射垂体后叶激素 2U						
6	静脉注射 0.1% 呋塞米溶液 1mL/kg						
7	刺激迷走神经外周端 15 ～ 20 秒						

【注意事项】

1. 实验前 30 分钟对家兔用 40 ～ 50mL 自来水灌胃，以增加基础尿量。

2. 静脉穿刺从近耳尖处开始，逐次移向耳根。本实验需多次静脉注射，应特别注意保护耳缘静脉，可以留置输液针，以便实验中多次注射。

3. 避免揉压家兔腹部，减少对膀胱的机械刺激；手术操作应轻柔，避免损伤性尿闭。

4. 进行每个项目之前，均应记录尿滴数或5分钟内总尿量，待尿滴均匀稳定后，再开始下一药物实验。

5. 实验项目建议使尿量增多减少交替进行，有利于观察结果。

【思考题】

分析各种实验因素对尿生成影响的机制。

实验十四　人体体温测量

【实验目的】

掌握人体体温测量方法，观察体温的生理变异因素。

【实验原理】

人体体温测量的实验原理主要基于热传递和温度传感器的工作原理。常用的体温测量部位包括腋窝、口腔和直肠。

以腋窝测温为例，体温计的感温头与腋窝皮肤紧密接触，由于皮肤表面的温度高于体温计的初始温度，热量会从皮肤传递给体温计，体温计内的测温物质（水银或电子元件）根据所接收的热量发生相应的物理变化（水银膨胀或电子元件电阻改变）。经过一段时间的热平衡，体温计所显示的温度近似地反映腋窝皮肤的温度，从而间接反映人体的体核温度。口腔和直肠测温的原理类似，都是通过热传递使体温计达到与测量部位相近的温度。不同测量部位的体温正常值不同。

电子体温计内部的传感器会将温度变化转化为电信号，并通过电路处理显示出具体的温度数值。

人体体温有一定的生理波动，但变化范围不超过1℃。剧烈运动或劳动时，体温可升高1～2℃。

【实验用品】

水银体温计（口表和腋表），75%乙醇，消毒棉签。

【实验对象】

健康志愿者。

【实验内容】

1. 熟悉体温计的结构和原理　体温计的种类很多，目前普遍适用的是水银体温计，有口表、腋表和肛表三种，都由有刻度的真空玻璃毛细管和下端装有水银的玻璃球组成。口表的球部细而长，腋表的球部长而扁，肛表的球部粗而短。球部和管部连接处有一狭窄部分，可防止上升的水银下降。

2. 实验前准备　体温计使用前用75%乙醇棉签擦拭，并将水银柱甩至35℃以下。观看体温计时，应持水平位置于眼前，注视有刻度的棱角缘，慢慢转动体温计，即可看清水银柱及其所示温度。

3. 测量体温

（1）测量口腔温度　将消毒过的口表放在受试者舌下部，忌用牙咬，闭口静坐，按表实验十四 -1 测量口腔温度。

表实验十四 -1　口腔温度测量

测量时间（分）	2	3	4	5	6	7	8
口腔温度（℃）							

（2）测量运动后口温　嘱受试者闭口，原地跑步 5 分钟，然后立即测量口腔温度 5 分钟，比较运动前后体温的变化。

（3）测量腋窝温度　将腋表置于腋窝深处，曲臂过胸夹紧，10 分钟后取出读数，再用湿毛巾擦腋窝，等待半分钟后按上法再测量腋温，比较前后两次腋温有何不同。

（4）观察体温的昼夜节律　受试者按表实验十四 -2 时间测量腋温，如实记录实验结果。

表实验十四 -2　体温的昼夜节律

测量时间（点）	10	12	14	16	18	20	22	24
腋窝温度（℃）								

【注意事项】

1. 甩体温计使水银柱下降时，可借用手腕部力量，注意不要碰及硬物，以防损坏体温计。
2. 测量腋窝温度的时间要足够，否则容易造成误差。测腋温时腋窝要干燥，并夹紧体温计。
3. 持体温计读数时，轻微转动体温计方可看清。
4. 切忌把体温计放在热水中清洗，防止爆裂。
5. 本实验可两人一组，一人测口温，一人测腋温。

【思考题】

1. 正常的人体体温是多少？
2. 测量人体体温应注意什么？

实验十五　色觉检查

【实验目的】

学会色觉检查的方法。

【实验原理】

色觉检查的实验原理基于颜色视觉的生理学和色觉障碍的特点。

人类的色觉依赖视网膜中的视锥细胞，它们对红、绿、蓝三种基本颜色敏感。色觉正常者能够准确辨别各种颜色及其混合和组合；色盲患者由于视锥细胞的功能异常或缺失，对某些颜色或颜色组合的辨别能力出现障碍。色觉检查通常使用专门设计的色觉检查图，由不同颜色、亮度和饱和度的圆点或线条组成，形成特定的数字、图形或图案。色觉正常者，能够清晰地看出图谱中的图形或数字；而色盲患者由于对某些颜色的辨别异常，无法正确识别图形或数字。通过观察受试者对色觉检查图的辨认结果，可以判断其是否存在色盲及色盲的类型（如红绿色盲、蓝黄色盲等）。

【实验用品】

色觉检查图。

【实验对象】

健康志愿者。

【实验内容】

受试者端坐，把色觉检查图放在桌上，要求光线充足、均匀、自然，检查者逐页翻开色觉检查图，让受试者尽快回答所见的数字或图形，注意回答是否正确，时间是否超过 30 秒。若回答有误，应按说明进行判断。

【注意事项】

1. 检查应在明亮、均匀的自然光下进行，不宜在直射阳光或灯光下检查，以免影响检查结果。

2. 读图速度越快越好，速度太慢影响检查结果，不易检出色弱者。一般回答时间在 3 秒左右，最长不超过 10 秒。

【思考题】

色觉异常包括哪些内容？

实验十六　瞳孔对光反射及近反射

【实验目的】

学会瞳孔对光反射和近反射的检查方法。

【实验原理】

瞳孔对光反射和近反射的实验原理如下：

1. 瞳孔对光反射原理　瞳孔的大小受瞳孔括约肌和瞳孔开大肌的调节。瞳孔括约肌受动眼神经中的副交感神经纤维支配，瞳孔开大肌受交感神经支配。当光线照射一侧瞳孔时，该侧瞳孔缩小，称为直接对光反射；同时，对侧瞳孔也缩小，称为间接对光反射。这是因为视网膜受到光线刺激后，产生的神经冲动沿视神经、视交叉传到对侧的外侧膝状体，再经视束传至对侧的动眼神经副核，进而引起对侧瞳孔括约肌收缩，导致瞳孔缩小。

2. 瞳孔近反射原理　当注视近物时，会同时出现瞳孔缩小、晶状体变凸和双眼球会聚现象。这是因为注视近物时，反射性引起睫状肌收缩，导致悬韧带松弛，晶状体由于自身弹性而变凸，增加眼的折光力，使物像能清晰地聚焦在视网膜上；同时伴随瞳孔缩小和双眼球会聚，可满足看清近物的需求。

通过对瞳孔对光反射和近反射的观察和分析，可以了解神经系统和眼部调节功能的状况。

【实验用品】

手电筒，遮光板。

【实验对象】

健康志愿者。

【实验内容】

1. 瞳孔对光反射

（1）*直接对光反射*　受试者面朝光线较暗处，操作者先观察两眼瞳孔大小，再用手电筒照射受试者一眼，观察其瞳孔如何变化，然后停止照射，再观察瞳孔如何变化。

（2）*间接对光反射*　受试者用遮光板沿鼻梁将两眼视野分开，操作者用手电筒照射受试者一眼，观察另一眼瞳孔如何变化，然后停止照射，再观察瞳孔如何变化。

2. 瞳孔近反射　嘱受试者注视正前方 1m 外某一物体，观察其瞳孔大小，然后嘱受试者目不转睛地注视该物体，将该物体由远处迅速移至受试者眼前，观察其瞳孔如何变化，并注意两眼球如何运动。

【注意事项】

1. 测试前，嘱受试者双眼注视前方 5m 远处，不可注视灯光，否则影响检查结果。

2. 正常瞳孔直径为 2 ～ 5mm，小于 2mm 为瞳孔缩小，3 ～ 5mm 为中等瞳孔，大于 5mm 为瞳孔扩大。

【思考题】

1. 瞳孔近反射又叫什么？何谓瞳孔对光反射？

2. 如何通过瞳孔对光反射判断患者是否昏迷？昏迷程度如何分级？

实验十七　声波的传导

【实验目的】

比较气传导、骨传导的听觉效果，初步学会鉴别听力障碍的方法。

【实验原理】

声波传导的实验原理基于声音传播的物理特性和人耳感知声音的机制。

声音是以机械波的形式在介质中传播的，常见的介质有空气、固体和液体。在实验中，通常研究声波在空气和头骨等不同介质中的传导特性。当声源发出声音时，声波引起周围介质分子的振动，这种振动依次传递，形成声波的传播。对于气传导，声音主要通过外耳道、鼓膜、听小骨链等结构传入内耳。声波引起鼓膜振动，带动听小骨链运动，进而将振动传递到内耳的耳蜗，刺激听觉感受器产生神经冲动。骨传导则是声音通过颅骨、颌骨等直接传到内耳，不经过外耳道和中耳。当声波作用于颅骨时，颅骨发生振动，直接刺激内耳的淋巴液产生波动，从而被听觉感受器感知。

通过比较气传导和骨传导的效果，可以了解声波传导的不同途径及其在听觉感知中的作用。

【实验用品】

256Hz 或 512Hz 音叉、棉球、秒表、橡皮锤。

【实验对象】

健康志愿者。

【实验内容】

1. 林纳试验（气传导、骨传导比较试验）

（1）保持室内安静，受试者闭目静坐。

（2）操作者用橡皮锤叩击音叉后，立即将振动的音叉柄置于受试者一侧乳突上，当受试者刚刚听不到声音时，立即将音叉移至同侧外耳道口，询问受试者能否重新听到音叉响声。

（3）操作者用橡皮锤叩击音叉后，将振动的音叉置于受试者外耳道口，当受试者刚听不到声音时，立即将音叉柄置于同侧乳突上，询问受试者能否重新听到声音。

气传导＞骨传导，为林纳试验阳性；气传导＜骨传导，为林纳试验阴性。

（4）用棉球堵塞受试者一侧外耳道（模拟气传导障碍），重复以上步骤，观察结果。

2. 韦伯试验（骨传导偏向试验）

（1）将振动的音叉柄置于受试者正中发际处或颅顶正中，嘱受试者比较两耳所听到的声音强度是否相等（正常时两耳听到的声音强度相等）。

（2）用棉球堵塞受试者一侧外耳道，重复上述步骤，询问受试者所听的声音偏向哪一侧。

若传导性耳聋，则声音偏向患侧；若神经性耳聋，则声音偏向健侧。

【结果分析】

将试验结果填入表实验十七 -1，并对听力做出判定。

表实验十七 -1　听力测试结果

实验项目	林纳试验	韦伯试验	结果判定
测试两耳听觉效果			
用棉球堵塞右外耳道			

【注意事项】

1. 不可用坚硬的物体敲打音叉，叩击音叉不可用力过猛，以免损坏。
2. 叩击音叉的部位在距离音叉枝顶端 1/3 处。
3. 音叉置于外耳道口时，不要触及耳郭皮肤和头发，并使音叉振动的方向正对外耳道口。

【思考题】

1. 声波传导的主要途径是什么?
2. 如何通过林纳试验和韦伯试验鉴别传导性耳聋和神经性耳聋?
3. 化脓性中耳炎患者的气传导和骨传导听力有何变化？为什么?

实验十八　人体腱反射检查

【实验目的】

学会肱二头肌反射、肱三头肌反射、膝反射、跟腱反射的检查方法；掌握腱反射检查的临床意义和注意事项。

【实验原理】

人体腱反射检查的实验原理基于牵张反射机制。牵张反射指有神经支配的骨骼肌在受到外力牵拉而伸长时，出现肌肉收缩的反射活动，包括腱反射和肌紧张。叩击肌腱时，肌肉内的肌梭受到快速牵拉刺激，感觉传入纤维将冲动传入中枢，通过脊髓的单突触联系，使与该肌梭相连的同一肌肉的运动神经元兴奋，从而引起被牵拉的肌肉收缩，产生腱反射。通过检查腱反射的有无、强弱和性质，可以初步了解神经系统的功能状态，判断是否存在神经损伤或病变。

【实验用品】

叩诊锤。

【实验对象】

健康志愿者。

【实验内容】

1. 肱二头肌反射　受试者端坐，操作者左手托住受试者屈曲的肘部，并用左前臂托住受试者的前臂，左手拇指按于肘窝的肱二头肌肌腱上，右手持叩诊锤叩击左拇指，正常反应为受试者肘关节快速屈曲。

2. 肱三头肌反射　受试者取坐位，操作者左手托住受试者屈曲的肘部，右手持叩诊锤快速叩击其鹰嘴后上方约 2cm 处的肱三头肌肌腱，正常反应为受试者肘关节伸直。

3. 膝反射　受试者取坐位，两小腿自然下垂悬空，操作者持叩诊锤快速叩击受试者髌韧带，正常反应为受试者膝关节伸直。

4. 跟腱反射 受试者一腿跪在坐凳上，踝关节以下悬空，操作者持叩诊锤叩击其跟腱，正常反应为受试者踝关节跖屈。

【注意事项】

1. 嘱受试者尽量放松肢体。
2. 叩击肌腱的部位应准确，力量要适度。

【思考题】

当腱反射减弱或增强时，提示什么问题？

主要参考书目

[1] 杨桂染. 生理学 [M]. 2 版. 北京：中国中医药出版社，2018.
[2] 王庭槐. 生理学 [M]. 9 版. 北京：人民卫生出版社，2018.
[3] 杨桂染. 生理学 [M]. 2 版. 北京：人民卫生出版社，2018.
[4] 唐四元. 生理学 [M]. 5 版. 北京：人民卫生出版社，2022.
[5] 罗自强. 生理学 [M]. 10 版. 北京：人民卫生出版社，2024.
[6] 赵铁建. 生理学 [M]. 11 版. 北京：中国中医药出版社，2021.
[7] 王玉勤. 生理学 [M]. 北京：中国中医药出版社，2015.
[8] 白波，王福清. 生理学 [M]. 8 版. 北京：人民卫生出版社，2018.
[9] 王瑞元. 康复生理学 [M]. 3 版. 北京：人民卫生出版社，2018.

名词术语中英文对照索引

Y

Z

全国中医药行业职业教育“十四五”规划教材

教材目录

注：凡标☆者为“十四五”职业教育国家规划教材。

序号	书名	主编		主编所在单位	
1	医古文	刘庆林	江　琼	湖南中医药高等专科学校	江西中医药高等专科学校
2	中医药历史文化基础	金　虹		四川中医药高等专科学校	
3	医学心理学	范国正		娄底职业技术学院	
4	中医适宜技术	肖跃红		南阳医学高等专科学校	
5	中医基础理论	陈建章	王敏勇	江西中医药高等专科学校	邢台医学院
6	中医诊断学	王农银	徐宜兵	遵义医药高等专科学校	江西中医药高等专科学校
7	中药学	李春巧	林海燕	山东中医药高等专科学校	滨州医学院
8	方剂学	姬水英	张　尹	渭南职业技术学院	保山中医药高等专科学校
9	中医经典选读	许　海	姜　侠	毕节医学高等专科学校	滨州医学院
10	卫生法规	张琳琳	吕　慕	山东中医药高等专科学校	山东医学高等专科学校
11	人体解剖学	杨　岚	赵　永	成都中医药大学	毕节医学高等专科学校
12	生理学	李开明	李新爱	保山中医药高等专科学校	济南护理职业学院
13	病理学	鲜于丽	李小山	湖北中医药高等专科学校	重庆三峡医药高等专科学校
14	药理学	李全斌	卫　昊	湖北中医药高等专科学校	陕西中医药大学
15	诊断学基础	杨　峥	姜旭光	保山中医药高等专科学校	山东中医药高等专科学校
16	中医内科学	王　飞	刘　菁	成都中医药大学	山东中医药高等专科学校
17	西医内科学	张新鹃	施德泉	山东中医药高等专科学校	江西中医药高等专科学校
18	中医外科学☆	谭　工	徐迎涛	重庆三峡医药高等专科学校	山东中医药高等专科学校
19	中医妇科学	周惠芳		南京中医药大学	
20	中医儿科学	孟陆亮	李　昌	渭南职业技术学院	南阳医学高等专科学校
21	西医外科学	王龙梅	熊　炜	山东中医药高等专科学校	湖南中医药高等专科学校
22	针灸学☆	甄德江	张海峡	邢台医学院	渭南职业技术学院
23	推拿学☆	涂国卿	张建忠	江西中医药高等专科学校	重庆三峡医药高等专科学校
24	预防医学☆	杨柳清	唐亚丽	重庆三峡医药高等专科学校	广东江门中医药职业学院
25	经络与腧穴	苏绪林		重庆三峡医药高等专科学校	
26	刺法与灸法	王允娜	景　政	甘肃卫生职业学院	山东中医药高等专科学校
27	针灸治疗☆	王德敬	胡　蓉	山东中医药高等专科学校	湖南中医药高等专科学校
28	推拿手法	张光宇	吴　涛	重庆三峡医药高等专科学校	河南推拿职业学院
29	推拿治疗	唐宏亮	汤群珍	广西中医药大学	江西中医药高等专科学校

序号	书　名	主　编		主编所在单位	
30	小儿推拿	吕美珍	张晓哲	山东中医药高等专科学校	邢台医学院
31	中医学基础	李勇华	杨　频	重庆三峡医药高等专科学校	甘肃卫生职业学院
32	方剂与中成药☆	王晓戎	张　彪	安徽中医药高等专科学校	遵义医药高等专科学校
33	无机化学	叶国华		山东中医药高等专科学校	
34	中药化学技术	方应权	赵　斌	重庆三峡医药高等专科学校	广东江门中医药职业学院
35	药用植物学☆	汪荣斌		安徽中医药高等专科学校	
36	中药炮制技术☆	张昌文	丁海军	湖北中医药高等专科学校	甘肃卫生职业学院
37	中药鉴定技术☆	沈　力	李　明	重庆三峡医药高等专科学校	济南护理职业学院
38	中药制剂技术	吴　杰	刘玉玲	南阳医学高等专科学校	娄底职业技术学院
39	中药调剂技术	赵宝林	杨守娟	安徽中医药高等专科学校	山东中医药高等专科学校
40	药事管理与法规	查道成	黄　娇	南阳医学高等专科学校	重庆三峡医药高等专科学校
41	临床医学概要	谭　芳	向　军	娄底职业技术学院	毕节医学高等专科学校
42	康复治疗基础	王　磊		南京中医药大学	
43	康复评定技术	林成杰	岳　亮	山东中医药高等专科学校	娄底职业技术学院
44	康复心理	彭咏梅		湖南中医药高等专科学校	
45	社区康复	陈丽娟		黑龙江中医药大学佳木斯学院	
46	中医养生康复技术	廖海清	艾　瑛	成都中医药大学附属医院针灸学校	江西中医药高等专科学校
47	药物应用护理	马瑜红		南阳医学高等专科学校	
48	中医护理	米健国		广东江门中医药职业学院	
49	康复护理	李为华	王　建	重庆三峡医药高等专科学校	山东中医药高等专科学校
50	传染病护理☆	汪芝碧	杨蓓蓓	重庆三峡医药高等专科学校	山东中医药高等专科学校
51	急危重症护理☆	邓　辉		重庆三峡医药高等专科学校	
52	护理伦理学☆	孙　萍	张宝石	重庆三峡医药高等专科学校	黔南民族医学高等专科学校
53	运动保健技术	潘华山		广东潮州卫生健康职业学院	
54	中医骨病	王卫国		山东中医药大学	
55	中医骨伤康复技术	王　轩		山西卫生健康职业学院	
56	中医学基础	秦生发		广西中医学校	
57	中药学☆	杨　静		成都中医药大学附属医院针灸学校	
58	推拿学☆	张美林		成都中医药大学附属医院针灸学校	